呼吸器診療のスタンダードとアドバンスを

呼吸器疾患
診断治療アプローチ

総編集●三嶋理晃（大阪府済生会野江病院）

編集委員●吾妻安良太（日本医科大学）
（50音順）
井上博雅（鹿児島大学）
金子　猛（横浜市立大学）
髙橋和久（順天堂大学）
藤田次郎（琉球大学）

●B5判／並製／4色刷／各300～400頁／本体予価10,000～12,000円

シリーズの特長

▶ 呼吸器診療における主要疾患の臨床をサポートする実践書であるとともに，専門医のニーズに応える学術性をも備える．

▶ 診療ガイドラインをふまえたスタンダードのうえに，臨床現場からの新たな提言や最新のエビデンスの紹介など，先進性を併せもつ幅広い情報を提供．

▶ 写真・イラスト・フローチャート・表を多用し，視覚的にも理解しやすい構成．

▶ コラムやサイドノートなどの補足情報を充実させ，呼吸器病学の「面白さ」を伝える．

3 肺癌

専門編集●髙橋和久（順天堂大学）

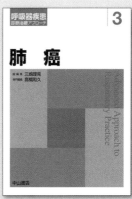

近年の肺癌の診断・治療については，driver mutationの発見とそれをターゲットとした薬物の開発による個別化医療が注目され，めざましい進歩を遂げている．本書では薬物治療・内視鏡治療・放射線療法・手術療法・支持療法・先進医療のみならず緩和ケアや予防について，さらには治療の費用対効果についても言及．肺癌診療における最新情報を各分野の専門家がわかりやすく解説している．

B5判／並製／4色刷／360頁
定価（本体11,000円＋税）
ISBN978-4-521-74527-5

1 気管支喘息

専門編集●井上博雅（鹿児島大学）

B5判／並製／4色刷／384頁
定価（本体11,000円＋税）
ISBN978-4-521-74525-1

2 呼吸器感染症

専門編集●藤田次郎（琉球大学）

B5判／並製／4色刷／368頁
定価（本体11,000円＋税）
ISBN978-4-521-74526-8

[以後続刊]

4 間質性肺炎・肺線維症と類縁疾患

専門編集●吾妻安良太（日本医科大学）（2018年刊行予定）

5 COPD

専門編集●金子　猛（横浜市立大学）（2019年刊行予定）

※配本順，タイトルなど諸事情により変更する場合がございます．

中山書店　〒112-0006 東京都文京区小日向4-2-6　TEL 03-3813-1100　FAX 03-3816-1015
https://www.nakayamashoten.jp/

呼吸器ジャーナル 2018 Vol.66 No.1 CONTENTS

特集

呼吸器救急診療ブラッシュアップ
―自信をもって対応できる

企画：西川正憲（藤沢市民病院）

I. 総論

6　救急患者の初期対応は何が大切か？ ……………………………………西川正憲

II. 呼吸器徴候からみた救急診療

15　呼吸困難 …………………………………………………室橋光太・原 悠・金子 猛
21　咳嗽 ……………………………………………………………………………金子正博
33　血痰・喀血 ……………………………………………………………………倉原 優
40　胸痛 ……………………………………………………………………………横江正道
48　誤嚥（誤嚥性肺炎・気管支炎）……………………………………………寺本信嗣

III. 基本となる対応法

55　酸素飽和度モニタ，動脈血ガス分析 ………………………大塚竜也・三浦元彦
63　呼吸管理 ………………………………………………………………………桑野公輔
72　循環管理 ………………………………………………………………………遠藤智之

IV. 知っておきたい検査

82　緊急気管支鏡 ……………………………………………………木田博隆・峯下昌道
88　救急超音波診／肺エコー ………………………………谷口隼人・本多英喜・森村尚登

V. 主な疾患からみた救急マネージメント

- 97 喘息の増悪 .... 渡辺徹也・平田一人
- 103 COPDの増悪 .... 五十嵐朗・井上純人・柴田陽光
- 110 びまん性肺疾患／間質性肺炎の増悪への対応 .... 馬場智尚
- 118 急性呼吸窮迫症候群（ARDS）............................ 佐々木信一
- 127 重症肺炎・胸膜炎 .... 三木 誠
- 136 急性肺血栓塞栓症 .... 塚原健吾
- 145 急性心不全の合併 .... 鈴木 昌
- 154 Oncologic Emergency .... 草野暢子
- 162 気胸・縦隔気腫 .... 阿南英明
- 169 アナフィラキシーショック .... 久田剛志

連載

- 178 **Dr. 長坂の身体所見でアプローチする呼吸器診療**
  検診（健診）で発見された症例 .... 長坂行雄

- 185 **症例で学ぶ非結核性抗酸菌症**
  肺アスペルギルス症合併例での治療戦略 .... 鈴木翔二・他

- 191 次号予告
- 192 奥付

Editorial

特集

呼吸器救急診療ブラッシュアップ
―自信をもって対応できる―

　救急診療では，呼吸器疾患に限らず，致死的重症患者や一瞬の判断の誤りが生命に関わる重大な疾患にも自信をもって対応できることが求められる．救急患者の重症度は多岐にわたり，同一疾患であってもその重症度は患者によって違う．また，同一患者であっても，重症度も病態も時々刻々と変化する．救急診療にあたっては，まずは①視診（第一印象を含めた患者の外観），問診（病歴聴取），触診，打診，聴診による患者全体の印象・所見からの評価，②バイタルサインをはじめとした客観的な患者情報に基づく評価から鑑別診断を想起し，遅延なく必要な検査をするとともに，初期対応を行いながら，総合的に可能性の高い診断，治療および管理を行う．こうしたプロセスは，すべての診療の基本であり，救急診療は医師としての臨床能力を最大限に発揮できる場である．

　本特集では，Ⅰ．総論，Ⅱ．呼吸器徴候からみた救急診療，Ⅲ．基本となる対応法，Ⅳ．知っておきたい検査，Ⅴ．主な疾患からみた救急マネージメントに分けて，いずれも臨床経験豊富なエキスパートの先生方に執筆をお願いした．

「Ⅰ．総論」においては，救急患者の初期対応でのアプローチを示した．「Ⅱ．呼吸器徴候からみた救急診療」では，それぞれの呼吸器徴候を主訴とする急病患者への対応についてお示しいただいた．「Ⅲ．基本となる対応法」では，呼吸器救急診療で大切な対応法について概説いただいた．「Ⅳ．知っておきたい検査」では，最近注目されている緊急内視鏡と救急超音波診／肺エコーについて解説いただいた．呼吸器画像診断については，本誌第65巻（2017年）第1号に詳しいのでご参照いただきたい．「Ⅴ．主な疾患からみた救急マネージメント」では，救急診療で遭遇する可能性が高い10疾患・病態について，典型例の提示とともに，概説いただいた．

本特集により呼吸器科医を目指す若手（研修医・専攻医）から実績あるエキスパート呼吸器科医まですべての先生方が自信をもって呼吸器救急診療に対応できるものと確信している．

藤沢市民病院　副院長　西川正憲

特集 呼吸器救急診療ブラッシュアップ―自信をもって対応できる―
総論

救急患者の初期対応は何が大切か？

西川正憲

Point
- 救急診療では，非心停止患者に対しても，第一印象，初期ABCD，2次ABCDを通じて得られたバイタルサインや所見に加え，簡潔な病歴聴取と的確な身体診察の所見から適切に緊急度・重症度を評価する．
- 視診（患者の外観），バイタルサインの測定・評価，病歴聴取，身体診察および臨床医としての五感を重視した診療能力を高めておく必要がある．

はじめに

　救急患者に対応しなければいけない場は救急外来とは限らず，日常生活の場である市中でも，（通常の）外来や病棟，検査室，トイレ，待合室，廊下など，病院内外のあらゆる場所で救急患者に遭遇しうる．救急患者は様々な症候を訴え，その病態が特定の診療領域疾患に限定されることはない．患者が診断名や病態を予め正しく訴えることは非常に少なく，救急病態として対応する疾病やその重症度は多岐にわたっている．さらに，救急患者に適切に対応するためには，幅広い臨床知識・技能をもとにする総合（内科）診療能力が必要であろうと考えられがちである．こうした諸事情もあってか，いわゆる（臓器）専門医は救急医療・病態への対応を避ける傾向にあるといわれている．（臓器）専門医であるからこそ，臨床医であれば救急患者に対しても適切な対応ができるようにしておきたいものである．

　救急医療への社会的要請は高く，2004年から開始された新臨床研修制度下の初期臨床研修では救急医療への取り組みが重視され，救急は必須科目とされている．また，2009年日本内科学会は，救急医療に接することの少ない内科医が，心停止時のみならず，緊急を要する急病患者に対応できるように，off the job training として「JMECC（ジェイメック：Japanese Medical Emergency Care Course，日本内科学会認定内科救急・ICLS講習会）」を構築し，日本中で実施している[1]．JMECCでは，「日常診療で遭遇する予期せぬ容態悪化に対応する能力を実践型教育によって修得する」ために，救急患者に最初に接触する医師は，臓器別専門領域にとらわれずに，重症度把握を迅速に行うと同時に診断と病態の安定化に努め，専門医へ適切に引き継ぐための，救急患者に対する系統的診療アプローチの有用性を強調している[2]．本稿では，このJMECCで行っている救急患者への初期対応を基本に，呼吸器科医だからこそ自信を持ってできる初期対応について概説する．

救急診療と一般的な診療との違い

　通常の一般的な外来診療では，電子カルテなどで患者基本情報を把握した後，患者を呼び入れることも多いであろう．患者が扉を開けたときから診察は

にしかわ まさのり　藤沢市民病院（〒251-8550 神奈川県藤沢市藤沢2-6-1）

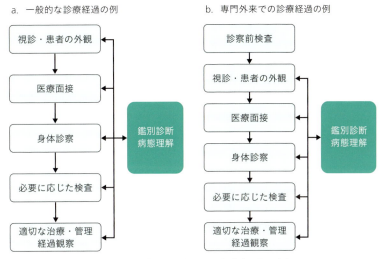

図1 病態の安定している患者に対する診療経過の例

始まっている．患者の外観を診る（視診）と同時に，病態が安定しているかどうか，時間をかけて診察してよいか，などを瞬時に判断している．

患者の病態が安定していれば，
①患者の自覚症状を聞く（医療面接）．
②他覚的所見を診察する（身体診察）．
③必要に応じた臨床検査や画像検査を行う．
④それらに基づいて鑑別診断・診断を行う．
⑤診断された疾患に適切な治療を開始する．
⑥治療効果，副作用や合併症に注意しつつ経過を観察する．

という診療経過が一般的である[3]（図1a）．

検査・画像機器の進歩と発展や医療環境の変化もあり，こうした診療経過も変わってきている．大学病院や地域医療支援病院などの専門外来では，紹介医からの診療情報提供や看護師などの予診を基に，医師の診察前にある程度の検査が行われている．特に，治療効果や経過をみるための再診外来や専門外来では，ごく一般的な診療経過である（図1b）．臓器別専門医であればあるほど，こうした診療経過をやむを得ず日常的に行わざるをえないと考えられる．たくさんの患者が通う呼吸器専門外来では，胸部X線写真やCTなどの胸部画像所見を基盤に診療することが通常である．医療面接と身体診察をした際に，診察前に判明する検査結果を基にした診断・治療・管理を重視するがために，これらに矛盾する所

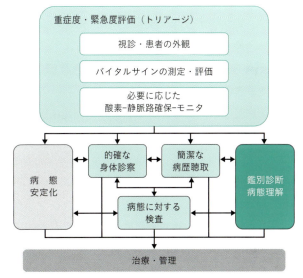

図2 病態が不安定な患者に対する診療経過の例

見や新たな病態を示唆する情報を軽視・無視しやすくなり危険な鑑別診断を見落とす可能性が高まる．実際に，ヒヤリとした経験をもつ医師は少なくない．

一方，救急外来に代表される救急診療の現場では，患者基本情報を把握できないことも多く，予め画像所見などが揃っていることは極めて稀である．患者は，自立歩行できず，ストレッチャーやベッドに臥床していたり，車椅子に座っていたりする．そうした患者の外観を診て（視診），病態が不安定であれば，バイタルサインの測定と評価を行い，重症度・緊急度を評価（トリアージ）する．病態が不安定と判断したら，病態に応じて酸素投与（準備）

表1 生命の危機的状態にあると判断する基準の例

視診・患者の外観	A（気道）・B（呼吸）	C（循環）	病歴
生命の危険が切迫した状態			
意識障害 GCS＜13 急性の麻痺 発熱でぐったりとした状態	呼吸不全 重篤な喘鳴の聴取 呼吸数＞20/分	循環不全 心疾患の疑われる胸痛 心拍数＞90/分 重症外傷 体温＞38℃，＜36℃	ハイリスク病歴 例）くも膜下出血を示唆するような突然の頭痛 例）大動脈解離を示唆するような激しい疼痛
生命の危機			
心停止 意識障害 GCS＜9 痙攣中	呼吸停止 呼吸停止が切迫 呼吸数＜10/分 重篤な呼吸不全	ショック 血圧＜80 mmHg 重篤な呼吸不全	

―静脈路確保―モニタ装着を行い，的確な身体診察，簡潔な病歴聴取，病態に対する検査を適切に織り交ぜ，鑑別診断と病態理解に努め，病態の安定化を図り，最も疑わしい病態・診断に対し，治療・管理を開始する（図2）．このように救急診療では，視診（患者の外観），バイタルサインの測定・評価，簡潔な病歴聴取，的確な身体診察および臨床医としての五感を重視した診療能力が求められている[4]．

院内心停止・急変患者

院内心停止患者の観察研究によれば，これらの患者が罹患している背景となる疾患は呼吸器系，心筋梗塞，心不全，不整脈，腎不全，糖尿病，感染症などすべての領域にわたっている．院内心停止患者では事前に何らかのバイタルサインの異常が察知されることが多いと報告されている[5]．同様に，院内急変患者には何らかの予兆があり，その予兆を迅速に察知すること，早期のバイタルサインの異常を検出することは，状態の悪化を防ぎ，予後を改善しうる．

呼吸不全は，院内心停止・急変の主たる原因の一つであり，いわゆる「ABC」のうち「AB」部分を評価して適切な対応を行うことが求められる．呼吸不全患者においては，徐脈や頻脈，致死的不整脈，低血圧，高血圧などを伴うので，「AB」のみならず「C」についても適切な評価と処置を行う必要がある．

院内心停止・急変でも気道・呼吸と循環の異常を伴うので，「ABC」の異常に対する適切な評価と処置が重篤な病態に対して有用である[6]．

生命の危機的状態の判断

視診（外観），A（気道），B（呼吸），C（循環），バイタルサインおよび簡潔な病歴聴取を基に，生命の危機的病態にあると判断可能である（表1）．このような患者では，迅速な診療開始と全身に対する系統的なアプローチが必要不可欠となる[2]．

救急病態に対する系統的アプローチ（図3）

救急患者の疾病・病態は多岐にわたる．同一疾患であってもその重症度は異なる．このような救急患者に対する診療は，迅速かつ簡便で要点を押さえた系統的アプローチが求められている[2]．

救急患者に対する系統的アプローチの目的は，
① 緊急病態に迅速かつ適切に対応するため，体系的な診療を行い，鑑別診断などを含めた臨床推論・思考を行うための心理的，時間的余裕を生み出すこと
② 適切かつ標準的な医療を提供するには，科学的根拠に基づいた各種ガイドライン・手引きを適用するが，それらにつながりうるアプローチを行えること
③ 医療従事者が共通認識をもつことによって適切かつ効率的にチーム医療を実施すること

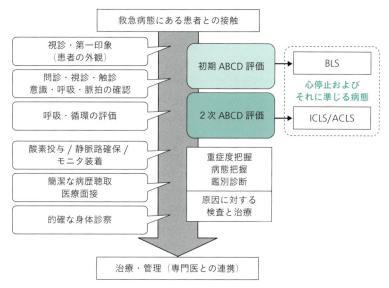
図3 救急病態に対する系統的アプローチ

にあり，これらが達成されれば，多様な救急病態に対しても迅速かつ適切な対応が可能になる[7]．

初期ABCD評価と対応（primary ABCD survey）

多くの救急患者は非心停止患者ではないが，心停止患者と同様に初期ABCD評価を応用できる[2,8]．視診（第一印象を含めた患者の外観），問診，触診による患者全体の印象の評価から非心停止患者に対して初期ABCD評価を行う．

最も初歩的な患者評価であり，患者の重症度や緊急度を判断できる．この判断を誤ると迅速かつ適切な救急診療を実施することが困難である．通常の診療のなかでは無意識に行っているはずであるが，救急病態にある患者に接する際にあえて意識的に評価することで，前述の目的を達するためのアプローチになる．

A：airway（気道の開通）
B：breathing（呼吸の確認）
C：circulation（循環：脈拍の確認）
D：心停止患者ではdefibrillation（除細動）である．非心停止患者に対しては，dysfunction of CNS（中枢神経）とする考えもあるが，JMECC

では初期ABCD評価を通じて意識障害などを評価している．

1）視診・第一印象（患者の外観）

来院した患者の全体像を観察（視診）し，その第一印象から重症そうであるか否かを判断する．苦痛に歪む顔，冷汗，何となくぼんやりしているなどは，重症を示唆するサインである．もしもショックをはじめとした重篤な病態に陥った患者であれば，顔色・皮膚の色調，冷汗の有無，呼吸様式の異常の有無などによってバイタルサインの測定以前に瞬時に重症と判断できるであろう．この時点で「重症感」のある患者を見逃してはいけない．

2）問診（まず問いかけと患者確認）

患者にまず「お名前は」「どうされました」などを問いかける．患者の名前や生年月日を尋ねることは，患者の誤認を防ぐばかりでなく，見当識を含めた意識レベルの判定が可能である．発声の様子からA（気道），B（呼吸）の状態を判定できる．もしも気道閉塞があれば，喘鳴や嗄声が聞かれ，努力性呼吸などがみられる．呼吸に障害があれば，会話の継続は困難であろう．

3）触診（脈診）

末梢動脈（通常は橈骨動脈）の拍動を触診（脈診）することで，C（循環）を容易に確認できる．

拍動のリズムや大きさを確認する．不整脈の有無や血圧が高いか低いかを判断するのみならず，習熟によって多くの情報を得ることができる．脈が大きいか小さいかを評価できれば，循環血液量の不足の有無が予測できる．硬軟を評価できれば，血管の緊張が評価できる．血圧の左右差なども容易にわかる．併せて，患者の皮膚に触れるので，体表は熱いか，温かいか，冷たいか，湿っているか，乾燥しているかもわかる．ショック状態の有無，高体温（感染症，熱中症），低体温（感染症，偶発低体温症）の判断も可能である．

2次ABCD評価と対応（secondary ABCD survey）

2次ABCD評価も初期ABCD評価と同様に非心停止患者に応用できる[2,8]．

A：airway（気道の観察・評価）
B：breathing（呼吸状態の観察・評価，酸素投与，SpO_2測定）
C：circulation（循環動態の観察・評価，心電図モニタとその診断，静脈路確保，適切な投薬）
D：differential diagnosis（鑑別診断，考える）
　dysfunction of CNS（神経学的異常）とする考えもあるが，鑑別診断の一部に含めることとする．

2つのキーワード

1・バイタルサイン～意識・呼吸・脈拍（心拍）・血圧・体温～

初期および2次ABCD評価・対応で既に行われている．経時的変化の観察は必須である．当然のことではあるが，患者の生命を守るために不可欠な情報であり，来院当初に測定し，その後は適宜観察する．患者の病態を理解するうえで最も有用な情報であり，決して軽視してはならない．

意識レベルの判定はJapan Coma Scale（JCS）（表2）やGlasgow Coma Scale（GCS）（表3）を用いる．国際的にはGCSを用いるのが一般的である．

体温は測定部位によって変動（誤差）がある．測定部位を特定しておくべきである．また体温計によっては，著しい高体温や低体温はエラー表示される．しかし，患者に触れれば，著しい高体温や低体温は容易に判断できるはずであり，エラー表示のために貴重な時間を空費してはならない．

表2 Japan Coma Scale（JCS）

0．意識清明
Ⅰ．覚醒している
　1．大体清明だが今ひとつはっきりしない
　2．見当識障害がある
　3．自分の名前，生年月日が言えない
Ⅱ．刺激すると覚醒する
　10．普通の呼びかけで容易に開眼する
　20．大きな声または体を揺さぶることにより開眼する
　30．痛み刺激を加えつつ呼びかけを繰り返すと辛うじて開眼する
Ⅲ．刺激しても覚醒しない
　100．痛み刺激に対して，払いのけるような動作をする
　200．痛み刺激で少し手足を動かしたり顔をしかめる
　300．痛み刺激に全く反応しない

意識レベルを3つのグレード・3つの段階に分類し，カルテには100-I，20-RIなどと記載．
（R）Restlessness（不穏状態）
（I）Incontinence（失禁）
（A）Akinetic mutism（無動性無言），Apallic State（失外套症候群）

表3 Glasgow Coma Scale（GCS）

開眼（eye opening）	E	最良言語反応（best verbal response）	V	最良運動反応（best motor response）	M
自発的に	4	見当識あり	5	命令に応じて可	6
呼びかけにより	3	混乱した会話	4	疼痛部へ	5
痛み刺激により	2	不適当な発語	3	逃避反応として	4
なし	1	理解不明な音声	2	異常な屈曲反応	3
		なし	1	伸展反応（除脳姿勢）	2
				なし	1

2 ▪ 酸素投与・静脈路確保・モニタ装着（oxygen-IV-monitor）

JMECCでは2次ABCD評価・対応に含めている．これらが早期に確実に施行されることによって，危機的病態に陥った患者への対応に時間的余裕が生じうる．この時間的余裕を利用して医療面接（病歴聴取）や身体診察から情報収集を行い，鑑別診断とともに原因に対する治療・管理が開始できる．

重症患者において静脈路が確保できない場合には骨髄輸液も選択肢の一つである．

1）気道と呼吸状態の観察・評価

初期ABCDにおけるA（気道）とB（呼吸）の状態評価に引き続いて行う．呼吸数，様式（深さ・大きさ，リズムの整・不整，規則性の有無など），呼吸体位，呼気臭の有無などを観察し，記載する．

呼吸数は1分間当たりの数で記載するが，15秒間測定して4倍する，もしくは30秒間測定して2倍することが奨められている．状況によって測定が難しいときには，患者と同じテンポで呼吸をしてみるとわかりやすい．呼吸数が明らかに多いときなどでは実感しやすい．

呼吸状態の観察から，
- あえぎ呼吸（死戦期呼吸）：下顎の動きのみで呼吸が停止した状態で救命処置が必要
- 過呼吸：過換気症候群
- 口すぼめ呼吸：COPD
- Kussmaul呼吸：代謝性アシドーシス，糖尿病性ケトアシドーシス
- Cheyne-Stokes呼吸：重症心不全，中枢神経系障害
- 起座呼吸：心不全，肺水腫，気管支喘息発作

などを想起することができる．

次に，病態に応じて酸素飽和度（SpO_2）測定や動脈血ガス分析を施行する．SpO_2が90%未満では，呼吸不全（低酸素血症）を疑う．一般に，酸素化の状態はSpO_2測定で十分であるとされるが，ショックや末梢循環不全あるいは皮膚温低下の状態では毛細血管拍動が失われ，正確な評価が困難となる．このような患者の正確な動脈血酸素分圧の評価（PaO_2測定）や換気状態の確認（$PaCO_2$測定）などを行うためには動脈血ガス分析が必要である．

2）酸素投与

低酸素血症を認める患者には酸素投与が必須である．明らかに軽症とわかる患者を除き，救急患者では，酸素投与を開始することが推奨される．酸素投与は，不安定な病態にある患者では，有益であり危険は少ないと考えられている．一般患者はSpO_2を94～98%，高CO_2血症を伴うⅡ型呼吸不全のリスクがある患者ではSpO_2を88～92%に維持するように低流量の酸素から投与する．

酸素投与の方法は，

①低流量システム
- 鼻カヌラ：酸素流量5 L/分までを目処に投与する．酸素1 L/分当たりのFiO_2はおおよそ4%増加する．
- 簡易マスク：鼻腔と口腔より酸素を供給する．酸素流量を5 L/分（吸入酸素濃度：FiO_2 40%）以下にすると，呼気を再呼吸して$PaCO_2$を上昇させる可能性があるので注意する．
- オキシマスク®：酸素流量の調節により低濃度から高濃度まで酸素投与が可能でリザーバーマスクとほぼ同様かそれ以上のFiO_2が期待できる．

②リザーバ付きマスク：高濃度酸素投与が可能である．マスク内に貯まった呼気CO_2の再呼吸を防ぐため酸素流量を10 L/分以上に設定する．

③高流量システム
- ベンチュリーマスク：患者の呼吸状態にかかわらず安定した正確な濃度の酸素投与ができる．
- 高流量鼻カヌラ（ネーザルハイフロー）：専用の鼻カヌラを通じて加湿した高流量酸素を流すことができるシステムで，吸入酸素濃度を21～100%まで設定することができる．用量依存性に軽度のPEEP（3～10 cmH_2O）効果も期待できる．さらに会話や食事・安眠などのQOLも維持できる．

から病態に応じて選択する（図4）．

SpO_2を含めた呼吸状態と循環状態とが安定していると判断できれば，酸素投与は中止してよい．

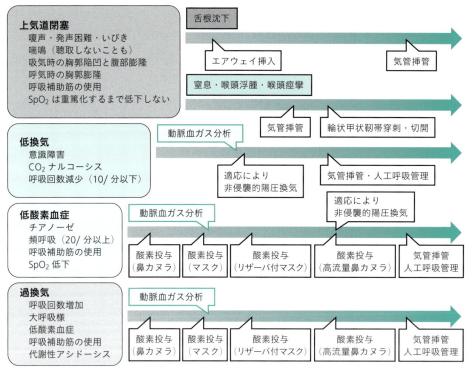

図4 A（気道）とB（呼吸）の評価と管理

　なお，酸素投与を開始した後には，適切に動脈血ガス分析により酸素投与の適否を評価することが不可欠である[9]．

3) 気管挿管（確実な気道確保）

　気管挿管の目的は確実な気道の確保にある．気管挿管はあくまで，気道確保の手段の一つであり，頭部後屈・顎先挙上，エアウェイなどほかの手段によってA（気道）が確保されているのであれば，気管挿管は必須ではない．しかし，気管挿管により人工呼吸器を用いた高度な集中治療を行うことが可能になる．また，誤嚥予防などの気道保護の手段にもなりうる．

　食道への誤挿管をはじめとした挿管の失敗は気管挿管が必要な呼吸状態にある患者にとって致死的である．このため，挿管位置確認には最大限の注意を払わなければならない．補助器具を用いた確認方法として，波形表示のある呼気CO_2モニタ（カプノグラフィ）が推奨されている．上気道閉塞や経口気管挿管が困難な患者の救命には，輪状甲状靱帯切開や穿刺が必要である．これらの方法はあらかじめ学習し準備しておかねばならない．

4) 循環状態の確認

　脈拍の確認に引き続き，バイタルサインとして血圧の測定を行う．さらに，心電図モニタ（後述）により心拍数を測定する．血圧が異常に高い場合や低い場合には，測定に時間がかかることがあるが，初期段階では，正しい数値よりも，測定が困難であるほどの異常があることを認識することに意義がある．このような場合には触診法も併用することで，おおよその収縮期血圧を把握できる．

　血圧値と心拍数の評価は，数値の高低のみで正常か異常かを判断しないように注意する．ほかのバイタルサインや身体診察の所見を併せて総合的に考慮しなければならない．例えば，血圧値と心拍数がほぼ正常域であっても，冷汗をかき，顔面が蒼白な患者では，C（循環）に異常があると判断できる．また，測定時の条件（体位など）によっても血圧値の評価は変わる．例えば，ショック初期には，仰臥位で心拍数と血圧値がほぼ正常域であっても，起立性低血圧を呈する場合がある．また，患者の平常値からの変動の有無も重要な情報である．顔面蒼白で頻脈を呈する患者の収縮期血圧が110 mmHgであっ

ても，平常時の収縮期血圧が150 mmHg前後との情報があれば，迅速な対応が必要になる．

5) 静脈路の確保

静脈路の確保により，適切な輸液と血管収縮薬/拡張薬や抗不整脈薬などの必要な投薬を行えるので，病態が不安定な救急患者では早期に行う．静脈穿刺の際に血液検査用の検体を採取することもできる．血液検査として，血算，生化学（血糖値，電解質を含めて），凝固などを検査する．鑑別診断を進める過程で，心疾患を疑う場合にはCKなどの心筋逸脱酵素，トロポニン，BNP，NT-proBNP，D-dimerなどを追加する．

6) 心電図モニタ

心電図モニタを装着し，リズム（心拍数，整・不整，規則性の有無）とQRS幅を確認する．心電図モニタのみで不整脈の正確な診断を行うことは難しいが，頻脈か徐脈か，QRS幅が狭いか（＜120 ms）広いか，規則性があるか否かを観察すればおおよその不整脈診断が可能である．不整脈の正確な診断名がわからなくても，例えば，QRS幅が広く（wide QRS），心拍数は120/分で規則性ありと上級医や専門医に申し送れば，心室頻拍の可能性を想起するであろう．

なお，不整脈患者に遭遇すると，心電図モニタの波形に気を取られて，患者の緊急病態に応じた対応・治療がおろそかになることが多く経験される．あくまで患者の治療を適切かつ迅速に優先しなければならない．

※12誘導心電図

救急患者では必要になることが多く，比較的安価で，かつ無侵襲で有用な検査である．急性冠症候群や不整脈を疑う患者や循環不全の患者に必須であることは当然のことであるが，胸痛を訴えない急性心筋梗塞患者が存在するように，循環器系救急疾患を想起しえない主訴の患者においても有用な情報が得られる．電解質異常や心タンポナーデなどでも異常を認めうる．

ポイントを絞った簡潔な病歴聴取と的確な身体診察

医療面接・病歴聴取は適切な診断をするために大切な要素である．医学教育の基礎を築いたWilliam Osler先生（1849～1919）は，"If you listen carefully to the patient, they will tell you the diagnosis."（患者さんの言葉に耳を傾けなさい．そうすれば自ずと診断はみえてくる）との言葉を残している．

しかし，救急患者では，迅速に鑑別診断を行う必要があるため，冗長な病歴聴取は不適切である．

患者に「ハイ」「イイエ」で答えさせるような閉じた質問（closed question）が必要な場合も少なくない．ポイントを絞った簡潔な病歴聴取の必須項目は，頭文字をとってSAMPLEやOPQRSTと呼ばれ（表4），救急診療の場面では有用であることが多い[2,8]．

重症患者や意識障害患者では患者本人からの病歴聴取が困難なこともある．目撃者や救急隊員，家族からの病歴聴取も大切である．病歴が全く聴取できず不明な患者では，最も重症な場合を想定して診断と治療・管理を開始する．

身体診察もポイントを絞って的確に行う．胸部の聴診と打診から瞬時に得られる情報は多い[10]．

初期ABCDと2次ABCDを通じて得られたバイタルサインや所見に加え，病歴および身体診察の所見から重症度を適切に再評価する．重症患者として判断すべき所見を表5に列挙する[2]．

鑑別診断

救急患者に対しては，「見逃してはまずい疾患」をいつも頭の片隅におきながら，可能性が特に高い2～3個程度の鑑別診断を絞り込む必要がある．可能性が最も高い病態・疾病に対し，病態を安定させるべく迅速かつ的確に初期治療・対応を行う．初期治療・対応を開始した後も，慎重に病態の変化を見守り，適切な管理を行う．

表4 ポイントを絞った病歴聴取

- S（Symptom）　　　　　　：症状
- A（Allergy）　　　　　　　：アレルギー
- M（Medication）　　　　　：内服
- P（Past medical history）　：既往歴
- L（Last oral meal）　　　　：最終摂食時刻
- E（Event）　　　　　　　　：発症の経緯

- O（Onset）　　　　　　　　：発症時間
- P（Provocation）　　　　　：誘因
- Q（Quality）　　　　　　　：性状
- R（Region）　　　　　　　：場所
- S（Severity）　　　　　　　：程度
- T（Time course）　　　　　：時間経過

表5 重症患者として判断すべき所見の例

バイタルサインの異常
全般的な印象
意識障害や譫妄
突然の激しい頭痛
呼吸困難，喘鳴，嗄声，努力性の呼吸
蒼白で湿った皮膚，冷汗
胸痛，胸部不快感
頸静脈怒張
高血圧と頻脈（交感神経緊張）
低血圧と徐脈（副交感神経緊張）
心音の異常（ギャロップ）
肺野のラ音
脳血管障害を示唆する所見
四肢の動脈拍動の差

※胸部X線写真・CT

鑑別診断を絞り込む過程で，胸部X線写真とCTの所見はとても重要である．内科医，特に呼吸器科医は胸部画像所見を重要視するあまりに，その結果が判明するまで対応・処置をしない傾向があるとされている．ショック状態に陥りかけている緊張性気胸など，病態が不安定で重篤な際には，画像所見の有無に拘泥することなく，身体所見などから診断を行い，患側への穿刺・ドレナージなどの緊急処置を行うべき症例はいる[11]．

「CTは死のトンネル」：急性肺血栓塞栓症を疑う場合などでも，バイタルサインが不安定な患者のCT実施の判断は特に慎重にするべきである．実施する場合には，気管挿管をするなど病態を極力安定させ，モニタリングを行い，いつでも急変に適切に対応できる体制が必要である．

おわりに

本稿では，日本内科学会が実施しているJMECCで行っている救急患者への初期対応を基本に，呼吸器科医だからこそ自信をもってできる初期対応について解説した．

超高齢社会を迎え，multimorbidity（多併存疾患状態）が普通になってきている．呼吸器科医に通院している患者が，呼吸器疾患以外の疾病・病態で急変する可能性は当然ある．病院内外で，私たちの目の前で急変する傷病者に遭遇する機会もあるであろう．そのときには，効率的かつ迅速に患者をトリアージし，鑑別診断を行いながら病態の安定化に努める必要がある．第一印象，初期ABCD，2次ABCDを通じて得られたバイタルサインや所見に加え，病歴および身体診察の所見から適切に緊急度・重症度を評価できる．私たちは，視診（患者の外観），バイタルサインの測定・評価，簡潔な病歴聴取，的確な身体診察および五感を重視した診療能力も高めておくことで，呼吸器科医としての専門診療能力を活かした救急患者への対応ができるようになると確信している．

文献

1) 代田浩之，鈴木　昌，太田祥一：Japanese Medical Emergency Care Course〈JMECC〉の現状と新専門医制度での位置付け．日内会誌 104：2363-2367, 2015
2) 鈴木　昌：救急患者に対する系統的アプローチ．内科救急診療指針2016（日本内科学会　認定医制度審議会救急委員会編），日本内科学会，東京，pp 2-10, 2016
3) 奈良信雄：診察の進め方．内科診断学　第3版　今日の診療プレミアム Vol. 27, 医学書院，東京，2017
4) 寺澤秀一：平成25年度日本内科学会生涯教育講演会Aセッション 9. バイタルサインを用いた救急初期対応．日内会誌 103：674-680, 2014
5) 谷口泰代：院内急変対応．日内会誌 103：1411-1416, 2014
6) 鈴木　昌：院内心停止に関する最新の知見から．日内会誌 101：2078-2084, 2012
7) 鈴木　昌：救急患者に対する系統的アプローチ（救急初期対応総論）．日内会誌 99：164-171, 2010
8) 阿南英明：救急診療の考え方．救急実践アドバンス（阿南英明編），永井書店，大阪，pp 2-7, 2014
9) 西川正憲：急性呼吸不全．日内会誌 100：2000-2005, 2011
10) 西川正憲：呼吸困難（息苦しさ）．コモンディジーズブック　日常外来での鑑別と患者への説明のために（日本内科学会専門医部会編集），日本内科学会，東京，pp 123-128, 2013
11) 太田祥一，鈴木　昌，西川正憲：胸腔穿刺およびドレナージ．日内会誌 102：1243-1247, 2013

特集　呼吸器救急診療ブラッシュアップ―自信をもって対応できる―
呼吸器徴候からみた救急診療

呼吸困難

室橋光太／原　悠／金子　猛

Point
- 呼吸困難の原因病態は多岐にわたり，呼吸器疾患と心疾患のみではない．
- 低酸素血症を伴わない呼吸困難を生じることがあり注意を要する．
- 呼吸困難の診療においては，初期評価としてABCDアプローチ（A；Airway, B；Breathing, C；Circulation, D；Dysfunction of central nervous system）を行い，必要とされる初期治療を迅速かつ的確に行う．
- 呼吸困難の原因検索は，注意深い病歴聴取により得た情報，身体所見，検査所見を総合して診断する．

はじめに

　呼吸困難は，米国胸部学会（American Thoracic Society；ATS）コンセンサスステートメントにおいて，"Term generally applied to sensations experienced by individuals who complain of unpleasant or uncomfortable respiratory sensations"と定義付けられており，あくまで主観的（subjective）な症候である[1]．一方，呼吸困難の原因の一つとなる低酸素血症は客観的（objective）な病態であり，動脈血酸素分圧（PaO_2）が正常より低下している状態で，特にPaO_2が60 Torr未満の場合を呼吸不全と呼ぶ．当然ながら，呼吸困難と低酸素血症は同義ではなく，「低酸素血症を伴わない呼吸困難」が存在することに注意が必要である．

　呼吸困難は，一般外来や救命センターにおいて通常よく遭遇する症候で，救命センターに搬送される患者のうち7.4％が呼吸困難を呈しているとの報告がある[2]．とりわけ急速進行性の呼吸困難症状については，直ちに生命を脅かす病態を疑い，迅速かつ的確に診断する必要があり，緊急度に応じた早期治療介入が極めて重要である．

　本セクションでは，呼吸困難のメカニズムと診療のポイントを解説する．

呼吸困難のメカニズム

　肺や胸壁の受容器（vagal receptors, chest wall receptors）や化学受容器（延髄，大動脈体，頸動脈体）からの求心性インプットにより，あるいは情動によって，脳幹部の延髄を主体とする呼吸中枢が活性化され，肺や胸壁に対して呼吸運動を促進させる遠心性運動指令が出される．この運動指令と同時に，大脳皮質の一次感覚野に逆行性の神経伝達が行われることで呼吸困難が認識される．あるいは一次運動野は，呼吸を調節するために，肺や胸壁に対して自発的に遠心性運動指令を出すことができ，これが同時に一次感覚野を活性化することで呼吸困難の認識につながる．さらに，一次感覚野は，呼吸困難の自覚に影響を与える肺や胸壁からのインプットを

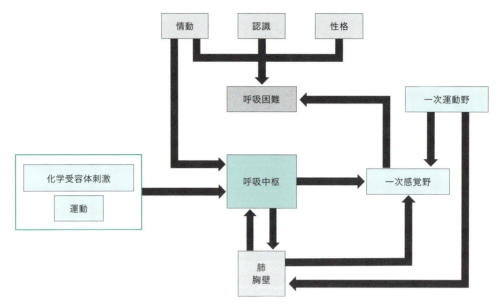

図1 呼吸困難のメカニズム（文献[3]より引用改変）

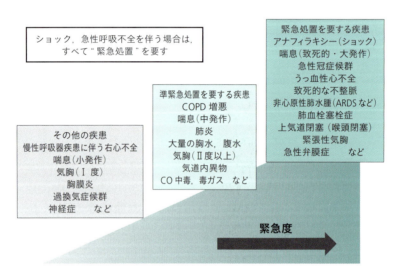

図2 緊急度に応じた呼吸困難の原因疾患（文献[4]より引用改変）

直接受け取っている．また，呼吸困難は，情動・認識・性格によっても影響を受けうる[3]（図1）．

呼吸困難を来す鑑別疾患

図2は，日本内科学会が示す緊急度に応じた呼吸困難の原因疾患である[4,5]．重要なことは，緊急度に応じて疾患分類がなされているものの，ショックや急性呼吸不全を認める病態については，疾患の種類にかかわらず，緊急性が高いものとして対応する必要があることである．さらに注意すべき点は，図2で示されている緊急度の高い疾患のうち，アナフィラキシー（ショック），喘息（致死的・大発作），急性冠症候群，致死的な不整脈，肺血栓塞栓症，上気道閉塞（喉頭閉塞），急性弁膜症は，胸部X線検査では明らかな異常を認めないことである．したがって，必ずしも「呼吸困難あり＝胸部X線検査異常あり」ではないという点が重要である．また，図3に示す通り，呼吸困難を呈する病態は多岐にわたり，呼吸器疾患と心疾患のみではないことにも留意すべきである[6]．図3内の「その他の疾患」のなかには，尿毒症，アシドーシス，甲状腺疾患な

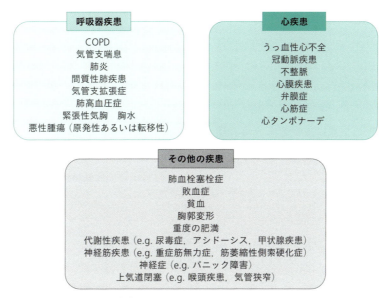

図3 呼吸困難の原因疾患（呼吸器疾患，心疾患，その他）（文献6)より引用改変）

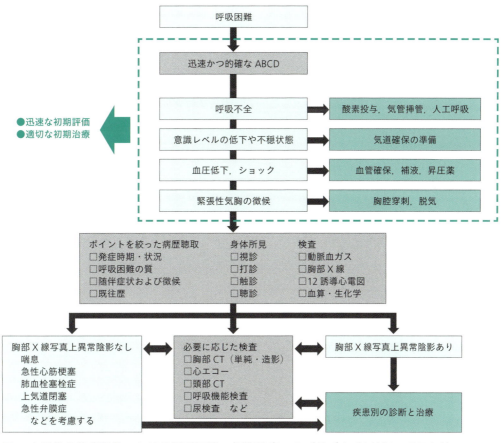

図4 内科救急診療指針における呼吸困難の初期診療アルゴリズム（文献4)より引用改変）

どの代謝性疾患や，重症筋無力症や筋萎縮性側索硬化症などの神経筋疾患が含まれており，呼吸困難を全身疾患の一症状としてとらえることも重要である．

呼吸困難の診療の進め方

図4は日本内科学会の示す内科救急診療指針にお

ける呼吸困難の初期診療アルゴリズムである[4,5]．第一に，ABCDアプローチ（A；Airway，B；Breathing，C；Circulation，D；Dysfunction of central nervous system）を行い，必要とされる初期治療を迅速に行う．その後，病歴聴取，視診，打診，触診，聴診やその他の検査所見などを含めた理学所見を総合的に評価し，呼吸困難の原因疾患を特定する．

1 ▪ 初期評価

初期評価にて，呼吸困難の緊急度を確認する．意識状態，呼吸状態（呼吸回数，体位，呼吸様式，SpO_2），循環動態（血圧，心拍数，脈の不整の有無）を迅速に評価する．なお，頻呼吸（25回/分以上）は，呼吸器疾患，全身疾患，代謝異常などで起こるため，緊急度の指標として非常に重要である[7]．SpO_2が90％未満の症例やSpO_2の進行性の低下と頻呼吸を認める症例では呼吸不全を疑い，動脈血液ガス分析も行う必要がある．

呼吸困難の原因疾患のうち，緊張性気胸はとりわけ緊急度が高く，緊急脱気の処置が必要となるため，その徴候（胸痛，チアノーゼ，高度な呼吸困難，ショックなど）の存在には十分注意を払う必要がある．気胸の病態として，①特発性自然気胸（若年男性のいわゆる気胸体型），②呼吸器感染症や慢性呼吸器疾患に関連した続発性自然気胸（肺結核，肺癌，慢性閉塞性肺疾患，気管支喘息，間質性肺疾患など），③外傷性気胸，④医原性気胸（人工呼吸器管理患者，中心静脈穿刺後や気管支鏡あるいはCTガイド下肺生検後の患者など）がある．緊張性気胸の場合は，原則として胸部X線検査は行わず臨床診断すべきとされるが，誤診による穿刺は医原性気胸を生じる危険性があり，可能な限りポータブルX線検査や胸部超音波検査により気胸を確認することが望ましい．後者については，近年気胸診断における有用性が示されており，簡便で迅速かつ正確な診断が可能であるため，特に救急医療の現場での活用が期待されている[8〜11]．

2 ▪ 病歴聴取

病歴聴取は呼吸困難の原因疾患を特定するうえで非常に重要である．その際，呼吸困難の発症時期（temporal），発症状況（situational），質（quality），随伴症状や徴候（symptoms and signs），既往歴（past history）を中心に聴取する[12]．

1) 呼吸困難の発症時期（temporal）

急性発症（数時間から数日）か，慢性発症か，慢性の呼吸困難の急性の悪化かを確認する．また，症状が持続的なのか，間欠的なのか，発作性なのかについても聴取する．

2) 呼吸困難の発症状況（situational）

安静時あるいは労作時のいずれにおいて出現するか，体位に関連して出現あるいは増強・軽減するか，特定の原因への曝露歴があるか，感情的ストレスが随伴するかなど，詳細に聴取することにより，呼吸困難の原因となる病態や疾患の診断に近づくことができる．

3) 呼吸困難の質（quality）

呼吸困難症状そのものの質を評価する．自覚される呼吸困難感が，空気飢餓感（air-hunger），呼吸努力感（respiratory work-effort），呼吸絞扼感（tightness）の，いずれに該当するか聴取する．

（参考）呼吸調節系と呼吸困難の質

呼吸困難症状は「空気飢餓感（air-hunger）」，「呼吸努力感（respiratory work-effort）」，「呼吸絞扼感（tightness）」の3つの表現に分類できるとされる[12]．さらに，これらの症状は，原因病態と特定の責任受容器が関連するとされており，空気飢餓感は，とりわけ低酸素血症と高二酸化炭素血症を感知する化学受容器の刺激により，呼吸努力感は，呼吸筋疲労，麻痺，攣縮や肺過膨張を感知するchest wall receptorなどの刺激により，呼吸絞扼感は，気管支喘息などで認める気管支攣縮を感知するvagal receptorの刺激により，それぞれ誘発される．

4) 随伴症状および徴候（symptoms and signs）

呼吸困難に伴う症状や徴候に留意することが重要である．これらの随伴症状と徴候は様々であり，それぞれに鑑別疾患が挙げられる（表1）[13]．呼吸音

表1 呼吸困難に随伴する症状と徴候（文献[13]より引用改変）

随伴症状や徴候	考慮すべき鑑別疾患
呼吸音の減弱	COPD，重症喘息，緊張性気胸，胸水，血気胸
頸静脈の怒張 　ラ音あり 　ラ音なし	 心不全，ARDS 心タンポナーデ，急性肺血栓塞栓症
めまい，失神	弁膜症，心筋症，重症貧血，神経症，過換気
低血圧	敗血症，心不全，代謝異常，急性肺血栓塞栓症
血痰	肺癌，肺塞栓，気管支拡張症，肺結核
頻呼吸	アシドーシス，敗血症，神経症
意識障害	過換気，代謝異常，肺炎
起坐呼吸	急性心不全，気管支喘息
胸痛 　呼吸に関連する 　呼吸に関連しない	 気胸，胸膜炎，肺塞栓症 心筋梗塞，動脈瘤，急性胃炎，胆石疝痛
蒼白	重症貧血
下腿浮腫	心不全
補助呼吸筋の使用	ARDS，重症COPD，重症喘息に伴う呼吸不全
喘鳴	喘息発作，COPD急性増悪，急性心不全，異物
奇脈	右心不全，急性肺血栓塞栓症，心原性ショック，心タンポナーデ，重症喘息

うっ血性心不全	BNP，NT-pro BNP
急性冠動脈症候群	Troponin I，Troponin T
急性肺血栓塞栓症	D-dimer
肺炎，敗血症	プロカルシトニン
間質性肺疾患，ARDS	LDH，KL-6，SP-D
貧血	ヘモグロビン
代謝性疾患	血糖，腎機能，TSH，free T3，free T4
その他	腫瘍マーカー，抗MAC抗体，T-SPOT 抗アセチルコリン受容体抗体

図5 呼吸困難の原因疾患特定に有用な末梢血中バイオマーカー

の減弱やラ音などの聴診所見，血痰や胸痛などの症状，起坐呼吸や補助呼吸筋の使用などの呼吸様式，奇脈や低血圧などの循環動態を総合的に評価する必要がある．注意すべき点は，なんらかの随伴症状や徴候を伴っている呼吸困難は，急性心筋梗塞，心不全，肺血栓塞栓症，気管支喘息発作，COPD急性増悪など直ちに対処しなければならない病態が多いという点である．鑑別疾患として神経症や過換気などの非器質的疾患も含まれており，除外診断として他疾患を否定しえた場合には考慮する必要がある．

5）既往歴（past history）

呼吸器疾患（気管支喘息，COPD，肺癌，肺結核など），虚血性心疾患，不整脈，喫煙歴，アレルギー歴，内服歴，家族歴の有無など，詳細に聴取する．

3 ▪ 身体所見

視診，打診，触診，聴診を注意深く行う．なお，聴診の際はラ音の有無のみならず，呼吸音の減弱，左右差などの聴診部位による違い，さらには呼吸パターンの異常にも注意を払う．ラ音については，吸気時と呼気時のどちらで聴取されるか，また，「連続性か断続性か」や「高調性か低調性か」などを確認する．

4 ▪ 検査所見

簡便，非侵襲的検査を優先させ，最大限の情報を得るように努力することが重要である．その際，急性の呼吸困難と慢性の呼吸困難に分けて検査を選択するとよい．急性の呼吸困難であれば，①動脈血液ガス分析，②胸部X線検査，③血算と生化学検査，④12誘導心電図が最優先であり，肺野病変（気腫性変化や胸部X線検査ではわかりにくい気胸も含め），心血管系の石灰化の程度，肺動脈血栓の有無，心機能や下大静脈径などの評価が必要であれば，胸部CTや心エコーなどを適宜追加する．なお，末梢血中バイオマーカーでは，brain natriuretic peptide（BNP）とN-terminal prohormone brain natriuretic peptide（NT-pro BNP）はうっ血性心不全，troponin Iとtroponin Tは急性冠動脈症候群，D-dimerは急性肺血栓塞栓症の診断に有用である（図5に呼吸困難の鑑別に有用と考えられる代表的

な末梢血中バイオマーカーを示す）．慢性の呼吸困難の場合には，上記検査に加えて，呼吸機能検査，各種核医学検査（換気・血流シンチグラフィ，ガリウムシンチグラフィ），心臓カテーテル検査，気管支鏡検査，胸腔穿刺（胸水貯留がある場合）などが必要となることがある．欧米では spiroergometry（respiratory measurement with exercise ECG）が呼吸器疾患と心疾患の鑑別に有用とされている[13]．

初期治療

迅速な初期評価に基づき，呼吸困難の原因と考えられる病態に対して適切な初期治療を行う（図4）．呼吸不全が疑われる場合は，動脈血液ガス分析を施行後，PaO_2 60 Torr（SpO_2 90％）以上を保つように酸素投与を行う．酸素が過剰投与にならないように注意を要するが，低酸素血症を優先的に是正する必要があり，高二酸化炭素血症はある程度許容する（permissive hypercapnia）．その際，呼吸不全に陥る以前の安定時の血液ガス所見を参考にするとともに，意識レベル，呼吸回数などを厳重に追跡しながら，NPPV（非侵襲的陽圧換気）や気道確保の準備も行っておく．低血圧やショック状態にある場合は，原因を同定したうえで，状況に応じて輸液や昇圧薬の投与を考慮する．過剰輸液は肺水腫や胸水の原因となり，その後の呼吸管理に悪影響を及ぼすため，胸部X線検査における心胸郭比，超音波検査での下大静脈径などを確認し，体液量の管理は慎重に行う．

初期治療を行うとともに，呼吸困難の原因が明らかとなった際は，各領域の専門医に遅滞なく引き継ぎ，原因疾患に応じた治療へ移行する．

文献

1) Official statement of the American Thoracic Society. Dyspnea. Mechanisms, assessment, and management：A consensus statement. Am J Respir Crit Care Med 159：321-340, 1999
2) Mockel M, Searle J, Muller R, et al：Chief complaints in medical emergencies：do they relate to underlying disease and outcome? The Charité Emergency Medicine Study（CHARITEM）. Eur J Emerg Med 20：103-108, 2013
3) Schwartzstein RM, Adams L：Dyspnea. In：Broaddus VC, Mason RJ, Joel D Ernst, JD, et al. editors：Murray & Nadel's Textbook of Respiratory Medicine, 6th Edition, Elsevier, Philadelphia, pp 485-496, 2016
4) 日本内科学会認定医制度審議会・救急委員会編：内科救急診療指針2016．総合医学社，東京，2016
5) 西川正憲：呼吸困難．日内会誌 99：1358-1362, 2010
6) Morgan WC, Hodge HL：Diagnostic evaluation of dyspnea. Am Fam Physician 57：711-716, 1998
7) 米国集中治療医学会編：FCCS プロバイダーマニュアル．メディカル・サイエンス・インターナショナル，東京，2012
8) Moore CL, Copel JA：Point-of-Care Ultrasonography. N Engl J Med 364：749-757, 2011
9) Kirkpatrick AW, Sirois M, Laupland KB, et al：Hand-held thoracic sonography for detecting post-traumatic pneumothoraces：the extended focused assessment with sonography for trauma（EFAST）. J Trauma 57：288-295, 2004
10) 亀田 徹，藤田正人，伊坂 晃，他：外傷性気胸の超音波診断―FAST から EFAST へ―．日救急医会誌 23：131-141, 2012
11) 金子 猛：気胸．金澤一郎，他（編）：今日の診断指針 第7版，医学書院，東京，pp 1051-1054, 2016
12) Nishio T：Dyspnoea：underlying mechanisms and treatment. Br J Anaesth 106：463-474, 2011
13) Berliner D, Schneider N, Welte T, et al：The Differential Diagnosis of Dyspnea. Dtsch Arztebl Int 113：834-845, 2016

特集　呼吸器救急診療ブラッシュアップ─自信をもって対応できる─
呼吸器徴候からみた救急診療

咳嗽

金子正博

Point

- 咳嗽は，頻度が高く，鑑別が多岐にわたり，重症度の幅が広い，油断すべからざる症候である．
- 急性咳嗽の多くは感染症によるが，持続期間が長くなるほど感染症以外の原因が多くなる．
- 突然発症/急速に増悪する咳嗽，喉の痛み/胸痛/呼吸困難を伴う咳嗽では，緊急を要する疾患の可能性を考える．
- 遷延性/慢性咳嗽，喫煙者，聴診で異常所見を認める場合は，必ず胸部X線写真で評価する．

咳嗽の機序

咳嗽反応（反射）は「気道内に貯留した分泌物や吸い込まれた異物を気道外に排除するための生体防御反応」である[1]．咳嗽反射は，咽喉頭，気管分岐部，主気管支，下部食道などに分布する「咳受容体（迷走神経・上喉頭神経の終末）」への刺激が，求心性線維を経て「咳中枢（延髄孤束核）」や大脳皮質に伝わり，咳中枢から遠心性に喉頭筋や呼吸筋に信号が伝達されて起こる[2]．咳中枢は大脳皮質と連絡しており，咳受容体からの刺激がなくても咳嗽は起こりうる（習慣性咳嗽，心因性咳嗽など）．また，気管支において，前述の咳受容体（気道壁表層に存在する）への刺激が迷走神経を経て咳中枢に伝わり咳嗽が起きるが，近年これとは別の経路である気道壁深層に存在する気管支平滑筋の収縮を介する咳嗽反応が報告[3]されており，咳喘息や喘息における咳嗽の機序として注目されている．

咳受容体は咽喉頭や下部食道にも分布する[2]ため，咽喉頭や下部食道への刺激によっても咳嗽が起こる．咽喉頭異常感（痰のからんだような感じ，掻痒感，イガイガ感，チクチクした感じの咽頭痛など）を伴う咳嗽では，アトピー咳嗽/喉頭アレルギーや喉頭過敏（laryngeal hypersensitivity；LH）の可能性を考える．加えて食道症状（胸やけ，呑酸など）を伴えば，胃食道逆流による咳嗽を疑う．

咳嗽の分類

咳嗽は持続期間により，①3週間未満の「急性咳嗽」，②3週間以上8週間未満の「遷延性咳嗽」，③8週間以上の「慢性咳嗽」に分類される（表1）．

表1　持続期間による咳嗽の分類

咳嗽の分類	咳嗽の期間
急性咳嗽	3週間未満の咳嗽
遷延性咳嗽	3～8週間持続する咳嗽
慢性咳嗽	8週間以上持続する咳嗽

かねこ　まさひろ　神戸市立医療センター西市民病院呼吸器内科（〒653-0013 兵庫県神戸市長田区一番町2-4）

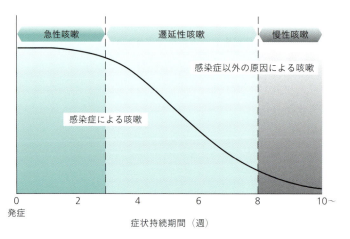

図1 症状持続期間と感染症による咳嗽比率（文献1)より引用）

表2 慢性咳嗽の各原因疾患に特徴的な（特異的）な病歴（文献1)より引用）

- 咳喘息：夜間～早朝の悪化（特に眠れないほどの咳や起坐呼吸），症状の季節性・変動性
- アトピー咳嗽：症状の季節性，咽喉頭のイガイガ感や掻痒感，アレルギー疾患の合併（特に花粉症）
- 副鼻腔気管支症候群：慢性副鼻腔炎の既往・症状，膿性痰の存在
- 胃食道逆流症：食道症状の存在，会話時・食後・起床直後・上半身前屈時の悪化，体重増加に伴う悪化，亀背の存在
- 感染後咳嗽：上気道炎が先行，徐々にでも自然軽快傾向（持続期間が短いほど感染後咳嗽の可能性が高くなる）
- 慢性気管支炎：現喫煙者の湿性咳嗽
- ACE阻害薬による咳：服薬開始後の咳

表3 慢性咳嗽の各原因疾患の特異的治療（文献1)より引用）

- 咳喘息：気管支拡張薬
- 胃食道逆流症：プロトンポンプ阻害薬またはヒスタミンH_2受容体拮抗薬
- 副鼻腔気管支症候群：マクロライド系抗菌薬
- アトピー咳嗽：ヒスタミンH_1受容体拮抗薬
- 慢性気管支炎：禁煙
- ACE阻害薬による咳：薬剤中止

持続期間で分けるのは，長くなるほど「感染症による咳嗽」の比率が下がるからである（図1）．急性咳嗽の多くは感染症による咳嗽であり[4]，慢性咳嗽では感染症以外の原因が多くなる[2,5]．当然ながら，急性咳嗽に相当する時期であっても，慢性咳嗽の原因となる疾患の初期を診ている可能性はある．

咳嗽が持続するが胸部X線写真の異常や喘鳴を認めない咳嗽を「狭義の慢性咳嗽」と呼ぶことがある．病歴（表2）や身体診察，検査により疑い診断をつけ，疑った疾患に対する特異的治療（表3）を行い，奏効すれば確定診断となるが，複数の原因疾患が関わっていることも多く（特に胃食道逆流症），難渋することが少なくない．

咳嗽は喀痰の有無によっても，①喀痰を伴わないか少量の粘液性喀痰のみを伴う「乾性咳嗽」，②喀痰を伴いその喀痰を喀出するために生ずる「湿性咳嗽」，に分けられる．湿性咳嗽では，原因疾患として「過剰な気道分泌物＝痰」を呈する疾患，すなわち，急性咳嗽では急性細菌感染症，慢性咳嗽では副鼻腔気管支症候群や慢性気管支炎などを考える．しかし，喀痰の喀出が困難な患者では，過剰な気道分泌物があっても痰が出ない（出せない）ことがある．そうした場合，気道分泌物の評価に聴取所見（coarse cracklesの聴取）が有用である．

感染症による咳嗽

感染症による咳嗽は，気道感染症によって引き起こされる気道の炎症を基とする症状の一つであり，感染症が沈静化し微生物が検出されなくなっても，気道の炎症とその影響が残存すれば持続する．気道感染症はその病態により急性と慢性に区別される．急性気道感染症は一過性の感染症で，ウイルス感染で始まることが多い．急性上気道炎（いわゆるかぜ症候群）や急性喉頭蓋炎，急性気管支炎などが挙げられる．慢性気道感染症は，主に下気道の細菌感染

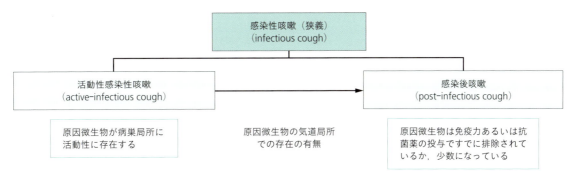

図2 感染性咳嗽の分類（狭義）（文献[1]より引用）

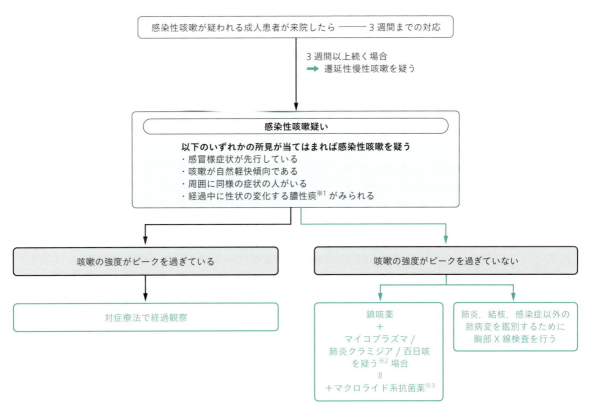

※1 膿性痰は，気道の炎症によって産生され，細菌性感染症を直接意味するものではないため，抗菌薬の適応の判断基準にはならない．
※2 百日咳は特有の咳嗽（whooping cough）や嘔吐を伴うほどの強い咳嗽発作があれば疑う．マイコプラズマや肺炎クラミジアは，周囲に同じ症状の人がいる場合に疑う．
※3 抗菌薬の選択は，既往症（副作用など）や地域における薬剤耐性菌の疫学的頻度により適切なものを選択する．

図3 成人の感染性咳嗽の診断（文献[1]より引用改変）

症で，びまん性汎細気管支炎，慢性気管支炎，気管支拡張症，陳旧性肺結核・非結核性抗酸菌症・肺真菌症などによる気道病変，膠原病に伴う気道病変，HTLV-1関連細気管支炎，移植後の閉塞性細気管支炎などが挙げられる．慢性気道感染症では咳嗽とともに膿性痰を認め，しばしば急性増悪を起こす．

感染症による咳嗽（感染性咳嗽）のうち，慢性気道感染症に基づく咳嗽を含むものを「広義の感染性咳嗽」，慢性気道感染症の病態がない患者に発症したものを「狭義の感染性咳嗽」とする[1]．いわゆる感染性咳嗽は，狭義の感染性咳嗽を指すことが多い．狭義の感染性咳嗽（infectious cough）は病態により，原因微生物が病巣局所に存在する「活動性感染性咳嗽（active-infectious cough）」と原因となった微生物が既に排除されている「感染後咳嗽（post-infectious cough）」に分けられる（図2）．

感染後咳嗽は，後遺症状として咳嗽が残存している状態といえる．

持続する咳嗽があり，かつ胸部X線写真やCTで肺炎，結核，腫瘍などの咳嗽の原因となる陰影を認めない患者において，「①先行する感冒様症状がある，②自然軽快傾向である，③周囲に同様の症状の人がいる，④経過中に膿性度の変化する痰がみられる」のいずれかが当てはまれば，感染性咳嗽を疑う[4]．感染性咳嗽を疑った場合，咳嗽の強度がピークを過ぎていなければ，活動性感染性咳嗽の可能性を考え，抗菌薬の投与を検討する．咳嗽が改善傾向であれば，感染後咳嗽として対処する（図3）．

咳嗽治療薬

咳嗽治療薬は，疾患・病態に応じた治療であるか否かで「特異的治療薬」と「非特異的治療薬」に，作用部位により咳中枢に作用する「中枢性鎮咳薬」と末梢に作用する「末梢性鎮咳薬」に分類される．非特異的治療薬はさらに，咳反射とその経路を抑制する「直接的治療薬」とそれ以外の「間接的治療薬」に分けられる．特異的治療薬はすべて末梢性鎮咳薬である（表3）．非特異的治療薬については，直接的治療薬の多くは中枢性鎮咳薬であり，間接的治療薬としては，吸入ステロイド薬（抗炎症効果）や漢方薬（麦門冬湯，小青竜湯，半夏厚朴湯など）などが挙げられる．

中枢性鎮咳薬は，中枢性麻薬性鎮咳薬（コデインリン酸水和物，モルヒネ）と中枢性非麻薬性鎮咳薬（デキストロメトルファン：メジコン®など）に分類される．モルヒネ塩酸塩は，添付文書上「激しい咳嗽発作における鎮咳」に適応があり，難治性咳嗽における効果が報告されている[6]が，副作用（便秘，嘔気，呼吸抑制，傾眠など）もあり，適用には十分注意する．一般的には，悪性腫瘍に伴う咳嗽や慢性呼吸器疾患の終末期に留めるべきかもしれない．中枢性鎮咳薬は，①防御機構としての咳も抑制するため痰や異物の排出を障害し，②副作用（便秘，眠気，誤嚥など）が多く，③無効例が少なくないため，上気道炎あるいは感染後咳嗽が明らかである場合や，咳嗽による合併症（胸痛，肋骨骨折，咳失神など）を伴う乾性咳嗽に留める[1]．特に高齢者においては，誤嚥の危険因子となるため安易に投与しない．

湿性咳嗽の治療は，咳自体の抑制ではなく，気道過分泌の抑制と喀出促進である．去痰薬（カルボシステイン，アンブロキソールなど）や小青竜湯，チオトロピウム吸入が有効であるとの報告がある[1]．

救急における咳嗽の診療

咳嗽は外来診療で最も多い症状の一つであり[7]，外来での呼吸器診療の4割強を占めるとの報告[8]もある．呼吸器疾患の多くは咳嗽を伴い，上気道の問題，肺うっ血，心室性期外収縮，胃食道逆流といった気管・気管支・肺以外の病態でも咳嗽は起こるため，鑑別疾患は多岐にわたる．また，咳嗽はその程度によっては著しく生活の質を損ねるため，救急診療であっても急性咳嗽に限らず遷延性/慢性咳嗽を訴え受診する患者は少なくない．そして，咳嗽を訴える症例のほとんどは経過観察でよい症例であるが，稀に緊急の対処を要する症例や見逃してはいけない症例が混在している．

救急診療においては，咳嗽といえどもまずは「ABC・バイタルサイン」を確認する（図4）．患者に相対しさえすれば，ABCはすぐに評価できる．

1・緊急度の評価

■初期身体診察
- ABC〔A：airway（気道），B：breath（呼吸），C：circulation（循環）〕に問題はないか？
- バイタルサイン（体温，血圧，脈拍，呼吸数）は？
- SpO_2の低下はないか？
- 気道の問題，異常な呼吸パターン（呼気延長，浅迫呼吸など），循環動態の異常（ショック，不整脈など）はないか？

＊いずれかの異常を認めたら，速やかに処置を始めつつ「ポイントを絞った病歴聴取」と「身体診察」にて評価する（図4）．

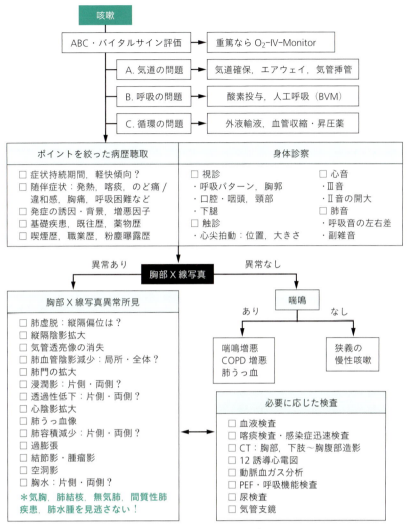

図4 救急診療における咳嗽初期診療アルゴリズム

2・病歴聴取（表4）

■発症時期・様式

- 持続期間：急性咳嗽，遷延性咳嗽，慢性咳嗽．
- 突然発症（発症時刻が特定できる）→緊急の対処を要する可能性．
  例）気胸，肺血栓塞栓症，気道異物など．
- 急速に増悪→緊急の対処を要する可能性．
  例）急性喉頭蓋炎，アナフィラキシーなど．
- 発作性/繰り返すエピソード：喘息，咳喘息．
- 夜間・朝方の咳嗽：喘息，肺うっ血など．

■痰の有無

- 痰が喉に貯まる/からむ：後鼻漏症候群*．

＊欧米では，より広い疾患概念である上気道咳嗽症

表4 咳嗽診療における病歴聴取

咳嗽について
- □いつからどのように始まったか？
- □先行する症状はあったか？あるならばどんな症状か？
- □痰は出るか？出るならばその性状は？
- □咳がよく出る時間帯はあるか？
- □咳を誘発する状況はあるか？あるならばどんな状況か？
- □随伴する症状はあるか？あるならばどんな症状か？
- □以前に同様の症状の経験はあるか？

患者の背景
- □年齢
- □基礎疾患
- □既往歴
- □薬物歴
- □喫煙歴
- □職業歴
- □家庭環境
- □住環境
- □ペット飼育歴

表 5 発症状況・背景より考えられる咳嗽の原因

- 造影剤など薬剤投与，アレルゲンへの曝露（虫刺され，食物摂取など）：アナフィラキシー
- 気管チューブ抜管後：抜管後喉頭浮腫
- 高齢者や小児で，食事中や食後に発症：気道異物[*1]
- 胸腔ドレナージ後：再膨張性肺水腫（re-expansion pulmonary edema：RPE），肺損傷
- 気管支鏡検査後＋発熱：肺炎
- 閉鎖空間での防水スプレー噴霧[*2]：防水スプレー吸入による肺障害
- 刺激性物質の大量吸入：reactive airway dysfunction syndrome：RADS[*3]
- 現喫煙者：喫煙による咳嗽，喫煙関連肺疾患（COPD，RB-ILD/DIP など）
- 高齢者など誤嚥のリスクあり：慢性誤嚥，誤嚥性肺炎など
- 肥満女性＋難治の喘息・頻回の救急受診[*4]：喉頭アレルギー，喉頭過敏，声帯機能不全など

[*1] 小児ではピーナッツやボタン，高齢者では歯・義歯や餅が多い．高齢者の異物窒息においては，①認知機能低下，②食事自立，③臼歯部咬合の喪失，が危険因子である[9]．
[*2] 防水スプレー噴霧後の喫煙により，肺障害が重症化する可能性がある[10]．
[*3] 塩素ガス・塩酸・硫化水素・メチルイソシアネートなどの刺激物質を一度に大量に吸入した後に，咳嗽，喘鳴および呼吸困難で発症し，非特異的な気道反応性亢進が持続する病態[11]．
[*4] 喘息増悪として副腎皮質ステロイド全身投与を頻回にされていることがあり，要注意．
RB-ILD：呼吸細気管支炎を伴う間質性肺疾患，DIP：剥離性間質性肺炎

候群（upper airway cough syndrome；UACS）が用いられる．
- 膿性痰：細菌感染症．
- 慢性の膿性痰（の増加）：慢性気道感染症（の増悪）．
- 血痰：気管支拡張症，悪性腫瘍，左心後方不全，肺塞栓/梗塞，肺炎/肺化膿症，結核，アスペルギローマ，血管炎症候群，抗凝固薬過量投与など．

■随伴症状
- 発熱：感染症，血管炎症候群など．
- 喉の痛み/違和感：上気道の問題，アトピー咳嗽，喉頭過敏，胃食道逆流など．
- 嗄声：上気道の問題，胃食道逆流など．
- 嚥下時痛/嚥下困難/流涎：急性喉頭蓋炎，扁桃周囲膿瘍など．
- 開口困難：扁桃周囲膿瘍，破傷風など．
- 皮膚・粘膜症状（蕁麻疹，掻痒症，紅潮，口唇・舌・口蓋垂の腫脹）：アナフィラキシー．
- 胸痛：急性肺血栓塞栓症，気胸，縦隔気腫，胸膜炎など
- 喘鳴：喘息増悪，COPD 増悪，肺うっ血など．
- 体重減少：嚥下障害，肺癌，結核など．
- 体重増加：心不全，腎不全など．
- 起座呼吸[*]：喘息増悪，COPD 増悪，肺うっ血など．

[*]肺うっ血では臥位になってしばらくしてから呼吸が苦しくなるのに対し，喘息/COPD 増悪では臥位になること自体が困難で前方にもたれかかる姿勢をとる，といった違いがある．
- 労作時呼吸困難：COPD，間質性肺疾患など．
- 鼻汁/鼻すすり，後鼻漏：後鼻漏による咳嗽．
- 胸やけ/呑酸：胃食道逆流．
- 嚥下困難/唾液貯留：慢性誤嚥．

■発症した状況・背景
- 上気道炎症状が先行：感染性咳嗽．
- 発症した状況や背景より予測できる病態がある（表 5）．

■増悪因子
- 夜〜朝方（咳で覚醒する）：喘息，肺うっ血，百日咳やマイコプラズマ．
- 空気の変化（屋内から屋外，室外から室内，発声，電車やバス）：気道過敏性の亢進：喘息．
- 運動（特に冬期の屋外でのランニング）：喘息．
- 臥位：後鼻漏による咳嗽，胃食道逆流，肺うっ血，慢性誤嚥など．
- 食事：胃食道逆流，誤嚥など．
[*] 睡眠中は消失：心因性咳嗽，習慣性咳嗽など．

■年齢
- 若年成人：多くは感染症やアレルギーに関連した咳嗽．
[*] 年齢が上がるにつれ，COPD・間質性肺炎・悪性腫瘍の頻度が上がる．

■基礎疾患
- 鼻炎・副鼻腔炎：アトピー咳嗽，後鼻漏による咳

嗽，副鼻腔気管支症候群．
- 喘息：増悪の可能性．
- COPD：増悪の可能性．
- 慢性気道感染症：急性増悪の可能性．
- 間質性肺疾患：急性増悪の可能性．
- 膠原病→膠原病関連肺疾患の発症・増悪．
- 悪性腫瘍→悪性腫瘍の進行．

■既往症
- 喘息（含む小児時）：喘息，咳喘息．
- アナフィラキシー．
- アトピー性疾患：喘息，アトピー咳嗽．
- 繰り返す風邪，長引く風邪：喘息，咳喘息．

■薬物歴
- ACE阻害薬，β阻害薬が咳嗽の原因となりうる．
- 抗悪性腫瘍薬，関節リウマチ治療薬，漢方薬など：薬剤性肺障害の可能性．
- 副腎皮質ステロイド，免疫抑制薬，生物学的製剤など：日和見感染症（結核，ニューモシスチス肺炎など）の可能性．

■喫煙歴
- 喫煙歴あり：COPD，間質性肺炎，悪性腫瘍など．

■職業歴
- 粉塵曝露歴あり：塵肺，結核，肺癌，胸膜中皮腫の可能性．
- 保育園・幼稚園・学校・高齢者施設での勤務：伝染性の感染症（マイコプラズマ・百日咳など）の可能性．

■家庭環境
- 幼児や就学児と同居：伝染性の感染症の可能性．
- ストレスに感じていることはあるか？

■住環境
- カビ，鳥の飛来，羽毛布団/ダウンジャケット，加湿器：過敏性肺臓炎の可能性．

■ペット飼育歴
- ペット飼育あり：アトピー咳嗽，後鼻漏症候群．
* 鳥飼育ありの場合，感染症（オウム病，クリプトコッカス症など）や過敏性肺臓炎の可能性も考慮する．

3 ▪ ポイントを絞った身体診察

■視診

A．呼吸パターン
- 呼気延長，口すぼめ呼吸，浅迫呼吸（rapid shallow breath），頸部・肩の副呼吸筋を動員した上部胸郭胸式呼吸，過呼吸などはないか？

B．胸郭の形態
- 前後径の拡大＝樽状胸：COPD．
- 亀背・円背：胃食道逆流．

C．胸郭の動き
- 左右差あり：緊張性気胸，無気肺，大量胸水など．

D．体型
- るい痩：低栄養状態・嚥下障害など．

E．鼻腔
- 粘膜腫脹，粘膜色調の変化：鼻炎．
- 鼻汁の色：鼻炎/副鼻腔炎．

F．口腔
- 後鼻漏や咽頭後壁の敷石状変化：後鼻漏．

G．前頭洞・上顎洞
- 圧痛：副鼻腔炎．
- 上顎洞：光透過性低下：副鼻腔炎．

H．下肢
- 浮腫，腫脹・発赤：深部静脈血栓症：肺血栓塞栓症．

I．皮膚・粘膜
- チアノーゼ＝低酸素血症．
- 蕁麻疹・口唇・眼瞼腫脹：アナフィラキシー．
- 手背の角化性丘疹（Gottron徴候），爪上皮の点状出血・指尖陥凹：膠原病肺の可能性．

J．ばち指：肺線維症，COPD，肺癌など．

■打診・触診

A．心尖拍動：位置・大きさ．

B．その他：頸部腫瘤の有無，皮下気腫の有無など．

■心音

　Ⅰ音・Ⅱ音．過剰心音（Ⅲ音，Ⅳ音）・心雑音の有無．

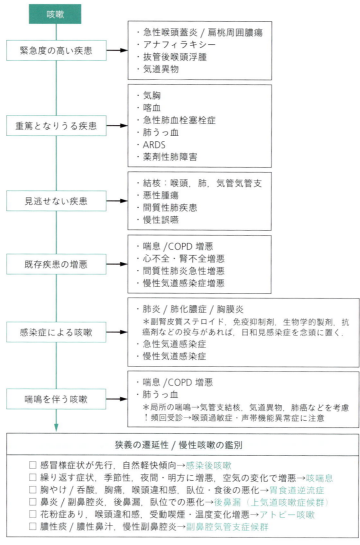

図5 救急診療における咳嗽の鑑別診断フローチャート

■呼吸音

A．肺胞呼吸音（vesicular sounds）
- 両側の前胸部・背部で聴取する．減弱・消失していれば，聴診部位の換気低下や伝達障害（肺気腫，気胸，胸水貯留，肥満など）を疑う．
- 肺胞呼吸音の減弱に加え呼気の音（気管支音：bronchial sounds）を聴取する（気管支音化）場合，air bronchogram を呈する病態（肺炎など）を疑う．

B．副雑音
- 頸部および両側前胸部・背部で評価する．
- 頸部での聴診は，一度に両側肺の副雑音を評価できるため（fine crackles，squawk，胸膜摩擦音は除く），スクリーニングとして有用である．
- 頸部では stridor（胸骨上および頸部を中心に聴取される連続性雑音）の有無も評価する．

①連続性副雑音（wheeze, rhonchi）＝気道の狭窄．
- 肺野全体：喘息増悪，COPD 増悪，肺うっ血など．
- 限局的：気管支結核，限局的な異物，粘液栓，腫瘍など．

＊安静呼吸で聴取しなくても，深吸気から強制呼出させることにより聴取できることがある．

②粗い断続性雑音（coarse crackles）＝気道分泌物貯留：肺炎，慢性下気道感染症，肺水腫など．

③細かい断続性雑音（fine crackles）＝閉塞した末梢気道が吸気時に開放される音：間質性肺疾患，アスベスト肺，肺炎の回復期など．

④胸膜摩擦音：胸膜炎の初期，胸膜中皮腫の初期な

ど.
⑤stridor*＝上部気道の狭窄.
＊一般的に stridor は吸気時とされるが，呼気時に聴取することもある．wheeze との鑑別が問題となるが stridor は頸部優位（胸壁へも伝播する），wheeze は肺野優位（頸部へも伝播する）であることが鑑別点である．また，喉を鳴らしている場合は，連続性雑音が急に出現し速やかに消失することが多い．

鑑別診断

鑑別疾患は多岐にわたる．最初に「緊急度の高い疾患」を除外し，「重篤となりうる疾患」と「見逃せない疾患」の可能性を考える（図5）．これらの疾患では，「突然発症/急速に増悪」であったり，「喉の痛み/違和感」，「開口障害」や「呼吸困難」，「胸痛」を伴っていたり，「呼吸不全」となっていることが多い．また，発症状況や病歴より想定できる疾患・病態もある（表5）．基礎疾患があれば，その増悪の可能性を考える．

頻度的には感染症による咳嗽が多い．可能であれば喀痰塗抹・培養検査（含む抗酸菌）を提出し，胸部X線写真撮影を検討する．

喘鳴を聴取すれば，喘息増悪を考える．COPD 増悪や肺うっ血の可能性もある．

胸部X線写真の異常や喘鳴を認めないものを，狭義の遷延性慢性咳嗽とする．その鑑別は多岐にわたるが，まずは頻度の高い「感染後咳嗽」，「咳喘息・アトピー咳嗽」，「胃食道逆流」，「後鼻漏症候群」を考慮する（図6）．

咳嗽の合併症

咳嗽により，疲労，不眠，頭痛，めまい，筋骨格系の疼痛，嗄声，過度の発汗，失禁，失神，肋骨骨折などが起こりうる[7, 12]．肋骨骨折は，特に骨塩量の低下した女性でみられ，骨折部位に圧痛を認める．X線写真ではわかりにくいため，胸部X線写真が正常でも可能性は残る．疼痛が強ければ，咳嗽の原因疾患の治療に加え，非特異的鎮咳薬や鎮痛剤の投与，バストバンドによる圧迫固定を考慮する．

検査

■胸部X線写真（図4）
- 急性咳嗽：明らかに感冒と判断できる場合を除き，撮影を考慮する．
- 遷延性/慢性咳嗽：肺結核除外のために，必ず撮影する．
- 喫煙者や聴診で異常所見を認める場合は，必ず撮影する．

■血算
- 白血球増多→細菌感染症など．
- 好酸球増多→好酸球炎症の関与の可能性．

■喀痰検査
- 一般細菌塗抹・培養に加え，長引く咳嗽では抗酸菌塗抹・培養，細胞診も提出する．

■呼気中一酸化窒素（FeNO）
- 高値[*1]であれば，好酸球性気道炎症[*2]の存在を考える．

＊1 日本人の調査[13]で喘息診断の cut-off 値は 22 ppb．米国胸部疾患学会の推奨[14]では，25 ppb 未満で好酸球性気道炎症の存在は否定的としている．

＊2 喘息，好酸球性副鼻腔炎，非喘息性好酸球性気管支炎（non-asthmatic eosinophilic bronchitis；NAEB），好酸球性肺炎など．

■感染症迅速キット検査
- 尿中肺炎球菌抗原（免疫クロマトグラフィ法）：Binax NOW® 肺炎球菌．
- 尿中レジオネラ抗原（免疫クロマトグラフィ法）：Binax NOW® レジオネラ．
- 百日咳菌核酸（LAMP 法）：Loopamp® 百日咳菌検出試薬キット D

＊検体：咽頭拭い液，感度・特異度ともに高い．

- マイコプラズマ抗原（イムノクロマト法）：リボテスト® マイコプラズマ，プライムチェック® マイコプラズマなど

＊検体：咽頭拭い液，感度・特異度ともに高い．

- マイコプラズマ核酸（LAMP 法）：Loopamp® 肺

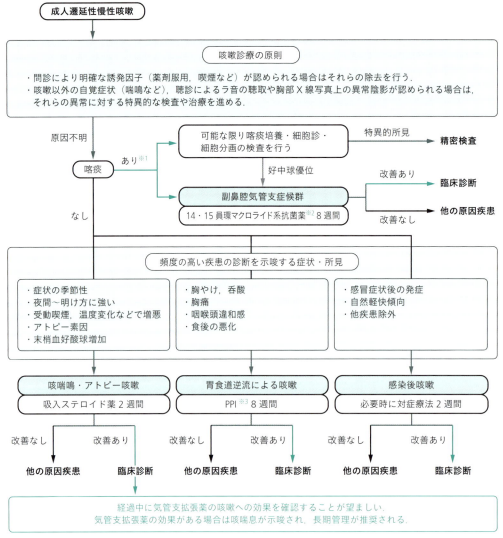

図6 成人の遷延性慢性咳嗽の診断（文献1)より引用）

炎マイコプラズマ検出試薬キットD
*検体：咽頭拭い液，感度・特異度ともに高い．
● クラミドフィラ抗体（エルナス法）：エルナス® 肺炎クラミドフィラIgM
*検体：血清，特異度が高い．

■感染症血清抗体検査
● 百日咳菌抗体*：
EIA法：PT-IgG抗体価（図7）
ELIZA法：ノバグノスト® 百日咳IgM/IgA
*マイコプラズマ抗体，肺炎クラミドフィラ抗体も測定されるが，その意義は薄れてきている．

■胸部CT
● 胸部X線写真にて単なる肺炎以外の可能性を考える場合，重篤な疾患を除外する必要がある場合に考慮する．

■下肢～胸腹部造影CT
● 肺血栓塞栓症を疑った場合．

■12誘導心電図
● 肺うっ血など心疾患を疑う場合や全身の評価のため．

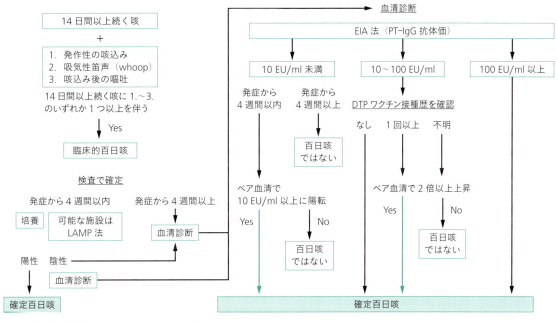

図7 百日咳診断のフローチャート（文献[1]より引用）

■ 動脈血ガス分析
- ABCやバイタルサイン，SpO_2に問題のある場合に評価する．

■ ピークフロー，呼吸機能検査
- 閉塞性障害*：喘息，COPDなど．
*ピークフロー低下，1秒率・1秒量の低下．フローボリューム曲線の下行脚が下に凸．
- 拘束性障害：間質性肺疾患，陳旧性肺結核など．
注）重度のCOPDでは，残気量増加のため肺活量が低下し，数値上拘束性障害を来すが，全肺気量はむしろ増加している．間質性肺疾患によるいわゆる拘束障害とは異なる．
- 肺拡散能の低下：肺気腫，間質性肺疾患，肺高血圧症など．
注）気腫合併肺線維症（combined pulmonary fibrosis and emphysema；CPFE）は，気流制限や肺気量の低下が比較的軽度となり過少評価されやすいが，D_{Lco}は大きく低下する．
- 気道可逆性試験：「1秒量の改善率12%以上かつ1秒量が200 ml以上増加」で可逆性ありと判定するが，この基準を満たさなくても改善を認めれば喘息や咳喘息の可能性がある．

■ 尿検査
- 血管炎症候群を疑う場合や全身状態の評価のため．

■ 気管支鏡
- 気道異物や気道病変を認める（疑う）場合，気管支肺胞洗浄・経気管支（肺）生検が必要な場合，精査にても原因が特定できない場合などで考慮する．

初期対応

ABCやバイタルサインに問題があれば，直ちに気道確保，O_2-IV-Monitorといった処置を開始する（図4）．SpO_2が90%未満であれば，SpO_2 90%以上を目標に酸素療法を開始しつつ，動脈血ガス分析を提出する．

咳嗽治療においては，できるだけ「疑い診断をつけて特異的治療」を行い，「中枢性鎮咳剤の使用は控える」のが原則である[1]．疑い診断なく始めた治療は，奏効しなかった場合に修正が困難となる．

肺炎や胸膜炎などの細菌感染症であれば，細菌学的検査を提出のうえ，抗菌薬を投与する．喀痰など病巣からの検体を採取できれば，グラム染色所見を参考にする．狭義の感染性咳嗽の原因微生物のほとんどは，免疫の成立により排除されるため，通常抗菌薬や抗ウイルス薬は不要であるが，マイコプラズ

マ，肺炎クラミドフィラ，百日咳菌といった伝染性の微生物による活動性感染性咳嗽においては，他者への感染予防のために抗菌薬投与を検討する（第一選択薬：マクロライド系抗菌薬[1]）．

咳嗽の原因が特定できたら，その治療を進める．明らかな誘発因子（薬剤，喫煙など）があれば，それを除去する（指導をする）．

狭義の慢性咳嗽であれば，特異的治療（表3）を試みる．

例）咳喘息→$β_2$刺激薬吸入（＋吸入ステロイド薬）．
アトピー咳嗽→ヒスタミンH_1受容体拮抗薬（＋吸入ステロイド薬）．
後鼻漏（アレルギー性鼻炎）→ヒスタミンH_1受容体拮抗薬，点鼻ステロイド薬．
後鼻漏（副鼻腔炎）→マクロライド系抗菌薬．
胃食道逆流症→プロトンポンプ阻害薬（3～4週間の投与が必要）．
感染後咳嗽→抗ヒスタミン薬，吸入ステロイド薬＋$β_2$刺激薬吸入．

肋骨骨折などの合併症がある場合，咳嗽にてQOLが著しく損なわれている場合には，非特異的鎮咳薬の投与を考慮する．

その後の管理

急性喉頭蓋炎，急性肺血栓塞栓症など，他科での緊急の対処が必要な病態であれば，速やかにコンサルトする．

喘息など吸入薬にて治療する疾患においては，吸入手技やアドヒアランスを必ず確認する．

慢性咳嗽のなかには，専門施設において想定される複数の原因疾患に対し最大限の治療を行っても，十分な改善を得られない症例が存在する．これを踏まえ，慢性咳嗽の基本病態は，共通する病態による「咳過敏状態」であるという疾患概念（cough hypersensitivity syndrome；CHS）が提唱されている[15,16]．難治の咳嗽に対して，モルヒネ[6]や神経因性疼痛の治療に用いられる薬剤（ガバペンチン[17]：ガバペン®，プレガバリン[18]：リリカ®，アミトリプチリン[19]：トリプタノール®など）の有効性が報告[20,21]されている．十分な評価と特異的治療のうえ考慮するが，咳嗽の専門医への紹介も検討する．

文献

1) 日本呼吸器学会 咳嗽に関するガイドライン第2版作成委員会編：咳嗽に関するガイドライン 第2版．メディカルレビュー社，大阪，2012
2) Chung KF, Pavord ID : Prevalence, pathogenesis, and cause of chronic cough. Lancet 371 : 1364-1374, 2008
3) Ohkura N, Fujimura M, Tokuda A, et al : Bronchoconstriction-triggered cough is impaired in typical asthmatics. J Asthma 47 : 51-54, 2010
4) Braman SS : Postinfectious cough. ACCP evidence-based clinical practice guidelines. Chest 129（Supple 1）: 138S-146S, 2006
5) Niimi A : Geography and cough aetiology. Pulm Pharmacol Ther 20 : 383-387, 2007
6) Morice AH, Menon MS, Mulrennan SA, et al : Opiate therapy in chronic cough. Am J Respir Crit Care Med 175 : 312-315, 2007
7) Irwin RS, Baumann MH, Bolser DC, et al : Dignosis and management of cough executive summary : ACCP evidence-based clinical practice guidelines. Chest 129 : 1S, 2006
8) Irwin RS, Curley FJ, French CL : Chronic cough. The spectrum and frequency of causes, key components of the diagnostic evaluation, and outcome of specific therapy. Am Rev Respir Dis 141 : 640-647, 1990
9) Kikutani T, Tamura F, Tohara T, et al : Tooth loss as risk factor for foreign-body asphyxiation in nursing-home patients. Archives of Gerontology and Geriatrics 54 : e431-e435, 2012
10) 吉積悠子，金子正博，冨岡洋海：靴工場における防水加工剤吸入による肺障害の一例．気管支学 40, 2018（in press）
11) Brooks SM, Weiss MA, Bernstein IL : Reactive airway dysfunction syndrome（RADS）Persistent asthma syndrome after high level irritant exposures. Chest 88 : 376-384, 1985
12) Smymios NA, Irwin RS, Curley FJ, et al : From a prospective study of chronic cough : diagnostic and therapeutic aspects in older adults. Arch Intern Med 158 : 1222-1228, 1998
13) Matsunaga K, Hirano T, Akamatsu K, et al : Exhaled nitric oxide cut-off values for asthma diagnosis according to rhinitis and smoking status in Japanese subjects. Allergol Int 60 : 331-337, 2011
14) Dweik RA, Boggs PB, Erzurum SC, et al : An official ATS clinical practice guideline : Interpretation of exhaled nitric oxide levels（FENO）for clinical applications. Am J Repir Crit Care Med 184 : 602-615, 2011
15) Morice AH, Faruqi S, Wright CE, et al : Cough hypersensitivity syndrome : a distinct clinical entity. Lung 189 : 73-79, 2011
16) Morice AH, Millqvist E, Belvisi MG, et al : Expert opinion on the cough hypersensitivity syndrome in respiratory medicine. Eur Respir J 44 : 1132-1148, 2014
17) Ryan NM, Birring SS, Gibson PG : Gabapentin for refractory dhronic cough : a randomized, double-blind, placebo-controlled trial. Lancet 380 : 1583-1589, 2012
18) Vertigan AE, Kapela SL, Ryan NM, et al : Pregabalin and speech pathology combination therapy for refractory chronic cough : A randomized controlled trial. Chest 149 : 639-648, 2016
19) Jeyakumar A, Brickman TM, Haben M : Effectiveness of amitriptyline versus cough suppressants in the treatment of chronic cough resulting from postviral vagal neuropathy. Laryngoscope 116 : 2108-2112, 2006
20) Chung KF, McGarvey L, Mazzone SB : Chronic cough as a neuropathic disorder. Lancet Respir Med 1 : 412-422, 2013
21) Wei W, Liu R, ZhangTong, et al : The efficacy of specific neuromodulators on human refractory chronic cough : a systematic review and meta-analysis. J Thorac Dis 8 : 2942-2951, 2016

特集 呼吸器救急診療ブラッシュアップ―自信をもって対応できる―
呼吸器徴候からみた救急診療

血痰・喀血

倉原 優

> **Point**
> - 血痰および喀血をみたら肺結核，肺癌を常に念頭に置きつつ，肺アスペルギルス症，気管支拡張症，非結核性抗酸菌症，特発性喀血症の4疾患をまず想起する．
> - 目の前で喀血している患者を診た場合，緊急的な気道確保が必要かどうかをまず考える．
> - 喀血に対する止血剤の投与のエビデンスは乏しい．
> - 重度・難治性の喀血では，気管支動脈塞栓術（bronchial artery embolization；BAE）を考慮する．

血痰・喀血とは

　血痰と喀血の定義に国際的なコンセンサスはないが，基本的に血痰とは喀痰に血液を混じる軽度のものを指し，喀血とは喀痰成分がほぼ見当たらない純粋な気道由来の血液喀出を指すことが多い．喀血はその程度によって重症度が分類されているが，研究者によってまちまちであり，また治療法や予後を明確に分類するカットオフ値は不明であるため，実臨床ではあまり有用とはいえない．例を挙げると，24時間で100 ml未満の喀血を軽症，24時間で100～600 mlの喀血を中等症，24時間で600 mlを超える・あるいは1時間で30 mlを超える喀血を重症〔大量（massive）喀血〕という定義がよく知られている．臨床医にとっては大量喀血が最も重要であり，大量かそうでないかというボーダーラインがよく議論の俎上にのぼる[1,2]．ただ，24時間で200 mlの喀血があったら大量ではないから緊急性はないかというと，そう簡単に割り切れるものではない．こればかりは，ケースバイケースと言わざるを得ない．

　以下，臨床でよく遭遇する血痰と喀血の症例を提示しよう．

> **症例1**：58歳男性，1カ月ほど前から喀痰に血液を混じるようになったため来院した．半年間で体重が10 kg減少しており，本人は肺癌を疑っている．胸部X線写真では右上葉に浸潤影と空洞影がみられている．喀痰検査を行ったところ，抗酸菌塗抹検査が陽性となり，結核菌のLAMP法が陽性と判明した．

> **症例2**：61歳女性，気管支拡張症で通院中である．調子が悪いときや運動後に血痰を自覚することはあったが，その都度カルバゾクロム（アドナ®）とトラネキサム酸（トランサミン®）の頓服を使用して症状は軽快している．本日，入浴直後にコップ2杯分の喀血があり，救急車を要請した．来院時，鮮紅色の血液が付着したティッシュが大量に入ったビニール袋を持参している．

くらはら ゆう　国立病院機構近畿中央胸部疾患センター内科（〒591-8555 大阪府堺市北区長曽根町1180）

表1 血痰・喀血の原因疾患

上気道〜気道病変	肺実質病変	血管疾患	その他
急性ならびに慢性気管支炎	抗酸菌感染症（肺結核，非結核性抗酸菌症）	肺血栓塞栓症	胸部外傷
咽頭・喉頭炎	肺炎	うっ血性心不全	薬剤性（抗凝固薬・抗血小板薬など）
気管支拡張症	肺化膿症	肺高血圧症	肺分画症
気管支腫瘍（カルチノイドなど）	肺アスペルギルス症	肺動静脈奇形	異所性子宮内膜症
気道異物	肺胞出血（血管炎など）		肝硬変
肺癌		血液疾患〔血小板減少症，播種性血管内凝固（DIC）など〕	
特発性喀血症			

表2 喀血の原因疾患

	Ishikawa ら[3]（489例[※1]）	Ando ら[4]（319例）
肺アスペルギルス症	65例（13.3%）	82例（25.7%）
気管支拡張症	166例（34.0%）	69例（21.6%）
非結核性抗酸菌症（NTM）	115例（23.5%）	66例（20.7%）
特発性喀血症	90例（18.4%）	35例（11.0%）
肺結核後遺症	33例（6.8%）	32例（10.0%）
NTM＋肺アスペルギルス症	—	7例（2.2%）
活動性肺結核	—	5例（1.6%）
肺癌	—[※2]	1例（0.3%）
その他	20例（4.1%）	22例（6.9%）

※1 BAEを受けた喀血例が対象
※2 この論文では解析から32例の肺癌症例が除外されている

　症例1は，肺結核の症例である．体重減少がみられ，血痰があるため肺癌も当然ながら鑑別に入るが，忘れてはならないのが肺結核である．医療従事者の感染リスクも考慮し，血痰があった患者はすべからく喀痰の抗酸菌塗抹検査およびPCR法・LAMP法で肺結核かどうか調べるべきである．症例2は，既に気管支拡張症による血痰の既往がある患者が突然喀血して救急搬送された事例である．血痰に慣れている患者は，喀血の量が少ないと「いつもの血痰の延長だろう」と軽視することがあるが，凝血塊が気道で窒息を起こすこともあるため，喀血量が多かったり無気肺に陥りそうだったりする場合には早急に気道を確保しなければならない．中葉舌区症候群の気管支拡張症の患者の場合，両側に病変があるため救急搬送時には右肺か左肺のどちらから喀血しているのかわからないことがある．その場合，挿管して気管支鏡で吸引しながら，血液の溢れ出てくる気管支が左右のどちらかを同定する必要がある．多少時間的余裕があるのならば，胸部X線写真か胸部CT写真で左右を判定するとよいだろう．出血が止まりそうにない場合，気管支ブロッカーを用いて左右どちらかを閉じてしまうか，あるいは片肺挿管を試みるべきである．

血痰・喀血の鑑別疾患

　血痰・喀血の鑑別疾患は多岐にわたる（表1）．上気道からの出血を血痰・喀血と呼ぶのは厳密には誤りであるが，ここでは便宜的に掲載させていただく．
　国内のまとまった報告では，表2の2文献が有用である[3,4]．いずれも最近publishされたもので，489例，319例とデータ絶対量としては十分であろう．軽微な血痰は含まれていない点には注意が必要であるが，想定する疾患はおおむね同一と考えて

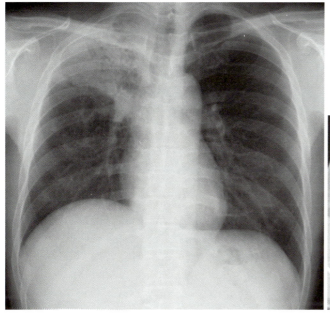
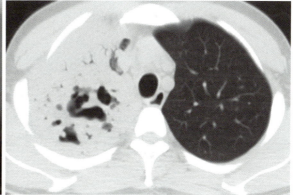

写真1 58歳男性，肺結核

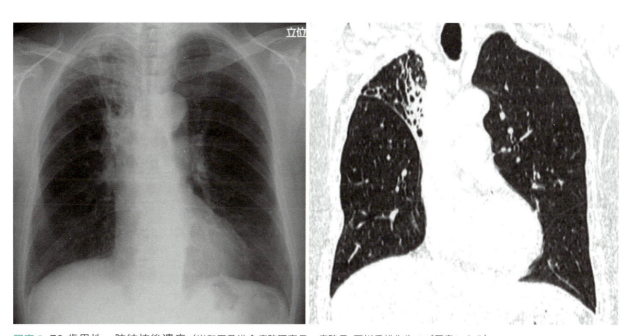

写真2 70歳男性，肺結核後遺症（岸和田盈進会病院理事長・病院長 石川秀雄先生のご厚意による）

よい．Ishikawaらの報告[3]は，論文中の解析で肺癌症例を除外しているが，実際には32例の喀血例があるため，トップ5には悪性腫瘍が入ると考えてよいだろう．また，よく参照文献として引用されるDaveらの報告[5]でも，気管支動脈塞栓術（bronchial artery embolization；BAE）を適用された患者のうち，25.7％が悪性腫瘍によるものだったとされている．

さて，これらの疾患のうち，おさえておかねばならないのは，頻度が高いトップ4である．すなわち，**肺アスペルギルス症，気管支拡張症，非結核性抗酸菌症（NTM），特発性喀血症**の4疾患である．また，見逃してはならない2疾患，**肺結核**と**肺癌**もおさえておきたい．肺結核に関しては同疾患の後遺症の頻度も高く，抗酸菌感染症がいかに長期的に患者を苦しめる疾患であるか理解できるだろう．

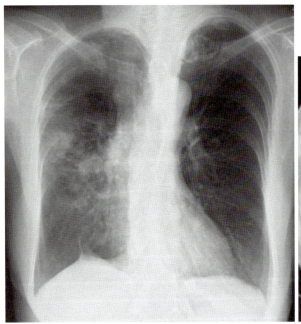
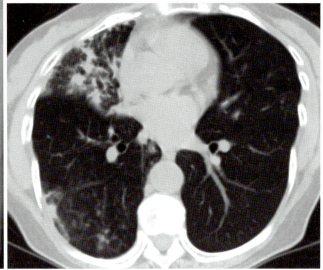

写真3 61歳女性，非結核性抗酸菌症

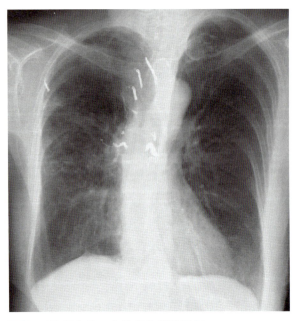

写真4 65歳女性，非結核性抗酸菌症
写真3の症例の4年後：複数回BAEを受けているためコイルが写っている．

喀血をみたとき，写真1のように空洞があれば，肺アスペルギルス症，肺結核，肺癌の確率が上がる．男性ならなおさらである．肺結核は急性期に喀血を起こすことは少ないが，後遺症として長年肺の構造改変がみられる患者では結核治療から何年も経過して喀血を起こすことがある（写真2）．一方，

中高年の女性が写真3のような気管支拡張像とコンソリデーションを有している場合，気管支拡張症＋非結核性抗酸菌症の可能性がかなり高くなる．写真4は，写真3の症例の4年後である．BAEを複数回受けており，胸部X線写真でコイルが散見される．初診時に写真4のような患者が喀血して来院した場合，過去にBAEを受けていることは明白で，「喀血のベテラン患者である」と判断してよい．

ほかにも，血管炎による肺胞出血，肺血栓塞栓症などuncommonではあるものの注意しなければならない疾患も多い．特に，肺胞出血を来している重症血管炎の場合，早急に集学的治療に当たらなければ予後は極めて厳しくなる．肺胞出血なのか血痰・喀血を再び吸い込んだ陰影なのかという判断は実臨床では極めて難しく，気管支拡張症や空洞といった器質的異常がない正常肺に広範囲なすりガラス影がみられている場合，最重症の肺胞出血として初期対応したほうがよいだろう．

喀血の初期対応と必要な検査

喀血をみたとき，まず気道確保を行うことは前述した通りである．並行して行う治療として，止血剤

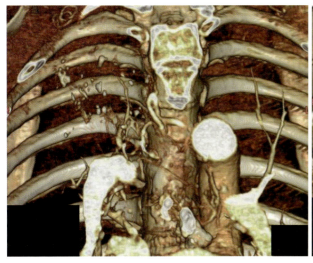
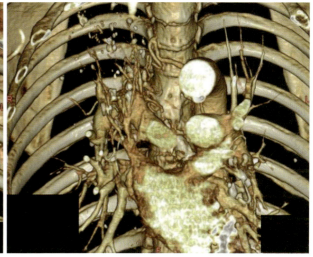

写真5 70歳男性，肺結核後遺症
右上気管支動脈の蛇行・拡張が認められる．（岸和田盈進会病院理事長・病院長 石川秀雄先生のご厚意による）

の点滴がある．大量喀血しているのに止血剤の点滴だけで決して満足してはならない．高エネルギー外傷に絆創膏を貼っているような行為とたいして変わらない．

　止血剤としてよく用いられるのが，カルバゾクロム（アドナ®），トラネキサム酸（トランサミン®）である．カルバゾクロムは，組織プラスミノーゲン活性化因子を減らし毛細血管の透過性を減少させるとされており，トラネキサム酸は，フィブリンに拮抗してプラスミノーゲンに結合して活性化を阻害することで，フィブリンの分解による出血を抑制することができる．ただ，これらは喀血に対する大規模な臨床試験が実施されたわけではなく，そのエビデンスは乏しいといわざるを得ない．海外のプラセボ対照比較試験[6]でトラネキサム酸の喀血に対する効果を検討したものがあるが，喀血の日数を減らす効果は観察されなかった．コクランレビュー[7]においても，トラネキサム酸がプラセボと比較して加重平均差で出血時間を−19.47時間（95%信頼区間：−26.90〜−12.03時間）短くする効果はあるものの，異質性が高く臨床試験数も少ないため，どこまで効果があるのか結論を付けがたいとしている．

　慣習的に，生理食塩水にそれぞれ1アンプルずつ混注して用いることが多い（院内の採用薬品でmgが異なるが，用量にこだわりをもっている呼吸器内科医は多くない）．

アドナ®注（25 mg）1A〜2A（25〜50 mg）
トランサミン®注（250 mg）1A〜2A（250〜500 mg）点滴（※持続点滴で投与することもある）
生理食塩水 250〜500 ml

※これらの薬品のアンプルは容量が多く，生理食塩水100 mlに混注するとかなり膨らむことがあり注意．

　鑑別疾患のために，胸部X線写真・胸部CT写真はもちろんのこと，喀痰検査（血痰なので検鏡は難しいが抗酸菌塗抹検査は実施しておきたい），血液検査で血算（貧血・血小板減少がないかどうか），止血機能（凝固異常がないかどうか），抗好中球細胞質抗体（anti-neutrophil cytoplasmic antibody；ANCA），MAC（*Mycobacterium avium* complex）抗体，クォンティフェロン・T-SPOTなどのインターフェロンγ遊離アッセイ，腫瘍マーカーをみておきたい．

　喀血がある程度落ち着けば，気管支動脈の3D-CTアンギオ（三次元血管造影）を行う．これは喀血の原因となっている責任血管を同定するためである．とはいえ，喀血の責任血管の多くは気管支動脈であることがわかっている．**写真5**は，**写真2**の症例の3D-CT画像である．

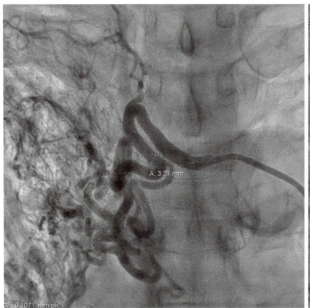
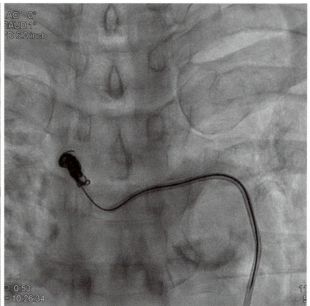

写真6 気管支動脈塞栓術（BAE）．右上気管支動脈に対する塞栓（岸和田盈進会病院理事長・病院長 石川秀雄先生のご厚意による）

重度の喀血であれば，早期にBAEを検討したい．一度止血が得られたからといって安心していると，入院中に2度目の喀血を起こすこともある．BAEのためには3D-CTの撮影が必要である．

気管支動脈塞栓術
（bronchial artery embolization ; BAE）

喀血の原因となっている気管支動脈に対する超選択的動脈塞栓術が行われるが，専門性の高い技術を要するため，一部の施設でしか行われていない．西日本では岸和田盈進会病院，東日本では国立病院機構東京病院が数多くのBAEを手がけており，難治性の喀血症例はこれらの病院に早期にコンサルトすることをお勧めする．

写真6は，写真2，写真5の症例のBAE中の画像である．右上気管支動脈に対して塞栓術が行われ，良好な経過をたどっている．

Ishikawaらの報告[3]では，BAEによる1年後の止血率は90.4%，2年後の止血率は85.9%と極めて高い止血効果が得られている．なお，これらの止血率は，再度BAEが必要な再喀血の頻度を示しており，軽度の血痰などは含まれていないことは特筆に値する．

> **補足：特発性喀血症**
>
> 特発性喀血症は，喀血の原因疾患の上位に位置付けられているが，その定義は「精査しても喀血の原因がわからないもの」とされている．実臨床でも，気管支拡張症などの胸部画像異常がない生来健康の男性が喀血して受診されることは少なくない．これら原因不明の喀血症に共通するリスク因子として喫煙が挙げられている[8,9]．喫煙による気道炎症や気道壁の血管増生が出血の機序と考えられているが，仮説の域を出ない．
>
> なお，特発性喀血症は3月に多いとされている[10,11]．乾燥した冬の期間に喀血が多い原因として気道感染の関与や寒冷曝露による刺激が考えられるが，これも推測にすぎない．
>
> 確たるエビデンスはないものの，止血が得られた後，今後一切たばこを吸わないようお願いしている．

謝辞：原稿の執筆に当たりご協力いただきました，岸和田盈進会病院理事長・病院長 石川秀雄先生に深く感謝申

し上げます．

文献

1) Jean-Baptiste E : Clinical assessment and management of massive hemoptysis. Crit Care Med 28 : 1642-1647, 2000
2) Corder R : Hemoptysis. Emerg Med Clin North Am 21 : 421-435, 2003
3) Ishikawa H, Hara M, Ryuge M, et al : Efficacy and safety of super selective bronchial artery coil embolisation for haemoptysis : a single-centre retrospective observational study. BMJ Open 7 : e014805, 2017
4) Ando T, Kawashima M, Masuda K, et al : Clinical and Angiographic Characteristics of 35 Patients with Cryptogenic Hemoptysis. Chest. pii : S0012-3692（17）30927-3. doi : 10.1016/j.chest.2017.05.007. [Epub ahead of print], 2017.
5) Dave BR, Sharma A, Kalva SP, et al : Nine-year single-center experience with transcatheter arterial embolization for hemoptysis : medium-term outcomes. Vasc Endovascular Surg 45 : 258-268, 2011
6) Tscheikuna J, Chvaychoo B, Naruman C, et al : Tranexamic acid in patients with hemoptysis. J Med Assoc Thai 85 : 399-404, 2002
7) Prutsky G, Domecq JP, Salazar CA, et al : Antifibrinolytic therapy to reduce haemoptysis from any cause. Cochrane Database Syst Rev 11 : CD008711, 2016
8) Savale L, Parrot A, Khalil A, et al : Cryptogenic hemoptysis : from a benign to a life-threatening pathologic vascular condition. Am J Respir Crit Care Med 175 : 1181-1185, 2007
9) Menchini L, Remy-Jardin M, Faivre JB, et al : Cryptogenic haemoptysis in smokers : angiography and results of embolisation in 35 patients. Eur Respir J 34 : 1031-1039, 2009
10) Boulay F, Berthier F, Sisteron O, et al : Seasonal variation in cryptogenic and noncryptogenic hemoptysis hospitalizations in France. Chest 118 : 440-444, 2000
11) Sebei A, Toujani S, Mjid M, et al : Seasonal variation in cryptogenic hemoptysis hospitalizations in Tunisia. Eur Respir J 46 : PA4081, 2015

本誌の複製利用について

日頃より本誌をご購読いただき誠にありがとうございます．

ご承知のとおり，出版物の複製は著作権法の規定により原則として禁止されており，出版物を複製利用する場合は著作権者の許諾が必要とされています．弊社は，本誌の複製利用の管理を，一般社団法人出版者著作権管理機構（JCOPY）に委託しております．

本誌を複製される皆様におかれましては，複製のつど事前にJCOPYから許諾を得るか，JCOPYと年間の許諾契約を締結の上，ご利用いただきますよう，お願い致します．

ご不明点がございましたら，弊社もしくは下記JCOPYまでお問い合わせください．

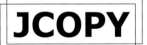

一般社団法人　出版者著作権管理機構（JCOPY）
URL http://jcopy.or.jp　　e-mail info@jcopy.or.jp　　Tel. 03-3513-6969

著作権法は著作権者の許諾なしに複製できる場合として，個人的にまたは家庭内その他これに準ずる限られた範囲で使用すること，あるいは政令で定められた図書館等において著作物（雑誌にあっては掲載されている個々の文献）の一部分を一人について一部提供すること，等を定めています．これらの条件に当てはまる場合には許諾は不要とされていますが，それ以外の場合，つまり企業内（政令で定められていない企業等の図書室，資料室等も含む），研究施設内等で複製利用する場合や，図書館等で雑誌論文を文献単位で複製する場合等については原則として全て許諾が必要です．

複製許諾手続の詳細についてはJCOPYにお問い合わせください．なお，複製利用単価を各論文の第1頁に，ISSN番号と共に表示しております．

㈱医学書院

特集 呼吸器救急診療ブラッシュアップ―自信をもって対応できる―
呼吸器徴候からみた救急診療

胸痛

横江正道

> **Point**
> - 救急診療における胸痛への対応は，まず，生死にかかわる胸痛を念頭に置いて対応を進めていくことになる．
> - しかし，いつも生死にかかわる胸痛ばかりではないので，少し対応がゆっくりでも問題がない胸痛が主訴となる疾患の理解も必要である．

はじめに

　救急外来にやってくる「胸痛」の患者さんには，どうやっても細心の注意が必要です．そして，多くの医師は「胸痛はやばい！」と思っていると思います．胸痛はなぜやばいのか？　それは，鑑別診断を挙げてみると，心筋梗塞，大動脈解離，肺塞栓に，緊張性気胸などと命にかかわる病態が目白押しだからだと思います．でも，すべての胸痛症例がやばいわけではないことも知っているので，どきどきしながら診療するにしても，「あれ，これはなんか違うな？」と思うときもあるわけです．どきどきしながらも冷静に対応していくためには，やはり，鑑別診断を考えたうえでの診療が求められると思います．確実な病歴聴取や身体所見，緊急度の評価が確実に行われるべきですし，やみくもに検査を連発することも非効率的です．検査によっては，偽陽性，偽陰性に振り回される可能性もあります．本稿では，救急診療における「胸痛」の診療の進め方，初期対応，その後の管理に関してまとめたいと思います．

敵を知る

　まずは，胸痛の鑑別診断を考えてみましょう．このプロセスは，「胸痛」に限ったものではなく，己の敵をまずは知ることは，どんな状況でも大切です．絶対に見逃してはいけないものは，死ぬ可能性の高い胸痛です．いわゆる killer chest pain のことですが，これは，オリジナルでは，どうやら「4 killer chest pain」，すなわち，心筋梗塞または心筋虚血，肺塞栓症，大動脈解離，緊張性気胸の4つを指すようです[1]．その後，誰が，特発性食道破裂を加えて「5 killer chest pain」と言い始めたのかは，筆者が今回，調べた範疇ではわかりませんでした．しかし，佐藤は「five killer chest pain を見落とさないために，それぞれの危険因子や重要な患者背景を想起しながら，問診をする．それらを理解することによって，鑑別疾患に重み付けが可能となる」[2]と指摘しており，five killer chest pain は日本の臨床では既に定着した用語だと言えます．鑑別診断を調べているなかで気付かされたことは，ハリソン内科学[3]では，chest pain ではなく，chest discomfort が今回の表題に当たる用語であり，臨床的に要注意なのは chest discomfort（胸部圧迫感）のほうであ

よこえ まさみち　名古屋第二赤十字病院総合内科（〒466-8650 愛知県名古屋市昭和区妙見町2-9）

る[4]という意見もあります．ハリソン内科学にも引用されていますが，心筋梗塞以外の胸痛での入院患者の疾患リスト[5]を図1に示します．この図から考える鑑別診断には，消化器疾患，虚血性心疾患，胸壁症候群，心外膜炎，胸膜炎/肺炎，肺塞栓症，肺癌，大動脈瘤，大動脈弁狭窄症，帯状疱疹がリストアップされています．消化器疾患のなかには，逆流性食道炎や消化性潰瘍（胃潰瘍・十二指腸潰瘍），胆石，膵炎などが含まれています．また，心疾患以外の胸痛に関しては，非心臓性胸痛（non-cardiac chest pain；NCCP）と呼んでいます[6]．消化器系疾患，呼吸器系疾患を除くと，筋骨格系の異常として，肋骨骨折や肋軟骨炎，結合織炎，また，心因性の異常として，不安神経症，パニック症候群，過換気，身体表現性障害なども鑑別に上がります（表1）[7]．筋骨格系の胸痛は内科医にはなじみが薄いが，UpToDate® では，costosternal syndromes, Tietze's syndrome（ティーツェ症候群），sternalis

表1 心疾患以外の胸痛（文献[7]より引用）

Pulmonary
  Pulmonary embolism
  Pneumothorax
  Pneumonia
  Pleuritis
Gastrointestinal
  Gastritis/ulcer
  Esophageal diseases
  Reflux
  Spasm
  Esophagitis
  Gallbladder disease
  Pancreatitis
Musculoskeletal
  Costochondritis
  Fibrositis
  Rib fracture
  Herpes zoster
Pyschogenic
  Anxiety disorders
  Panic disorder
  Hyper ventilation
  Somatoform disorders

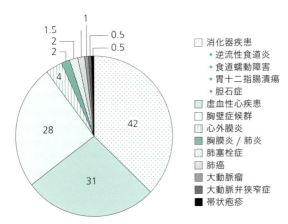

図1 胸痛を主訴にあるCCUに入院し，心筋梗塞以外の診断であった疾患頻度（%）（文献[2]より引用）

表2 筋骨格系由来の胸痛（文献[8]より引用）

Disorder	Clinical manifestations
Costosternal syndromes (costochondritis)	Multiple areas of tenderness that reproduce the described pain, usually in the upper costal cartilages at the costochondral or costosternal junctions ; there is no swelling.
Tietze's syndrome	Painful, nonsuppurative localized swelling of the costosternal, sternoclavicular, or costochondral joints, most often involving one joint in the area of the second and third ribs ; rare, primarily affects young adults.
Sternalis syndrome	Localized tenderness over the body of the sternum or overlying sternalis muscle ; palpation often causes radiation of pain bilaterally.
Xiphoidalgia	Localized discomfort over the sternum at the xiphoid process.
Spontaneous sternoclavicular subluxation	Most often occurs in the dominant side, associated with moderate to heavy repetitive tasks ; almost exclusively occurs in middle-aged women.
Lower rib pain syndromes	Pain in the lower chest or upper abdomen with a tender spot on the costal margin ; pain can be reproduced by pressing on the spot.
Posterior chest wall syndromes	May be caused by herniated thoracic disc, leading to band-like chest pain that may have a unilateral dermatomal distribution. Also induced by costovertebral joint dysfunction ; tenderness over the affected area, worse with coughing or deep breathing.

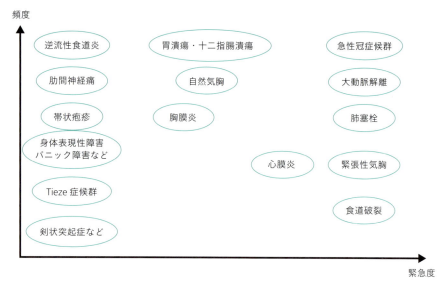

図2 胸痛を来す疾患の頻度と緊急度

syndrome，xiphoidalgia（剣状突起症），spontaneous sternoclavicular subluxation（習慣性胸鎖関節亜脱臼），lower rib pain syndromes，posterior chest wall syndromes が鑑別疾患として挙がっています（表2）[8]．

緊急度の評価

　緊急度の評価は何といっても，バイタルサインでしょう．血圧低下，頻脈，呼吸促拍，呼吸困難感，冷や汗，意識レベルの低下などはいわゆるぱっと見で，適切に読み取り，重症度をとっさに判定しなくてはならないと考えます．A（気道），B（呼吸状態），C（循環），D（除細動 or 意識障害）の視点での判定は，呼吸器内科医ではなくともいつでも読み取れるトレーニングをしておくべきです．

　鑑別疾患としては，緊急度と頻度の両方を考えていく必要があると思います（図2）．誰もがやばいと思う killer chest pain の緊急度が高いことは間違いないでしょう．なかでも頻度が高いのは，急性冠症候群，大動脈解離，肺塞栓ではないかと思います．緊張性気胸や特発性食道破裂は，緊急度は高いものの頻度は実際にはそれほど高くないと思います．

　killer chest pain の次に緊急性が高い疾患は心膜炎ではないかと思います．もちろん，比較的頻度の高い胃潰瘍・十二指腸潰瘍も吐血などを伴っていると緊急度は高まります．自然気胸も場合によっては重症度が高くなります．

病歴聴取

　5 killer chest pain の病歴で気を付けなくてはいけないポイントをまとめた表があります（表3）．

　高血圧などの血管リスクは当然のことですが，血栓のリスクや外傷の有無なども気を付けて病歴聴取しなくてはいけません．ただし，バイタルサインが悪すぎるときには病歴を細かく聞いている余裕はないかもしれません．処置を優先しなくてはいけない場合もあるとは思いますが，聞けるときには，いわゆる「OPQRST」を意識して病歴をまとめていくべきだと思います．病歴の OPQRST をおさらいすると，O：Onset（発症様式），P：Palliative and Provocative factors（増悪緩解因子），Q：Quality and Quantity（質と程度），R：Region and Radiation（部位・放散痛），Setting（状況），T：Time course（時間経過）になります．

　心血管疾患，呼吸器疾患，消化器疾患を代表例にまとめられた胸痛での OPQRST を表に示します（表4）．長坂は，心血管に起因する胸痛は分単位で

表3 5 killer chest pain の特徴（文献[2]より引用）

疾患	危険因子や重要な患者背景
急性心筋梗塞 不安定狭心症	糖尿病，高血圧，脂質異常症，喫煙， 年齢と性別（55歳以上男性，65歳以上女性），虚血性心疾患の家族歴
大動脈解離	高齢，男性，高血圧，結合織疾患（Marfan syndrome, Ehlers-Danlos syndrome），大動脈炎症候群，先天性大動脈疾患（二尖弁），外傷，コカイン乱用
肺血栓塞栓症	Virchowの3徴（うっ血，血管内皮障害，凝固能亢進）： ①うっ血：心不全，肥満，妊娠，長時間の坐位や臥床，麻痺 ②血管内皮障害：異物（カテーテルなど），外傷，手術 ③凝固能亢進：担癌患者，エストロゲン治療，ネフローゼ症候群，凝固異常症（抗リン脂質抗体症候群など）
緊張性気胸	若年痩せ型男性，肺気腫患者，外傷
食道破裂	激しい嘔吐や空えずき直後の激しい胸痛

表4 胸痛の鑑別診断のためのOPQRST（文献[4]より引用）

	心血管疾患	呼吸器疾患	消化器疾患
リスク因子	高血圧，糖尿病，脂質異常症，男性の高尿酸血症，心血管疾患の家族歴，喫煙，多量の飲酒	アレルギー歴，痩せ型で高身長，喫煙歴	飲酒，NSAIDsの内服，複数の抗血栓薬の内服
Onset 発症様式	突然発症	突然発症 or 緩徐増悪	緩徐発症，食道破裂は急激
Palliative and Provocative factors 増悪緩解因子	労作で増悪	労作で増悪	飲酒で増悪，食事で増悪/緩解
Quality and Quantity 質と程度	鈍痛，引き裂かれるような疼痛，息苦しさ	息苦しさ	焼けるような痛み，食道破裂は激痛
Region and Radiation 部位と放散	前胸部，左胸部，心窩部，腰背部，左腕，左頸部，左下顎や歯，疼痛の移動	胸部全体	心窩部，左右季肋部，前胸部
Setting 出現する状況や随伴症状	失神，冷汗，ショック，血痰を随伴	発熱，咳嗽，喀痰を随伴	嘔吐時，食事に関連
Time course 時間経過での変動	労作時に発生し安静で消失ないしは突然発症し改善がない	基本的に増悪傾向	増悪緩解はなく症状は一定

推移し，呼吸器に起因する胸痛は時間単位，日単位，筋骨格系に起因する胸痛は週単位で経過し，「数週間前からときどき上胸部が痛む」などの訴えが多いとして，胸痛が出てから受診するまでの時間をみると，痛みの性質と危険度を患者自身が感知しているようである[9]としています．

特発性食道破裂に関しては，飲酒後の激しい嘔吐をきっかけとして発症することが多い[10]ので，発症エピソードを確認することも大切です．

胸痛のみならず，呼吸器疾患を念頭に置く場合には，喫煙歴（COPD，肺癌，間質性肺炎など），職業歴（珪肺，石綿肺など），生活環境（過敏性肺臓炎），家族歴（結核，マイコプラズマ肺炎など），薬剤歴（抗がん剤，抗リウマチ薬，抗不整脈薬，漢方薬，抗菌薬など），膠原病を疑う症状（関節痛，筋力低下，皮疹，乾燥症状など），既往歴（ステロイド投与歴，免疫抑制剤，抗がん剤，抗菌薬，放射線治療）なども病歴聴取しておくべきです[11]．もちろん，高齢者の場合にはこれらの病歴がはっきりとしない場合もあるため注意が必要です．

逆流性食道炎に関しては自己記入式のFスケール問診票（FSSG）[12]がありますが，8点以上での診断の感度は62％，特異度は59％と報告されています．逆流性食道炎の症状の表現に関してはかなり多彩であるため，わかりにくい胸痛で逆流性食道炎を疑う際には用いてみるのもよいかもしれません（表5）．

表5 Fスケール

	Fスケール（FSSG）問診票					
Q1	胸やけがしますか？	○ない	○まれに	○時々	○しばしば	○いつも
Q2	おなかがはることがありますか？	○ない	○まれに	○時々	○しばしば	○いつも
Q3	食事をした後に胃が重苦しい（もたれる）ことがありますか？	○ない	○まれに	○時々	○しばしば	○いつも
Q4	思わず手のひらで胸をこすってしまうことがありますか？	○ない	○まれに	○時々	○しばしば	○いつも
Q5	食べたあと気持ちが悪くなることがありますか？	○ない	○まれに	○時々	○しばしば	○いつも
Q6	食後に胸やけがおこりますか？	○ない	○まれに	○時々	○しばしば	○いつも
Q7	喉（のど）の違和感（ヒリヒリなど）がありますか？	○ない	○まれに	○時々	○しばしば	○いつも
Q8	食事の途中で満腹になってしまいますか？	○ない	○まれに	○時々	○しばしば	○いつも
Q9	ものを飲み込むと、つかえることがありますか？	○ない	○まれに	○時々	○しばしば	○いつも
Q10	苦い水（胃酸）が上がってくることがありますか？	○ない	○まれに	○時々	○しばしば	○いつも
Q11	ゲップがよくでますか？	○ない	○まれに	○時々	○しばしば	○いつも
Q12	前かがみをすると胸やけがしますか？	○ない	○まれに	○時々	○しばしば	○いつも

身体診察のポイント

　胸痛における身体診察は呼吸，循環の評価が中心とはなるものの，痛みの部位の音を聞いても診断がつくということに直結するとは言えません．一方で，筋骨格系の評価については，部位や圧痛などの有無を評価することができるので身体診察のポイントを押さえておくのは有用です．

　とはいっても，患者さんの呼吸の状態をまずは評価しましょう．呼吸促迫，頻呼吸，冷や汗，聴診しなくても聞こえるような喘鳴などをきちんと見聞きすることは大切です．もちろん，胸郭の動きの左右差も見ましょう．気胸や緊張性気胸の評価を行いましょう．もちろん，聴診も省いてはいけません．呼吸音の有無，左右差，喘鳴，stridorなども評価しましょう．

　大動脈解離を考えれば，自ずと両上肢の血圧の左右差を意識して血圧測定を行うことになるでしょう．できることなら，胸痛の患者さんを診るときの習慣として身につけておきたいスキルです．頸静脈の怒張は緊張性気胸や心タンポナーデ，急性心不全の可能性を示唆します[4]．

　でも，急がない胸痛もあります．その代表例は帯状疱疹です．もちろん，水疱を伴う特徴的な帯状疱疹の皮疹の確認は必要です．しかし，皮疹が出る前からピリピリとした痛みを自覚することもあるため，皮疹がないからといって，帯状疱疹がないと判断してはいけません．また，逆流性食道炎は身体所見では評価が難しいと思いますが，胃潰瘍・十二指腸潰瘍は，胸痛という患者の訴えであっても心窩部痛がある可能性もあるので，腹部の触診はしておくべきでしょう．胆石・急性胆嚢炎・急性膵炎ということもありうるので，見逃さないことも含めると，やはり「胸痛」とはいえ，腹部の触診は怠らないことが望ましいと思います．

　さて，筋骨格系の診察は鑑別診断を理解したうえで行うべきだと思います．胸肋関節，肋軟骨移行部の圧痛を評価することで，Tieze症候群，肋軟骨炎の評価を行うことができます．剣状突起を触診することでxiphoidalgia（剣状突起症）の可能性を探ることができます（図3）．とある肋間の一部で，本当にピンポイントに限局された痛みと圧痛があるのであれば，肋間神経痛の可能性を考えます．いずれも生死にかかわるものではないので，急いで対応をする必要はありませんが，胸痛を不明のままにしないためにも，筋骨格系の胸痛について，理解しておくことは大切だと思います．

検査

　心筋梗塞を評価するには，血液検査，心電図，胸部単純X線写真，心エコーを迅速に進めていくべ

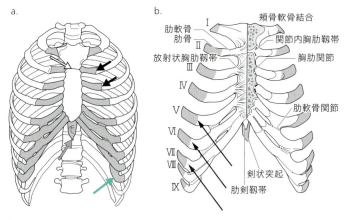

図3 筋骨格系の胸痛での診察のポイント（文献9）より引用改変）
a. よく痛みの原因になる肋骨弓の張り出した部分（緑矢印）と剣状突起（灰色の矢印），第2，第3胸肋関節（黒矢印）．胸骨柄と胸骨体の関節（白矢印）．
b. 胸肋関節の肋骨肋軟骨結合部（黒矢印）．

きです．トロポニンTに関しては，あまり深く考えずにオーダをする先生がいますが，腎機能が悪い患者さんではそもそも高値になるので，透析患者さんの胸痛などにオーダするのはあまり意味がないと思います．肺塞栓を考えるときにはD-ダイマーをオーダしますが，検査の感度と特異度を理解しておく必要があります．肺血栓塞栓症におけるD-ダイマーの感度は94％と高く，特異度は42％と低いので，陰性のときに除外ができる検査であるという理解が必要です[13]．

もちろん，肺塞栓を診断するには胸部造影CTが必要です．大動脈解離でも胸部造影CTが必要です．やはり，造影剤を使用するうえで，腎機能の評価が必要です．緊張性気胸は心停止寸前の場合，理学的所見のみで緊急胸腔穿刺が必要かもしれませんが，安全な処置を確実に行ううえでは，ポータブルX線写真を確認してからのほうが適切だと思います．これはそのときの状況と判断に委ねられます．特発性食道破裂を考えるときには，胸部CTでの皮下気腫，縦隔陰影の拡大（縦隔膿瘍，縦隔気腫，食道偏位，胸水貯留，気胸，肺虚脱）など[10]の出現を想定して読影することが望まれます．

ST上昇型急性心筋梗塞の心電図所見（図4）では，超急性期T波（hyperacute T wave），ST上昇，異常Q波および冠性T波があり，それぞれの波形は心筋障害の程度を表していてhyperacute T waveは心筋虚血を，ST上昇は全層性心筋障害を，異常Q波は心筋壊死を，冠性T波は非全層性心筋障害を表している[14]．もちろん，急性心筋梗塞に類似した心電図所見で，たこつぼ型心筋症の可能性もあるため，心筋逸脱酵素などで経過を追う必要がある場合もあります[14]．狭心発作に伴う主な心電図変化にはST偏位があり，ST下降は心内膜下に限局した非貫壁性心筋虚血を，ST上昇は心内膜から心外膜に及ぶ貫壁性心筋虚血を示します[15]．

特発性食道破裂や大動脈解離から輸血が必要になるかもしれませんので，輸血を考慮した検査オーダ（血液型やクロスマッチなど）も行っておくべき検査であると言えます．

初期対応

やばいと判断した胸痛に対しては，躊躇なく，酸素投与，末梢ルート確保，心電図モニターの着用（いわゆる，O_2-IV-モニター）を指示しましょう．急性心筋梗塞から致死性不整脈に陥ることは十分に予想されますので，除細動器の準備も怠ってはなりません．心室細動（VF）や無脈性心室頻拍（pulseless VT）などが出現する場合には，胸骨圧迫とともに，除細動を行いましょう．その点で，アドレナリンやノルアドレナリンの準備も大切です．急性冠症候群による胸痛であれば，モルヒネ，ニトログリ

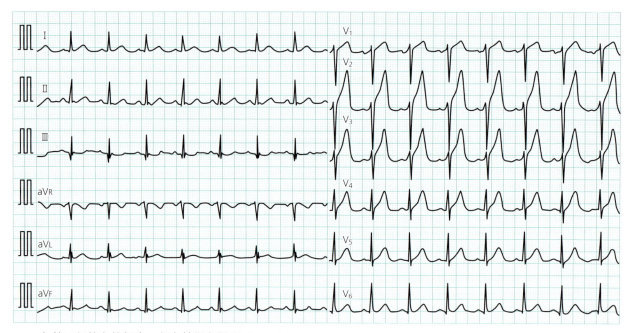

図4 左前下行枝心筋梗塞の超急性期心電図（文献[14]より引用）
左前下行枝の心筋梗塞発症2時間後心電図．
V_2～V_4に超急性期T波（hyperacute T wave）を認める．
心筋虚血を表し，幅が広く，尖鋭化した高い陽性T波を超急性期T波という．ST部はT波に引き上げられるような形で上昇する．冠動脈閉塞直後に生じる．

セリン，アスピリンの投与も行います．場合によっては気管挿管，緊張性気胸の場合には胸腔穿刺の可能性も考えておかねばなりません．こうした処置を適切かつ安全に自信をもって行うことができるようにするためには，定期的にシミュレーション教育（ICLSコースやJMECCコース）を受けておくことも大切です．

やばくない胸痛では，まずは適切な診断を進めていくべきです．結果的にNSAIDsなどの鎮痛剤を処方することで患者さんの痛みをとることは大切ですが，どんな鑑別のもと，鎮痛剤を処方するに至ったのかは明らかにしたほうがよいと思います．胃潰瘍・十二指腸潰瘍の場合は，NSAIDsではなく，PPIの処方などが適切ですので，むやみに鎮痛剤を出すことは危険なこともあり得ます．

その後の管理

急性冠症候群，肺塞栓血栓症であれば，循環器内科により心臓カテーテル検査などに進んでいきます．また，大動脈解離では，手術適応であれば手術，または降圧のみで厳重管理をします．特発性食道破裂に対しては，手術が選択されることもあります．緊張性気胸では，胸腔穿刺ののち，改めて胸腔ドレーンなどを挿入して呼吸器内科での管理へと進みます．帯状疱疹や筋骨格系の胸痛，逆流性食道炎などは外来でフォローアップをしていくことになります．

まとめ

やばい胸痛とやばくない胸痛を見分けることは厳密には難しいかもしれませんが，まずは，やばい胸痛である可能性を考慮して，対応を開始することが大切な姿勢かもしれません．いずれにしても，呼吸器内科のみならず循環器内科や消化器内科，または整形外科や皮膚科の領域の知識も胸痛を見るうえでは必要です．やばい胸痛は命にかかわります．医師として，病院内ではハリーコールやコードブルーといった緊急コールを受けることもあるでしょうし，診療外の場面でも飛行機や列車の中で遭遇する可能性もあります．冷静沈着にそして，謙虚に症候に向

き合っていくことが患者さんの命を救うことになると思います.

おわりに

killer chest pain から，幅広く胸痛を来す疾患に関して，病歴聴取，身体診察，検査，初期対応などについてまとめてみました．やばい胸痛に迅速に対応できるようにスキルアップできることを願っています．

文献

1) Frances C, Bent S, Saint S: Saint-Frances Guide to Outpatient Medicine. Lippincott Williams & Wilkins, Philadelphia, pp 97-104, 1999
2) 佐藤泰吾：胸痛 five killer chest pain を鑑別する．総合診療 25：541-543, 2015
3) Thomas H. Lee: Chest Discomfort. Harrison's principles of Internal Medicine 17th edition. McGraw-Hill Professional, New York, pp 87-91, 2008
4) 勝木俊臣，香坂 俊：胸痛・胸部圧迫感．medicina 53：230-235, 2016
5) Fruergaard P, Launbjerg J, Hesse B, et al : The diagnoses of patients admitted with acute chest pain but without myocardial infarction. Eur Heart J 17：1028-1034, 1996
6) 保坂浩子，草野元康：非心臓性胸痛「胸が痛いです」．medicina 54：852-855, 2017
7) Kontos MC, Diercks DB, Kirk JD : Emergency department and office-based evaluation of patients with chest pain. Mayo Clin Proc 85：284-299, 2010
8) Christopher M Wise, et al : Major causes of musculoskeletal chest pain in adults. UpToDate, 2017Topic 5622 Version 17.0
9) 長坂行雄：胸痛の診察．呼と循 64：777-783, 2016
10) 酒井 真，宗田 真，宮崎達也，桑野博行：特発性食道破裂．臨床外科 71：215-219, 2016
11) 岡田あすか，長 澄人：問診．呼吸器ジャーナル 65：190-197, 2017
12) Kusano M, Shimoyama Y, Sugimoto S, et al : Development and evaluation of FSSG : frequency scale for the symptoms of GERD. J Gastroenterol 39：888-891, 2004
13) 野口善令（編）：診断に自信がつく検査値の読み方教えます！―異常値に惑わされない病態生理と検査特性の理解．羊土社，東京，2013
14) 天野英夫：心筋梗塞．循環器ジャーナル 65：355-361, 2017
15) 草間芳樹：狭心症．循環器ジャーナル 65：349-354, 2017

呼吸器ジャーナル

▶ 2017年2月号 [Vol.65 No.1　ISBN978-4-260-02882-0]

1部定価：本体4,000円+税
年間購読 好評受付中！
電子版もお選びいただけます

【特集】**呼吸器画像診断** エキスパートの視点

企画：藤田次郎（琉球大学医学部附属病院病院長）

主要目次

■Ⅰ．総論
画像所見から病態生理を推測しうるか？―呼吸器感染症を題材に
　／藤田次郎
■Ⅱ．感染症，または感染症と鑑別すべき疾患
細菌性肺炎と非定型肺炎は画像所見で鑑別できるか？
　／原 彩香、岡田文人、森 宣
画像所見による肺結核と肺非結核性抗酸菌症との鑑別は可能か？
　／朝倉崇徳、杉浦弘明、長谷川直樹
感染後器質化肺炎の画像所見の特徴は？／酒井文和
■Ⅲ．間質性肺疾患，またはびまん性肺疾患
急性間質性肺炎，急性呼吸窮迫症候群の画像所見は？／一門和哉
うっ血性心不全に伴う肺水腫の画像所見は肺炎と鑑別できるか？
　／江畑智広、藤本公則

特発性間質性肺炎の画像診断から病理診断は推測できるか？
　／小倉高志、武村民子、伊藤春海
■Ⅳ．慢性閉塞性肺疾患
COPDの重症度は画像所見で判定できるのか？
　／清水薫子、西村正治
COPDの気腫型・非気腫型の画像所見は？／平井豊博
肺気腫と間質性肺炎が合併した際の画像所見は？
　／喜舎場朝雄
■Ⅴ．腫瘍性肺疾患
胸部結節影の画像所見による肺癌と良性疾患（肺結核を含む）との鑑別方法は？／森 清志
画像所見による縦隔腫瘍の鑑別診断／濱路政嗣、伊達洋至
胸膜中皮腫の画像所見は？／内田泰樹、中野恭幸
●症例で学ぶ非結核性抗酸菌症
肺 *M. abscessus* 症／浅見貴弘、他

〒113-8719　東京都文京区本郷1-28-23　[WEBサイト] http://www.igaku-shoin.co.jp
[販売部] TEL：03-3817-5650　FAX：03-3815-7804　E-mail：sd@igaku-shoin.co.jp

特集 呼吸器救急診療ブラッシュアップ―自信をもって対応できる―
呼吸器徴候からみた救急診療

誤嚥（誤嚥性肺炎・気管支炎）

寺本信嗣

Point

- 誤嚥性肺炎は，夜間の不顕性誤嚥で起こる．
- 大量の胃内容物誤嚥の場合は，非心原性肺水腫（Mendelson症候群）を生ずる．
- 嚥下性細気管支炎という誤嚥を繰り返し，細気管支炎を生ずる病態がある．

誤嚥を疑う救急患者に対する対応

誤嚥には，放置しても問題ない誤嚥と命にかかわる緊急性の高い誤嚥がある．これを迅速に把握して初期対応することが求められる[1〜8]．本稿では，この手順と考え方を示した．

診察の進め方

1・緊急度の評価（表1）

窒息か否かを判断する．窒息が疑われれば，①指でかき出す，②背部叩打法，③Heimlich法（腹部突き上げ法），④吸引などの窒息解除を行い，その

表1 誤嚥の緊急度の評価

- 呼吸の有無
- 意識の有無
- 脈の把握（血圧は二の次）
- 気道確保
- 心拍確認できなかった場合は心臓マッサージならびにAED対応
- 窒息病態の把握

＊窒息の定義：「呼吸が阻害されることにより血中酸素濃度が低下し，二酸化炭素濃度が上昇して，脳などの組織に機能障害を起こした状態」（日本気管食道科学会）

うえでバイタルサインを把握して，救急蘇生を行う．同時に救急車を要請する．

窒息でなければ，誤嚥内容物を確認し，落ち着いて対処する．気道異物の除去が必要な場合，油成分のように今後呼吸器症状の悪化が推測される場合，食事などで翌日までの経過観察が必要な場合などに分けて対応する．

慢性の誤嚥，頻繁に誤嚥している場合も多く，嚥下機能を評価して誤嚥のリスクを把握する．

2・病歴評価

窒息は，突然起こる．高齢者の場合は，餅やその他の食事中の場合が多い．小児では，玩具などを誤飲する場合が多い．状況を把握して，適切に対処する．

成人の誤嚥関連病態を表2に示した．緊急性と頻度からみれば，胃液の大量誤嚥では，Mendelson症候群を診断する必要がある（図1）．泥酔患者でも生ずるし，内視鏡検査で食止めが十分できない場合，緊急内視鏡検査などで生じうる．緊急手術で，胃内容が確認できない状態での気管内挿管でも注意が必要である．

これは，非心原性の肺水腫であり，原則，抗菌薬

てらもと しんじ　和光駅前クリニック内科（〒351-0115 埼玉県和光市新倉1丁目2-65）

表2 誤嚥症候群と分類される疾患群（文献1）より引用，一部改変）

急性呼吸促迫症候群（ARDS）（Mendelson's syndrome）
胃切除後誤嚥性肺炎
気管支喘息
細菌性肺炎（膿胸）
気管支拡張症
間質性肺炎
びまん性嚥下性細気管支炎〔diffuse aspiration bronchiolitis（DAB）〕
COPD急性増悪（しばしば繰り返す場合）
外因性リポイド肺炎
異物の誤嚥
非結核性抗酸菌（Mycobacterium fortuitum または, M. Chelonae）
反復性肺炎

表3 嚥下機能障害の可能性をもつ病態

- 陳旧性ないし急性の脳血管障害
- 嚥下障害を来しうる変性神経疾患，神経筋疾患
- 意識障害や高度の認知症
- 嘔吐や胃食道逆流を来しうる消化器疾患（胃癌手術後，アカラシア）
- 口腔咽頭腫瘍，縦隔腫瘍およびその術後
- 気管切開，経鼻胃管による経管栄養
- 口腔乾燥を来す疾患（Sjögren症候群など）
- 皮膚筋炎，PSSなどの膠原病類縁疾患
- 呼吸器疾患の患者〔COPD，びまん性嚥下性細気管支炎（DAB），間質性肺炎，睡眠時無呼吸症候群など〕
- 加齢に伴う喉頭の位置の低下，義歯，オーラルディスキネジア

の処方は不要である．誤嚥量の程度が少なければ，そのまま経過観察でもよい．誤嚥量が多い場合は，挿管下での人工呼吸管理や非侵襲的人工呼吸管理（NPPV）などが有効である．

3 ▪ 身体診察のポイント

窒息では，血中ヘモグロビンの酸素飽和度が低下する．しかも，急速に悪化するため，動脈血酸素飽和度のモニターができれば，このモニター下に診察を行う．ショックであれば，先にショックの対応を行う．

誤嚥の有無を確認する．嚥下障害の基礎疾患の把握も必要である（表3）．

4 ▪ 鑑別診断

緊急性の点からは，高齢者の意識障害の場合，精神疾患による誤嚥，脳血管障害の頻度が高い．意識障害の前後の，周囲からの病歴聴取や服薬状況が重要になる．誤嚥性肺炎，びまん性嚥下性細気管支炎（DAB）の鑑別も重要である（表4）．気管支喘息，COPDでも類似の症状を呈することがある．その他，薬剤性肺障害などにも留意する．膿胸や胸膜炎を伴う細菌性肺炎，気管支拡張症，間質性肺炎，外因性リポイド肺炎，肺結核，非結核性抗酸菌（Mycobacterium fortuitum または, M. Chelonae）なども鑑別する必要がある．特に日本に特有の誤嚥性肺疾患として胃切除後誤嚥性肺炎（post-gastrec-

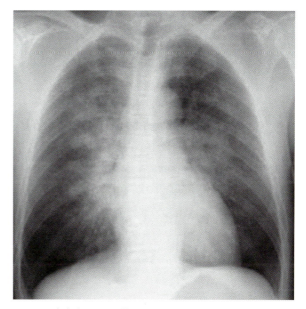

図1 泥酔患者が嘔吐後，Mendelson症候群
53歳男性，NPPVで1日管理，翌日退院．

tomy aspiration pneumonia）がある．また，小児の場合，意識障害，感染症などの他疾患の除外が必要である．この場合も病歴聴取が重要になる．

5 ▪ 検査

まず口腔内診察，聴診，バイタルサインの把握を行う．胸部X線による画像検査，胸部CTによる画像検査が有効であり，気道異物を確認することが可能である（図2）．気管支鏡検査は，気道内を観察できるが観察範囲は限られる．嚥下病歴聴取を行い，嚥下機能を評価する．

表4 誤嚥性肺炎とびまん性嚥下性細気管支炎（DAB）の比較

	びまん性嚥下性細気管支炎（DAB）	誤嚥性肺炎
原因	食事中の反復・少量の微量誤嚥 反復・少量の咽頭・胃内容物誤嚥	咽頭・口腔内容物誤嚥 微量誤嚥（silent aspiration）
食事との関連性	強い（食後の喘鳴）	食事とは直接関連なし
胸部X線所見	肺野の小粒状影，小結節影の散布 浸潤影は軽度	気管支肺炎，肺胞浸潤影
臨床像	喘鳴（食事摂取と関連），発作性呼吸困難	感染徴候，呼吸困難
病理像	びまん性の異物性細気管支炎，異物巨細胞	肺炎像
炎症の部位（炎症の主座）	細気管支領域（肺胞と気道の中間領域）	肺胞領域

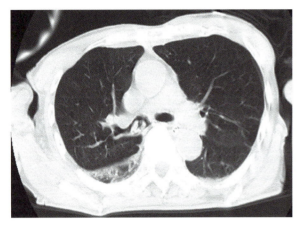

図2 寿司窒息後の蘇生症例
右主気管支に異物を認める（その後バスケット鉗子で除去した）．

6 ▪ 初期対応

窒息の初期対応では，子どもの場合は，喉での窒息が疑われる場合，とにかく手でかき出す．次に，背中を叩いて窒息を回避する．うまくいかなければ，乳児の食後のげっぷ誘導と同様に，子どもをうつ伏せ状態で肩に抱き，へそが肩に当たるようにして，窒息状態の回避に努める．

成人や高齢者の場合，やはり，喉での窒息が疑われる場合，とにかく手でかき出す．次に，背中を叩いて異物を除去する．これでもうまくいかない場合，Heimlich法を応用する．まず相手の背中に回り，抱きかかえる．相手の胃の辺りで自身の両手を握り，拳を当て，腕を勢いよく引き寄せて胃内圧を逆流させることで窒息物を吐き出させる．

誤嚥初期対応後の管理

1 ▪ 誤嚥性肺炎

高齢者肺炎のほとんどが誤嚥性肺炎である．病因としては夜間睡眠中の微量誤嚥（不顕性誤嚥）が重要である．加齢で嚥下機能が低下するため，すべての高齢者が肺炎リスクを有する．肺炎は比較的ゆっくり進行するため，元気がない，食欲がないなどの症状が重要である．嚥下障害は完治しないため，重症ではないが難治性，反復性のことが多い．したがって，嚥下機能回復のためのリハビリテーションと食事指導，口腔内衛生の改善をもたらす口腔ケアが必須である．神経疾患などでは，誤嚥をほぼ毎日のように繰り返している場合もある（図3）．

2 ▪ びまん性嚥下性細気管支炎

びまん性嚥下性細気管支炎（diffuse aspiration bronchiolitis；DAB）は，食物や唾液の誤嚥を繰り返して，慢性に細気管支炎を生ずる疾患である．感染症ではないため，喀痰・咳などの気道症状はみられるが，軽度であり，通常発熱を伴わない．しかし，慢性の誤嚥があるため，胸部CT画像では，小葉中心性結節影があり，病理所見では，異物を取り込んだ肉芽などの炎症像を認め，異物巨細胞を認めることがある（図4）．気道異物が，結節として観察される場合もある．

3 ▪ Mendelson症候群

食事の大量誤嚥などの症状は明らかである．誤嚥

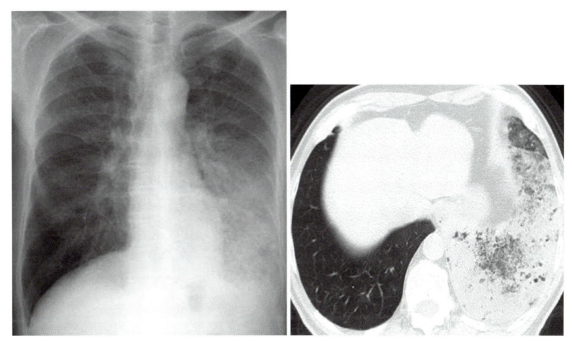

図3 誤嚥性肺炎の胸部X線画像，胸部CT画像
85歳男性，神経疾患患者．慢性の誤嚥を繰り返している．左下葉に広範に誤嚥性肺炎を認める．

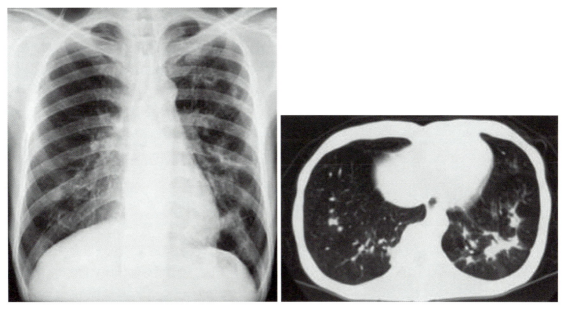

図4 びまん性嚥下性細気管支炎（DAB）の胸部X線画像，胸部CT画像
右下葉に小葉中心性の微細粒状影を認め，左下葉には結節を認める．

直後から状態の悪化が時間単位でみられる．塩酸肺障害は，吸引直後の直接的組織障害と続発する炎症反応の2相性である．典型例では血管透過性亢進により，誤嚥後1～2時間で非心原性の肺水腫が生じ，その後上皮障害を生じ，肺臓炎がみられる．このとき感染症の併発がなければ，次第に収束する．つまり，非侵襲的人工呼吸管理と酸素投与で回復する．しかし，多くの場合，胃内容物の食物残渣や口腔内の分泌物などの誤嚥を伴うため，細菌性肺炎を併発する．抗菌薬治療を追加し，呼吸管理を継続する．

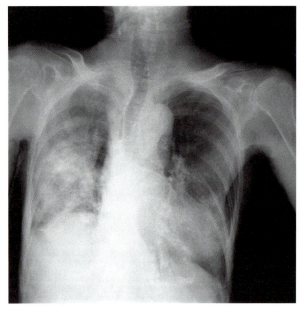
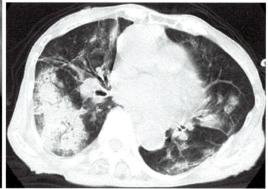

図5 胃切除後誤嚥性肺炎の胸部X線画像，胸部CT画像
両側性に多量の胃内容物を誤嚥した．複数の肺葉に誤嚥を認める．

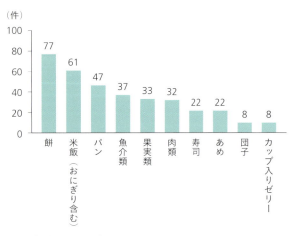

図6 窒息の原因食品（平成19年度厚生労働省特別研究「食品による窒息の現状把握と原因分析」より改変）

4 ▪ 胃切除後誤嚥性肺炎

　胃切除後誤嚥性肺炎という特殊な誤嚥性肺炎が日本では重要である．日本が胃癌大国であるだけでなく，かつては十二指腸潰瘍でも胃切除を行った時代があったため，現在の70歳以上では，胃切除の既往をもった患者が多い．これらの症例では，下部食道括約筋（LES）の機能障害があるため，逆流による誤嚥を生じやすい．Mendelson症候群のような大量誤嚥ではないが，消化管内容物の誤嚥を生じやすい．この場合も，多くは異物反応のみで肺炎を示すわけではないが，状況によっては肺炎を発症する．特に，全身状態の悪化時に，この誤嚥をきっかけに肺炎を生ずることがしばしばある．CT画像上は，消化管内容物の逆流の誤嚥であるため，しばしば両側性に多葉性に結節様の陰影や浸潤影が多彩にみられる場合がある．しかし，画像所見の多様さに比べ，予後は必ずしも悪くない．治療の側面から，食事摂取を夜間就寝前少なくとも2時間前までに済ませ，逆流予防に枕を高くした体位で就寝すること，などが効果を示す．図5に示す症例は，インフルエンザウイルス感染後，体調回復直後に食事摂取，睡眠薬併用で誤嚥した症例である．この症例では，喀痰培養で腸内細菌を検出した．画像所見は華々しいが，浸潤影の主体は消化管内容物の誤嚥であり，通常量のペニシリン製剤の投与で経過良好であった．

嚥下機能評価の考え方と実際

　誤嚥は，稀な病態ではない．健常成人でもみられうる．誤嚥によって生ずる障害に応じた評価が必要である．窒息が原因の場合は，実は，明らかな嚥下障害がない症例も多い．正月に餅を詰まらせる事故が代表的である（図6）．これらの多くは，窒息の

表5 嚥下機能評価検査

簡易検査
A．ベッドサイドでの嚥下機能評価
B．反復唾液嚥下試験
C．水飲み試験
D．パルスオキシメータを用いた嚥下評価
E．簡易嚥下誘発試験

詳細検査
A．嚥下誘発試験
B．嚥下内視鏡検査
C．嚥下造影検査
D．シンチグラムによる不顕性誤嚥の検出

■簡易嚥下誘発試験の模式図

図8 簡易嚥下誘発試験
2段階簡易嚥下誘発試験—東大法（S-SPT：Simple Swallowing Provocation Test）：
患者の嚥下障害を大きく正常，異常，精査必要群の3群に分け，その後の対策を立てるのに有効である．水飲み試験，反復唾液嚥下試験は患者自身の能動的な動作であるが，S-SPTは患者自身の協力を必要としない点で応用範囲が広い．

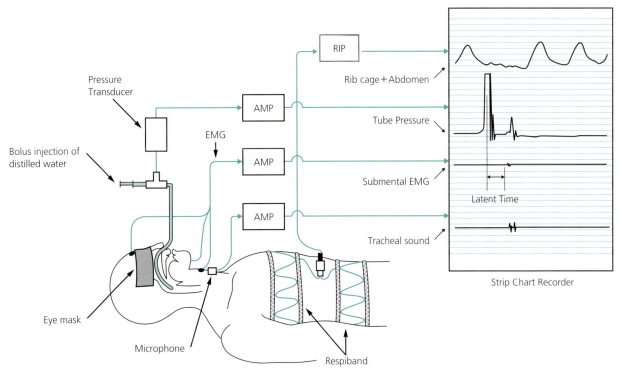

図7 嚥下誘発試験（SPT）の装置回路図と代表的記録例（Strip Chart Recorder）（山口泰弘，他．Videofluorography（VF），嚥下誘発テスト（SPT）にて嚥下障害を評価したWallenberg症候群の1例．日老医誌 34：331-336, 1997 より引用）

危険を十分に把握せずに，自分の嚥下力を過大評価している場合が多い．高齢者では，潜在的な嚥下機能低下が常に存在しており，摂食に当たり，準備を整えて行うようにしたい．

誤嚥性肺炎を疑う場合は，嚥下障害のスクリーニングを行うことで，診断までは可能である（表5）．つまり，嚥下障害が存在する症例の肺炎は，誤嚥性肺炎と診断してよい．食事中のむせなど，嚥下障害が確認できる場合はよいが，定量性には欠ける．そのような場合，嚥下反射などを利用した定性的，定量的な嚥下機能評価が望まれる（図7，図8）．病院などの入院施設で行える検査とともに，在宅でもできる嚥下機能評価も必要である．最も簡便なものの一つは，唾液反復嚥下試験である．30秒間で何回嚥下できるか，回数を評価する．3回以上できれば良いとしているが，肺炎リスクを明らかにできる指

ルデンスタンダードであり，どの過程の異常か，どの部位の異常かの検出に優れている（図9）．誤嚥性肺炎を繰り返す場合など，一度は評価することが望ましい．

文献

1) Irwin RS : Aspiration. In : Irwin RS, Cerra FB, Rippe JM, eds. Intensive care medicine. 4th ed. Lippincott-Raven Publishers, Philadelphia, pp 685-692, 1999
2) 日本呼吸器学会医療・介護関連肺炎（NHCAP）診療ガイドライン作成委員会（編）：医療・介護関連肺炎診療ガイドライン．日本呼吸器学会，東京，2011
3) Teramoto S, Kawashima M, Komiya K, Shoji S : Health care-associated pneumonia may be primary due to aspiration pneumonia. Chest 136 : 1702-1703, 2009
4) Teramoto S, Fukuchi Y, Sasaki H, et al ; Japanese Study Group on Aspiration Pulmonary Disease : High incidence of aspiration pneumonia in community-and hospital-acquired pneumonia in hospitalized patients : a multicenter, prospective study in Japan. J Am Geriatr Soc 56 : 577-579, 2008
5) 嚥下性肺疾患研究（編）：嚥下性肺疾患の手引き「改訂版」，ファイザー社，東京，2013
6) Teramoto S : Clinical Significance of Aspiration Pneumonia and Diffuse Aspiration Bronchiolitis in the Elderly. J Gerontol Geriatr Res 3 : 142, 2014
7) Teramoto S, Yoshida K, Hizawa N : Update on the pathogenesis and management of pneumonia in the elderly-roles of aspiration pneumonia. Respiratory Investigation 53 : 178-184, 2015
8) 寺本信嗣：反復する誤嚥性肺炎をどう予防するか？　日内会誌 100 : 3578-3585, 2011

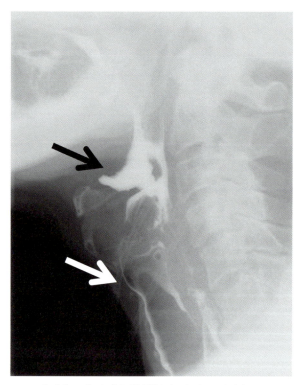

図9 ビデオによる嚥下造影検査（VF）の実例
嚥下造影での異常所見．喉頭貯留（黒矢印：pooling）による誤嚥リスクと喉頭気管内侵入（白矢印：penetration）による誤嚥確認．

標ではない．摂食嚥下を目的とした嚥下機能評価としては，ビデオによる嚥下造影検査（VF）がゴー

特集 呼吸器救急診療ブラッシュアップ―自信をもって対応できる―
基本となる対応法

酸素飽和度モニタ，動脈血ガス分析

大塚竜也／三浦元彦

Point
- 動脈血ガス分析とパルスオキシメータは呼吸状態や酸塩基平衡を調べる重要な検査である．
- 呼吸不全・酸塩基平衡の病型とA-aDO$_2$を評価することは疾患の鑑別に有用である．
- 呼吸器疾患・循環器疾患などの疾患ごとの評価のポイントについてまとめた．

動脈血ガス分析と経皮的酸素飽和度モニタは，患者の呼吸・循環動態を評価するうえでバイタルサインに並ぶ重要な検査である．検査の基礎的事項，結果の解釈，疾患ごとの評価のポイントについて解説する．

動脈血ガス分析について

動脈血ガス分析は動脈血に含まれる酸素，二酸化炭素，pHなどの値を測定する検査である．呼吸状態や体液の酸塩基平衡を調べることが主な目的となる．実際には酸素分圧（PaO$_2$），二酸化炭素分圧（PaCO$_2$），pHは直接測定され，動脈血酸素飽和度（SaO$_2$），重炭酸イオン（HCO$_3^-$），過剰塩基（base excess；BE），肺胞気動脈血酸素分圧較差（A-aDO$_2$）などは計算により求められる．また，測定機器によっては電解質，血糖値，乳酸などの値も測定できる．基準値はpHが7.35～7.45，PaCO$_2$が35～45 Torr，PaO$_2$は年齢により変化するが実用上は80 Torr以上，高齢者では70 Torr以上とする[1]．

採血は大腿動脈，橈骨動脈，上腕動脈などから行う．橈骨動脈から採血する場合，稀に血栓症や採血部遠位の循環不全を来す恐れがあるため，アレンテストを行って十分な側副血行があるか確認する．すなわち，手が蒼白になるまで橈骨動脈と尺骨動脈を圧迫し，のちに尺骨動脈のみ開放する．5秒以内に手が紅潮すれば，尺骨動脈の血流が十分であると確認できる．

採血時の体位は結果に影響を与える．一般に座位から仰臥位に体位を変えると呼気時の末梢気道の閉塞の影響が大きくなり，PaO$_2$は低下する．この効果は一般に高齢者や肥満者で大きいとされる[2]．また，測定結果は37℃の条件で得られるが，採血時の体温によっては患者体内での実際の値が異なることがあり，体温が高いとPaO$_2$，PaCO$_2$は実際より低く，pHは実際より高く表示される．特に複数回の検査を比較する際，測定条件の違いに留意する．

酸素は肺から血液に取り込まれ組織に運搬されるが，そのほとんどはヘモグロビンと化学的に結合し

おおつか たつや・みうら もとひこ　東北労災病院呼吸器内科（〒981-8563 宮城県仙台市青葉区台原4-3-21）

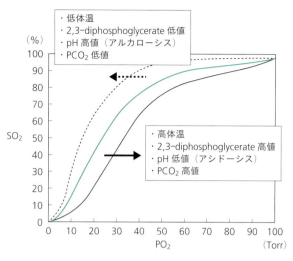

図1 ヘモグロビンの酸素解離曲線と影響を与える因子（文献[1]より引用）

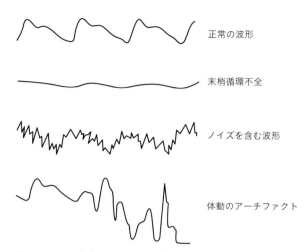

図3 パルスオキシメータの波形とノイズ（文献[3]より引用改変）

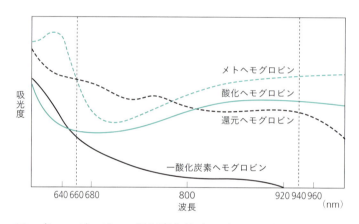

図2 各ヘモグロビンの吸光度曲線（文献[1]より引用）

た状態で運搬される．酸素飽和度はヘモグロビン中の酸化ヘモグロビンの割合を百分率で表したものである．PaO_2 と SaO_2 の関係はS字状の曲線で表され（酸素解離曲線，図1），こちらも生体内の種々の条件により変化する．

経皮的酸素飽和度モニタ（パルスオキシメータ）について

経皮的酸素飽和度モニタは，酸化ヘモグロビンと還元ヘモグロビンの吸光度の違いを利用した検査で（図2），プローブに配置された発光ダイオードからの光の吸収量により経皮的酸素飽和度（以下 SpO_2）を測定する．非侵襲的かつ簡便であり継続的に患者の呼吸状態をモニタリングできるが，厳密な呼吸状態の評価のためには適切なタイミングで動脈血ガス分析を併用することが重要である．

精度は±2％程度とされるが，測定誤差を大きくする要因としてプローブの装着不良，体動や吸光度曲線に混入するノイズ[3]（図3），末梢循環不全などによる毛細血管血流の減少，透過光の強度を減弱する物質の存在などがあり注意を要する．透過光の強度を減弱する物質としては皮膚の色素沈着やマニキュアなど外観上判別できるもの以外に，血中の異常ヘモグロビン〔一酸化炭素ヘモグロビン（CO-Hb）やメトヘモグロビン（Met-Hb）〕の存在，インドシアニングリーンやメチレンブルーなどの医薬品投与などが挙げられる（表1）．CO-Hb は SpO_2

表1 パルスオキシメータに誤差を生じる因子

プローブの装着不良	
吸光度曲線のノイズ	体動，電磁波，照明・日光などの光
吸光度の測定障害	末梢循環不全
透過光の強度を減弱する物質	皮膚の色素沈着，マニキュア 異常ヘモグロビン（CO-Hb, Met-Hb） 色素薬の投与

を高く表示させ，色素薬は SpO_2 を低く表示させる．Met-Hb はやや特殊で，SpO_2 が 85％ に近づくように変動する．メトヘモグロビン血症は硝酸薬や抗不整脈薬などにより医原性の起こることがある．したがって PaO_2 と SpO_2 の結果に乖離がある場合は，身体診察や病歴聴取のほか異常ヘモグロビンの値の確認をする．

動脈血ガスの評価

動脈血ガス分析による呼吸状態の評価には，吸入酸素濃度（FiO_2）と PaO_2，$PaCO_2$ が必要である．FiO_2 が高くなれば PaO_2 は上昇するため，酸素化能は FiO_2 を考慮して評価する．酸素化能の指標として色々なものが使用されるが，今回は 2 つ取り上げる．A-aDO_2 は肺胞気酸素分圧（PAO_2）と PaO_2 の差であり，FiO_2 と PaO_2，$PaCO_2$ から予測式を用いて計算される（図4）．10 Torr 以下を基準値，20 Torr 以上を異常値とする[1]．P/F 比は PaO_2 と FiO_2 の比であり，より簡易的な指標となる．

低酸素血症は動脈血ガスを評価する際に最も重要で，低酸素血症を呈する機序には 1）肺胞低換気，2）シャント，3）換気血流比不均等，4）拡散障害，あまり臨床上問題にはならないが 5）FiO_2 の低下がある．1）肺胞低換気は十分なガス交換を行うための換気量が得られていない状態，2）シャントは右室からの血液が肺胞気に接触せずに左心系に戻る状態，3）換気血流比不均等は効率良くガス交換するための肺胞換気量と血流のバランスが崩れている状態，4）拡散障害は肺胞から赤血球までの酸素の拡散の過程に異常がある状態，と説明される．肺胞低換気は肺胞内の $PaCO_2$ が上昇することによ

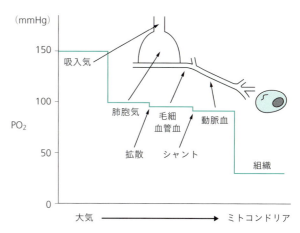

図4 生体内の酸素の流れ，酸素カスケード（文献[7]より引用）

り PaO_2 が低下するので，純粋な肺胞低換気では A-aDO_2 は開大しない．A-aDO_2 が開大する低酸素血症では 2）～4）の機序を合併していると考える．このように A-aDO_2 は低酸素血症の原因の鑑別に有用である．ただし，健常人でも FiO_2 が上がると A-aDO_2 は開大すること[4]，酸素投与を要する状態では複数の病態を合併していることが多いこと，人工呼吸管理以外の酸素投与では正確な FiO_2 がわからないことなどから，室内気下と酸素吸入下での A-aDO_2 の比較は不正確になりうる．

高酸素血症は過換気症候群，酸素投与などにより認めるが初診時にはあまり問題にならない．治療中の患者の高酸素血症については ICU 死亡率が高くなるとする報告もあり[5]，酸素を投与したまま高い PaO_2 を放置しないほうがよいかもしれない．

血中の PaO_2 は肺胞換気量のみに依存する．したがって高二酸化炭素血症は肺胞低換気，低二酸化炭素血症は肺胞過換気によって起こる[6]（図5）．$PaCO_2$ を評価する際は換気量や呼吸回数が重要となる．換気量には死腔換気も含まれるため，同じ分時換気量でも 1 回換気量が小さく呼吸数が多い場合には $PaCO_2$ は高くなる．

酸塩基平衡

酸塩基平衡の障害は，動脈血ガスでは $PaCO_2$，HCO_3^-，pH の変化として現れ，一次性の pH の変

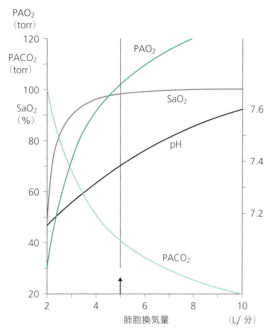

図5 肺胞換気量と動脈血ガスの関係（文献[6]より引用）

化が$PaCO_2$によるものを呼吸性，HCO_3^-によるものを代謝性と定義する．呼吸性アシドーシスは前述の通り肺胞低換気，呼吸性アルカローシスは肺胞過換気により起こる．代謝性アシドーシスは酸の産生増加・排泄減少，代謝性アルカローシスは酸の喪失により起こる．これらの異常に対して生体内では代償反応が起こりpHを補正するが，肺のCO_2による代償は比較的速やかで，腎のHCO_3^-による代償には時間がかかる．実際には複数の酸塩基平衡障害が合併していることもあるが，アニオンギャップなどを用いた詳細な分析は成書を参照されたい．酸塩基平衡は生体の恒常性のなかでも重要なものの一つで，特にアシドーシスは致死的になりうる原因疾患の可能性が高い．pHの補正は原則として原因疾患の治療によって行うべきである．

呼吸性アシドーシスは肺胞低換気により起こり，重篤な場合はCO_2ナルコーシスを引き起こす．急性呼吸不全，または慢性呼吸不全の急性増悪が疑われる場合は緊急性があり，人工呼吸を含む適切な治療を要する．呼吸性アルカローシスは，それ自体が生命を脅かすことはない．救急外来ではしばしば不安に伴う過換気症候群に遭遇するが，より重篤な疾患が原因のこともあり不安が原因と決めてかからないことが大切である．

代謝性アシドーシスはケトアシドーシス，乳酸アシドーシス，腎不全などの重篤な病態が原因となり速やかな原因検索と治療を要する．特に乳酸アシドーシスについては後述する．代謝性アルカローシスは嘔吐，下痢，体液減少，薬剤投与など身体診察や病歴聴取により明らかな原因が多いが，稀な代謝性疾患などが原因のこともある．

呼吸不全

呼吸不全はPaO_2が60 Torr以下の状態と定義される．このうち$PaCO_2$が45 Torr以下のものをⅠ型呼吸不全，45 Torrより大きいものをⅡ型呼吸不全とする．また，急性発症のものを急性呼吸不全，1カ月以上続くものを慢性呼吸不全という．呼吸不全の病型とA-aDO_2は低酸素血症の機序や疾患の鑑別に有用であり（図6），身体診察や病歴，画像検査と組み合わせることにより呼吸不全の原因検索に大いに役立つ．

初診の救急外来や病歴聴取が困難な場合に呼吸不全が急性発症か慢性的な経過かわからないことがある．胸部画像検査から類推することも可能だが，Ⅱ型呼吸不全の場合は前述の酸塩基平衡が参考になる．数日以内の急性発症では$PaCO_2$が10 Torr上昇するとpHが0.08低下するが，3〜4週間持続する高二酸化炭素血症ではHCO_3^-の代償により$PaCO_2$が10 Torr上昇するのに対しpHの低下は0.03程度にとどまる[2]．ただし，代謝性の酸塩基平衡障害を合併すると信頼性が低くなるため注意が必要である．

急性呼吸窮迫症候群（acute respiratory distress syndrome；ARDS）は先行する基礎疾患（表2）をもち急性に発症する低酸素血症で，非心原性の肺水腫が主な病態とされる．診断基準のベルリン定義では酸素化障害の程度としてP/F比を用いて重症度を分類する[8]（表3）．重症度が死亡率，人工呼吸器装着期間と相関しており，P/F比の評価は非常に重要である．

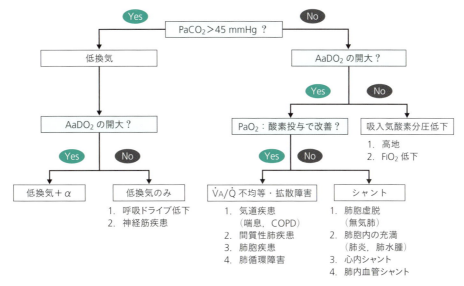

図6 動脈血ガスによる鑑別（文献1)より引用）

表2 ARDSの原因（文献1)より引用）

直接肺損傷を起こすもの	間接的に肺損傷を起こすもの
・肺炎 ・胃内容物の吸飲（誤嚥） ・脂肪塞栓 ・有毒ガスなどの吸入障害 ・再灌流肺水腫 ・溺水 ・放射線性肺障害 ・肺挫傷	・敗血症 ・外傷, 高度の熱傷 ・心肺バイパス術 ・薬物中毒 ・急性膵炎 ・自己免疫疾患 ・輸血関連急性肺障害（TRALI : transfusion-related acute lung injury）

表3 ARDSのベルリン定義（文献8)より引用改変）

発症のタイミング		生体侵襲や急性の呼吸器症状，慢性の呼吸器症状の悪化から1週間以内
画像所見		胸水，肺虚脱，結節では説明できない両肺野の浸潤影
肺水腫の原因		心不全，体液過剰では説明できない呼吸不全 リスクがない場合は客観的評価（心エコーなど）による静水圧性肺水腫の除外が必要
酸素化の状態	軽症	200 mmHg＜PaO_2/FiO_2≦300 mmHg（PEEPまたはCPAP≧5 cmH_2O）
	中等症	100 mmHg＜PaO_2/FiO_2≦200 mmHg（PEEP≧5 cmH_2O）
	重症	PaO_2/FiO_2≦100 mmHg（PEEP≧5 cmH_2O）

その他

乳酸値は種々の原因で上昇する．代謝性疾患や薬剤性，ビタミンB_1欠乏，てんかん発作ほか無酸素運動などによる乳酸アシドーシスの可能性もあるが，敗血症，ショック，組織の虚血・循環不全（動脈塞栓症など）などが原因となることもある．乳酸高値は予後不良因子であるという報告が感染症領域をはじめとして多数出ており，呼吸器疾患に限らず救急領域において緊急性の評価に有用である[9]（表4，表5）．乳酸は動脈血以外に末梢静脈血，中心静脈血でも測定可能かつ良い相関を示す[10, 11]．動脈血でのカットオフ値は原因疾患により諸説あるが，例えば敗血症性ショックでは2 mmol/L（18 mg/dl）をカットオフ値としている[12]．

中心静脈血酸素飽和度（$ScvO_2$）は組織の酸素需

表4 乳酸値が上昇する原因（文献9)より引用改変）

- ショック
  - 血液分布異常性ショック
  - 心原性ショック
  - 循環血液量減少性ショック
  - 心外閉塞・拘束性ショック
- 心停止後
- 局所組織の虚血
  - 腸間膜虚血
  - 肢虚血
  - 熱傷
  - 外傷
  - コンパートメント症候群
  - 壊死性軟部組織感染症
- 糖尿病性ケトアシドーシス
- 薬物・毒物
  - アルコール
  - コカイン
  - 一酸化炭素
  - シアン化合物
- 薬理学的物質
  - リネゾリド
  - ヌクレオシド逆転写酵素阻害薬
  - メトホルミン
  - エピネフリン
  - プロポフォール
  - アセトアミノフェン
  - β_2作動薬
  - テオフィリン
- 無酸素性運動
  - てんかん発作
  - 激しい運動
  - 過剰な呼吸仕事量
- チアミン欠乏
- 悪性疾患
- 肝不全
- ミトコンドリア病

表5 乳酸値が上昇しているときのチェックリスト（文献9)より引用改変）

- ▶組織の低灌流の評価と適切な灌流の回復：
  - ショック（血液分布異常性，心原性，循環血液量減少性，心外閉塞・拘束性），心停止後
  - 組織の低灌流は否定されない限り第一に疑うべきである
  - 治療はショックの病態により異なる
- ▶局所組織の虚血の評価と適切な治療：
  - 腸間膜虚血，肢虚血，熱傷，外傷，コンパートメント症候群，壊死性軟部組織感染症
  - 必要に応じて早期に外科にコンサルトすることも考慮する
- ▶原因薬物の中止，拮抗薬投与：
  - 薬理学的物質：リネゾリド，ヌクレオシド逆転写酵素阻害薬，メトホルミン，バルプロ酸，テオフィリン，エピネフリン，プロポフォール，イソニアジド，サリチル酸
  - 薬物・毒物：コカイン，アルコール，一酸化炭素，シアン化合物中毒
  - 専門家や中毒管理センターへの相談を考慮
  - 薬物曝露の中止，必要であれば薬物除去（透析など）
- ▶チアミン欠乏症の治療：
  - 何らかの原因で栄養障害のある患者（しばしばアルコール多飲者だが，それだけではない）
  - チアミン100〜500 mgの静脈内投与を考慮
- ▶現在または最近の無酸素性運動を病因として考慮：
  - 激しい運動，てんかん発作，過剰な呼吸仕事量
  - 治療（てんかん発作の停止など）しても乳酸値の速やかな改善がみられない場合は別の原因を考慮する
- ▶その他の代謝異常：
  - 糖尿病性ケトアシドーシス
  - ミトコンドリア病
  - 肝機能障害

給をみる指標とされ，周術期や敗血症などにおいて70％以上に保つとよいとされる．敗血症性ショックに対するEarly Goal-Directed Therapy（EGDT）で乳酸値とともに取り上げられ[13]当初は測定することが強く推奨されていたが，その後EGDTに対する大規模なnegative study[14,15]も報告されており，現時点では乳酸値とScvO$_2$のどちらを用いてもよいとされる[13]．中心静脈カテーテルを留置していれば中心静脈圧とともにScvO$_2$>70％を循環動態の評価に用いてもよい[16]が，その場合は大腿静脈では誤差が大きいため内頸静脈からカテーテルの先端を右房近くに留置するべきである[17]．

疾患ごとのポイント

気管支喘息患者の動脈血ガスは，非発作時は正常である．発作時は，軽症では正常のこともあるが発作が強くなるにつれてPaO$_2$が低下する．PaCO$_2$は中等度の発作までは過換気を反映して低下することが多いが，気道の閉塞が高度になるとPaCO$_2$が上昇し，PaO$_2$と逆転することもある．このような症例は人工呼吸の適応となりうる[18]．

COPD患者の動脈血ガスは当初正常であることが多いが，重症化するにつれPaCO$_2$が上昇し慢性Ⅱ型呼吸不全の状態になることがある．COPDでは肺胞低換気以外に換気血流比不均等，拡散障害も合併するためA-aDO$_2$は開大する．安定期における動脈血ガスは在宅酸素療法や在宅NPPV療法の適応を考慮するうえで重要であるほか，増悪期の呼吸状態を評価する際の参考となる．GOLD（Global Initiative for Chronic Obstructive Lung Disease）の「慢性閉塞性肺疾患の診断・治療・予防に関するグローバルストラテジー2017」ではSpO$_2$<92％の場合には低酸素血症の可能性が高く動脈血ガスを測定する[19]ことを推奨している．増悪期においてPaCO$_2$の上昇があれば人工呼吸の適応を考える．NPPVが頻用されるが，治療開始時やNPPV施行後早期（1〜4時間）にpHが低い，あるいは改善しない場合は気管挿管を要する確率が高い[20,21]とされ，症例によっては頻回に動脈血ガスを評価する必要があ

る．また，慢性Ⅱ型呼吸不全においては酸素投与により PaO_2 が上昇すると呼吸刺激が低下して低換気を悪化させる可能性があることが知られており，治療中は SpO_2 が上昇しすぎないように観察したほうがよい．

その他の肺胞低換気を来す疾患として肺結核後遺症や神経筋疾患があり，在宅 NPPV を実施している数は COPD に次いで多い．これらの患者でも動脈血ガス分析を行うべきである．神経筋疾患は純粋な肺胞低換気であるから，理論上 A-aDO_2 は開大しない．

過換気症候群では典型的には PaO_2 の上昇を伴って $PaCO_2$ の低下，呼吸性アルカローシスを呈する．前述の通り原因疾患を必ず鑑別すべきである．呼吸数，$PaCO_2$ が定常状態に復する際に一過性の低換気を起こすことがあり，診断後もある程度の観察や SpO_2 の測定をしたほうがよい．

肺炎の場合は PaO_2 により酸素化を評価するだけでなく，$PaCO_2$ や酸塩基平衡も重要となる．基礎疾患として COPD があったり，喀痰による無気肺を生じるなど様々な理由で呼吸性アシドーシスとなりうるが，逆に敗血症性ショックとなれば代謝性アシドーシスとなるため代償性に $PaCO_2$ が低下することも十分にありうる．乳酸値も含め総合的に判断すべきである．また，胸部画像で陰影が両側性の場合は ARDS の可能性を念頭に P/F 比を評価して精査・治療を進める．ARDS に対する人工呼吸器管理では PaO_2 が 55～80 Torr となるように推奨されている．肺保護戦略として低用量換気を行う場合にある程度までの高 $PaCO_2$ を許容する（permissive hypercapnea）ことが提唱されているが，有効性を示した十分なデータはなく，許容すべき限界も一般に pH 7.25 以上とされるが明確には定まっていない[22]．

間質性肺炎では早期の安静時では動脈血ガスで異常を認めないか，軽度の PaO_2 の低下と呼吸性アルカローシスを認めるのみである．IIPs の特定疾患の申請の場合，安静時 PaO_2 が 80 Torr 未満または A-aDO_2 20 Torr 以上が基準の一つとなる．また，労作時では比較的早期から低酸素血症を検出できることもある[23]．

肺血栓塞栓症では動脈血ガスで PaO_2 の低下，A-aDO_2 の開大，$PaCO_2$ の低下が特徴とされるが，これらの所見から肺血栓塞栓症を鑑別することは難しい[24]．スクリーニングの検査としては推奨されている[25]が，参考所見にとどまる．

急性心不全の患者では頻呼吸のために $PaCO_2$ が低下していることが多いが，高度な肺うっ血では $PaCO_2$ が上昇し，酸素投与のみでは CO_2 ナルコーシスに陥ることがある．このような症例は人工呼吸の適応となる．また，高度の心機能の低下による組織灌流障害があると代謝性アシドーシスを示す[26]．

文献

1) 日本呼吸器学会肺生理専門委員会「呼吸機能検査ガイドラインⅡ」作成委員会（編）：呼吸機能検査ガイドラインⅡ　血液ガス，パルスオキシメータ．メディカルレビュー社，2006
2) 日本呼吸器学会肺生理専門委員会：臨床呼吸機能検査　第7版，メディカルレビュー社，2008
3) Jurban A：Pulse oximetry. Crit Care 19：272, 2015
4) Kanber GJ, King FW, Eshchar YR, et al：The alveolar-arterial oxygen gradient in young and elderly men during air and oxygen breathing. Am Rev Respir Dis 97：376-381, 1968
5) Girardis M, Busani S, Damiani E, et al：Effect of Conservative vs Conventional Oxygen Therapy on Mortality Among Patient in an Intensive Care Unit：The Oxygen-ICU Randomized Clinical Trial. JAMA 316：1583-1589, 2016
6) 飛田　渉，永井厚志，大田　健：機能検査からみた呼吸器診断．メジカルビュー社，東京，2001
7) John B. West, Andrew M. Luks 著，桑平一郎訳：ウエスト呼吸生理学入門　正常肺編　第2版．メディカル・サイエンス・インターナショナル，東京，2017
8) ARDS Definition Task Force：Acute respiratory distress syndrome：the Berlin Definition. JAMA 307：2526-2533, 2012
9) Anderson LW, Mackenhauer J, Roberts JC, et al：Etiology and therapeutic approach to elevated lactate levels. Mayo Clin Proc 88：1127-1140, 2013
10) Gallagher EJ, Rodriguez K, Touger M：Agreement between peripheral venous and arterial lactate levels. Ann Emerg Med 29：479-483, 1997
11) Reminiac F, Saint-Etienne C, Runge I, et al：Are central lactate and arterial lactate interchangeable? A human retrospective study. Anesth Analg 115：605-610, 2012
12) 日本版敗血症診療ガイドライン2016作成特別委員会：日本版敗血症診療ガイドライン2016, 2016
13) Rivers E, Nguyen B, Havstad S, et al：Early goal-directed therapy in the treatment of severe sepsis and septic shock. N Engl J Med 345：1368-1377, 2001
14) ProCESS Investigators：A randomized trial of protocol-based care for early septic shock. N Engl J Med 370：1683-1693, 2014
15) ARISE investigators：Goal-directed resuscitation for patients with early septic shock. N Engl J Med 371：1496-1506, 2014
16) Walley KR：Use of central venous oxygen saturation to guide therapy. Am J Respir Crit Care Med 184：514-520, 2011
17) Davison DL, Chawla LS, Selassie L：Femoral-based central venous oxygen saturation is not a reliable substitute for subclavian/internal

jugular-based central venous oxygen saturation in patients who are critically ill. Chest 138:76-83, 2010
18) 日本アレルギー学会喘息ガイドライン専門部会監修,「喘息予防・管理ガイドライン 2015」作成委員:喘息予防・管理ガイドライン 2015. 協和企画, 東京, 2015
19) Kelly AM, McAlpine R, Kyle E: How accurate are pulse oximeters in patients with acute exacerbations of chronic obstructive airway disease? Respir Med 95:336-340, 2001
20) 日本呼吸器学会 NPPV ガイドライン作成委員会:NPPV(非侵襲的陽圧換気療法)ガイドライン 改訂第 2 版. 南江堂, 東京, 2015
21) Plant PK, Owen JL, Elliott MW: Non-invasive ventilation in acute exacerbations of chronic obstructive pulmonary disease: long term survival and predictors of in-hospital outcome. Thorax 56:708-712, 2001
22) 3 学会合同 ARDS 診療ガイドライン 2016 作成委員会:ARDS 診療ガイドライン 2016, 2016
23) 日本呼吸器学会びまん性肺疾患診断・治療ガイドライン作成委員会:特発性間質性肺炎の診断治療の手引き 改訂第 3 版. 南江堂, 東京, 2016
24) Stein PD, Goldhaber SZ, Henry JW, et al: Arterial blood gas analysis in the assessment of suspected acute pulmonary embolism. Chest 109:78-81, 1996
25) 日本循環器学会:肺血栓塞栓症および深部静脈血栓症の診断, 治療, 予防に関するガイドライン(2009 年改訂版), 2009
26) 日本循環器学会:急性心不全治療ガイドライン(2011 改訂版), 2011

呼吸器ジャーナル

▶ 2017年5月号 [Vol.65 No.2 ISBN978-4-260-02883-7]

1部定価:本体4,000円+税
年間購読 好評受付中!
電子版もお選びいただけます

特集 **若手医師のための呼吸器診療スキルアップ**—苦手意識を克服しよう

企画:青島正大
(亀田総合病院呼吸器内科主任部長、日本呼吸器学会臨床諸問題学術部会長)

主要目次

■ I. 総論
若手医師は呼吸器診療で、どこが難しいと感じ困っているのか?／青島正大
■ II. 診断
問診／岡田あすか、長 澄人
身体所見のとり方／清川 浩
血液検査所見の解釈—動脈血ガス分析を含めて／田中純太
呼吸機能検査／喜舎場朝雄
胸部単純X線検査／髙橋雅士
CT／上甲 剛
気管支鏡検査／池澤靖元、品川尚文
病理検査／加島志郎、福岡順也
■ III. 治療
薬物治療—ステロイドを中心に／富貴原淳、近藤康博
薬物治療—呼吸器感染症に対する抗菌薬の使い方
　／中西陽祐、土谷美和子、二宮 清
呼吸管理／永田一真、富井啓介
呼吸リハビリテーション／次富亮輔、髙橋佑太、蝶名林直彦
良性呼吸器疾患の外科治療のタイミング
　／南 正人、舟木壮一郎、奥村明之進
禁煙／西 耕一
終末期医療・緩和ケア／松田良信、岡山幸子
■ IV. 社会とのかかわり(社会リソースの利用)
職業性肺疾患(労災)への対応／岸本卓巳
呼吸器疾患患者に対する社会的サポート／戸島洋一
■ V. エビデンスを調べる
文献を調べて診療に役立てるには／藤田次郎
●Dr. 長坂の身体所見でアプローチする呼吸器診療
肺の聴診(2)断続性雑音と胸膜摩擦音／長坂行雄
●症例で学ぶ非結核性抗酸菌症
CAM耐性肺MAC症について／森本耕三、他

医学書院

〒113-8719 東京都文京区本郷1-28-23　[WEBサイト] http://www.igaku-shoin.co.jp
[販売部] TEL:03-3817-5650　FAX:03-3815-7804　E-mail:sd@igaku-shoin.co.jp

特集 呼吸器救急診療ブラッシュアップ―自信をもって対応できる―
基本となる対応法

呼吸管理

桑野公輔

> **Point**
> - 各デバイスの特性を理解し必要に応じて使い分けることができるようになる．
> - 常に最新の見識に触れられるように論文検索する習慣を身につける．

はじめに

　急性呼吸不全の患者に遭遇した際にはまず気道や呼吸の確認を行う必要がある．気道が閉塞している場合には下顎挙上や頭部後屈を行い，それでも気道確保が困難な場合は経鼻エアウェイや経口エアウェイなどの声門上デバイス，気管挿管，輪状甲状靱帯穿刺などのあらゆる手段を用いて気道を開通させる必要がある．

　また急性呼吸不全に対する呼吸管理として，軽症では酸素療法，重症では挿管下人工呼吸器管理が選択されるが，その中間として近年では非侵襲的陽圧換気（noninvasive positive pressure ventilation；NPPV）やハイフローネーザルカニュラ（high flow nasal cannula；HFNC）が活躍の場を広げている．さらに挿管下人工呼吸器管理を行っても致死的な低酸素血症が遷延する場合には体外式膜型人工肺（extracorporeal membrane oxygenation；ECMO）などの体外循環装置も症例によっては用いられ救命に一役買っている．本稿では気道確保法や上記デバイスの使い分けについてエビデンスを交えながら解説していく．

気道確保

　患者の全身状態が急変した場合，まずは気道がしっかり確保できているかを確認する．気道確保の基本は下顎挙上および頭部後屈あご先挙上である．

　上記で気道確保が困難な場合などには経鼻エアウェイや経口エアウェイの挿入を検討する．経鼻エアウェイは鼻孔から耳朶下端までの長さを参考にサイズを決定し挿入するが，脳出血が疑われる場合や頭蓋内骨折および顔面骨骨折が疑われる場合などは禁忌となる．また経口エアウェイに関しては口角から下顎角までの長さを参考にサイズを決定し，挿入に際し嘔吐や咽頭痙攣が誘発される可能性があるため，咽頭反射が消失していない場合には禁忌となる．

　意識障害を認めている場合や異物や急性喉頭蓋炎，アナフィラキシーなどにより気道閉塞が差し迫っている場合には気管挿管を行い確実に気道確保する必要がある．その場合，まずは喉頭鏡を用いて気管挿管を行うこととなるが，声門の閉塞や痰詰まりなどで挿入困難な場合は輪状甲状靱帯穿刺などの緊急気道確保を行う必要がある．

　輪状甲状靱帯穿刺は外科的に切開し直接気管内にチューブを挿入する方法と専用キットを使用し穿刺する方法があり，緊急時に対応できるよう普段から

くわの　こうすけ　東海大学医学部付属病院内科学系総合内科（〒259-1193 神奈川県伊勢原市下糟屋143）

表1 急性呼吸不全におけるNPPVの適応（文献1)より引用改変）

強く推奨	推奨
COPD急性増悪	挿管拒否
COPDの抜管およびウィーニング	緩和手段としての終末期使用
心原性肺水腫	COPDおよび心不全の抜管失敗予防
免疫不全患者	COPDの市中肺炎
	術後呼吸不全の治療と予防
	喘息における急性増悪予防
	神経筋疾患や亀背側彎症患者の急性増悪

表2 NPPV導入を検討する基準（文献1)より引用改変）

臨床所見	血液動脈ガス
中等度から高度の呼吸困難増強 呼吸数（閉塞性障害＞24，拘束性障害＞30） 呼吸仕事量増加 呼吸補助筋の使用 腹部の奇異性運動	II型呼吸不全で以下のいずれかを満たすもの ①$PaCO_2$＞45 Torr ②pH＜7.35 ③PaO_2/FiO_2＜200

シミュレーションを行っておく必要がある．気管挿管については後で述べる．

酸素投与法

呼吸不全を認めた場合，直ちに酸素療法を開始する．酸素療法は鼻カニュラやシンプルマスク，リザーバー付きマスクなどの低流量システムとベンチュリーマスクやベンチュリーネブライザー，HFNCなどの高流量システムに分けられる．患者の疾患背景や病態を考慮し，どのデバイスを選択するか検討する必要があるが，低流量システムを使用した場合，患者の吸気努力や呼吸数で吸入酸素濃度が変動するため注意しなければならない．

NPPV

NPPVは心原性肺水腫，COPD急性増悪，免疫不全および免疫不全に伴う急性呼吸不全，肺結核後遺症や脊椎側彎症などの拘束性胸郭疾患での急性増悪などで高いエビデンスレベルでの有効性が証明されている（表1）．またCOPD慢性期や睡眠時無呼吸症候群，神経筋疾患などの慢性呼吸不全でも使用されている[1]．上記疾患で中等度から重度の呼吸困難，頻脈，呼吸補助筋使用などの臨床症状を呈した場合や，血液動脈ガスでpH＜7.35，PaO_2＞45 Torr，PaO_2/FiO_2＜200となった場合にNPPV導入を検討する[2]（表2）．敗血症性ARDS（acute respiratory distress syndrome：急性呼吸窮迫症候群）に関しては以前から様々な議論がなされてきたが，2015年に行われたFLORALI試験で通常の酸素療法やHFNC群と比較し，NPPV群の挿管率および死亡率が最も高いという結果となったこともあり[3]，Surviving Sepsis Campaign Guideline 2016では敗血症性ARDS患者に対してのNPPVの使用は否定も肯定もしないとしている[4]．ただし上記試験ではNPPVで有効性が示されているCOPD急性増悪や急性心原性肺水腫が対象疾患から除外されていることに留意されたい．

また最近では悪性腫瘍疾患，高齢者でIntubationを希望しないケースなどでも選択されることが増えてきた．さらには，侵襲的人工呼吸器の代替としての役割だけではなく，COPDや心不全の合併，$PaCO_2$＞45 Torrなどのハイリスク群の急性呼吸不全患者における抜管直後のNPPV使用は再挿管率やICU死亡率を低下させることが複数のRCTで証明されている[5]．ここで注意したいのは抜管後に呼吸不全が増悪した時点でNPPVを使用するのではなく抜管直後から使用するという点と対象となる疾患が限定されていることである．Estebanらは抜管後増

悪時にレスキューとして NPPV を使用することは死亡率を上昇させると報告しており，その理由として再挿管が遅延することを挙げている[6]．

NPPV は基本的に自発呼吸下で行う治療であり，意識障害下での使用は原則禁忌となっているが，Meduri らは血行動態が安定している高二酸化炭素血症に伴う不穏や意識障害患者ではマスク装着後，短期間で意識が改善することが多いと報告している[7]．また痰などの分泌物による窒息のリスクや嘔吐を繰り返す場合にも基本的には禁忌とされる．

様々な場面で活躍の場を広げており救急医や呼吸器内科医だけでなく，すべての医師が適応や使用方法について知っておく必要がある．

■ マスクの選択

NPPV マスクには鼻のみを覆う nasal mask，鼻および口を覆う oronasal mask，眼・鼻および口を覆う total-face mask，顔面全体を覆う helmet mask がある．また各々サイズがあり装着感や患者の不快感，エアリークの状況などを総合的に判断し，どのマスクを使用するか選択する必要がある．またリークを最小限にするためマスクのストラップを過度に締めすぎるケースが散在されるが，皮膚発赤や潰瘍の原因となるため避けなければならない．

■ 機械の選択

NPPV を行う場合，汎用人工呼吸器の NPPV モードを使用する場合と NPPV 専用機を使用する 2 つの選択肢がある．最も大きな違いは汎用人工呼吸器が吸気管と呼気管のダブルブランチであるのに対し NPPV 専用機は吸気管のみのシングルブランチである点である．よって NPPV 専用機を使用する場合は呼気ポート付きマスクを使用するか呼気ポートを別途装着しなければならない点に注意する必要がある．また NPPV 専用機のほうがリークすることを前提に設計されているためリーク補正能力が高いとされる．

■ 設定

急性期では主に S/T（Spontaneous/Timed）モードと CPAP モードが使用される．S/T モードでは PEEP に相当する EPAP（expiratory positive airway pressure）と PEEP（positive end expiratory pressure）+PS（pressure support）に相当する IPAP（inspiratory positive airway pressure）を設定し，主に COPD 急性増悪などのⅡ型呼吸不全患者に使用される．一方，CPAP モードは PEEP のみを設定し CO_2 貯留がない心原性肺水腫などのⅠ型呼吸不全で使用される．一般的に胃の膨張による誤嚥を予防するため 20 cmH₂O 以上の吸気圧は避けることが望ましいとされる．また設定圧による循環動態変化に注意する必要がある．

■ 鎮静

Devlin らの報告によれば米国で 41%，欧州で 24% 程度に鎮静が行われており[8]，本邦の報告では 56% の症例で鎮静薬が使用されていた[9]．鎮静のメリットとして NPPV 耐忍性の向上による気管挿管の回避がある一方，過鎮静による呼吸状態の増悪や鎮静薬の副作用による循環動態増悪のリスクもありルーチンでの使用は避けるべきである．NPPV 治療における鎮静薬の必要な割合は 10〜20% 程度とされており，使用する場合は Richmond Agitation-Sedation Scale（RASS）などを使用し鎮静目標を設定したうえで浅い鎮静で維持することが重要である[1]．

■ 導入後の評価

NPPV 開始後は意識レベルや呼吸数，血液動脈ガス測定などを適宜評価する必要がある．上記項目評価を参考に経時的な呼吸状態改善が認められない場合は，速やかに気管挿管を行い侵襲的人工呼吸器管理へ移行する必要がある．

ハイフローネーザルカニュラ

HFNC は鼻腔内に加温加湿した酸素・空気混合ガスを高流量で投与することで患者の換気量や呼吸数に影響を受けずに一定の酸素濃度を投与できる高流量酸素療法である．酸素濃度は 21〜100%，最高

流速は60 L/分まで設定することができる．発売当初は主に新生児領域で使用されていたが，ここ数年，成人の急性呼吸不全で使用する機会が増加している．徐々にエビデンスも蓄積されており，その効果や適応について述べる．

HFNCの利点として解剖学的死腔のwash out効果，軽度のPEEP効果，一定濃度の酸素投与，加温加湿による気道粘液線毛クリアランス維持などが挙げられる．

■ 解剖学的死腔のwash out効果

高流量のガスにより鼻咽頭腔の解剖学的死腔がwash outされ換気量を増加させることで二酸化炭素除去を促進する．ただし現時点でCOPD急性増悪などのⅡ型呼吸不全患者に対するエビデンスは乏しい．

■ PEEP効果

Parkeらの報告によれば，閉口の状態での気道内圧は30 L/分で$1.93±1.25 cmH_2O$，40 L/分で$2.58±1.54 cmH_2O$，50 L/分で$3.31±1.05 cmH_2O$と軽度PEEP効果があるとされる[10]．ただし開口状態では50 L/分でも$1.73±0.82 cmH_2O$とPEEP効果は乏しいためPEEPが必要な病態ではNPPVの使用を検討すべきである．

■ 一定濃度の酸素投与

従来の酸素療法では患者の1回換気量や呼吸数により享受できるFiO_2濃度が変化したが，HFNCでは患者の吸気速度以上の高流量で投与することで一定の酸素濃度を保つことができる．

■ 気道粘液線毛クリアランス維持

加温加湿することにより気道粘液線毛クリアランス維持ができるとされているが，エビデンスに乏しい．

挿管回避効果の検討

HFNCが使用される場面はICUや救急外来での急性呼吸不全や術後呼吸不全，抜管後呼吸不全などが想定される．以下に急性呼吸不全に対する挿管回避効果や抜管後の再挿管回避効果についてエビデンスを交えながら記載する．

■ 急性呼吸不全に対する挿管回避効果の検討

ICUにおけるHFNCの有用性を検討したRCTとしてFratらが報告したFLORALI試験が有名である[3]．これらはICUのⅠ型急性呼吸不全に対しHFNC，通常酸素療法，NPPVの3群を比較したもので，HFNCは通常酸素療法，NPPVと比較し挿管率に差は認めなかったものの，90日死亡率を低下させた．また救急外来でHFNCの有効性を検証したHOT-ER試験でも通常酸素療法群と比較し，人工呼吸回避効果はなかったと報告されている[11]．さらに2017年に発表されたシステマティックレビューおよびメタ解析でも通常ケア群（NPPV含む）と比較し死亡率低下や挿管率低下を示すことができなかった[12]．上記結果を鑑みると現時点では急性呼吸不全に対するHFNCの挿管回避効果は明らかでなく挿管回避目的での積極的使用はコストなどの面から推奨されないかもしれない．

■ 抜管後の再挿管回避効果の検討

MaggioreらはHFNCとベンチュリーマスクの無作為比較試験を行った．HFNC群はベンチュリーマスク群と比較し同じ酸素濃度で，より高い酸素濃度化を達成し再挿管率も低いと報告した[13]．また抜管後のNPPVの再挿管予防効果が既に証明されていることを踏まえ，HernándezらはハイリスクにHFNCとNPPVの再挿管回避効果を検討した[14]．再挿管後予防効果や抜管後呼吸不全発生に関してHFNCはNPPVに非劣勢であった．上記結果からHFNCは抜管後の再挿管予防効果があると考えられる．

これまでHFNCの利点を挙げてきたが，最後にKangらの論文をご紹介しよう．急性呼吸不全に対しHFNC使用後に挿管となった患者を48時間以内に挿管となった早期群と48時間以降に挿管となっ

た晩期群の2群に分けて検討したところ，早期群のほうが晩期群と比べICU死亡率が低かったと報告した[15]．これは挿管の延期が呼吸筋疲労と心機能障害を誘発したためと考えられた．NPPV同様，HFNC開始後も呼吸状態が改善しない場合は直ちに侵襲的人工呼吸器管理へ切り替えることを頭の中に入れておかなければならない．

気管挿管

前述した通り意識障害を認めている場合や異物や急性喉頭蓋炎，アナフィラキシーなどにより気道閉塞が差し迫っている場合には気管挿管を行い確実に気道確保する必要がある．

気管挿管を行うためにまずは喉頭鏡を準備する．直接喉頭鏡はブレードとハンドルを組み合わせて使用する．ブレードは主に曲型のマッキントッシュ型と直型のミラー型があるが，成人では前者を用いることが多い．また近年では様々な種類のビデオ喉頭鏡が販売されており臨床現場で使用されている．直接喉頭鏡と比較し初回成功率が上昇したとする論文も多い一方で，2017年にJAMA誌で発表された多施設オープンラベル前向きランダム化比較試験ではビデオ喉頭鏡（McGrath MAC®）群でコーマック分類1の患者の割合が多く声門の視認性が高かったためか初回挿管成功率に有意差は認めなかったと報告している[16]．直接喉頭鏡では声門の視野が確保できないことが挿管失敗の主な原因であったのに対し，ビデオ喉頭鏡では挿管チューブ挿入操作の失敗が原因であった．これはビデオ喉頭鏡では直接喉頭鏡と比べ咽頭軸・喉頭軸および口腔軸が直線的でなくても間接的に声門を確認することが可能なため結果として挿管チューブ挿入が困難となりやすいためと考えられる．またビデオ喉頭鏡は多量の痰や分泌物，血液などがある場合は視野が確保できないため使用できないという欠点がある．気管チューブは男性では7.5〜8.0，女性では6.5〜7.0を使用することが多い．使用前にカフの破損がないか必ず確認することが重要である．

実際に気管挿管を行う段階となった場合，まずは適切な体位をとる必要がある．一般的に口腔から声門がなるべく一直線になるよう"sniffing position"が望ましいとされる．また肥満の場合は外耳道孔と胸骨が水平となるように"ramped position"をとると視野が確保しやすい．

低酸素状態に陥らないよう気管挿管を行う前に前酸素化を行う必要がある．Benumofらが報告したFarmeryとRoeのモデルを用いたシミュレーションによると，70 kgの健常な成人の場合，前酸素化を行った後に$SaO_2 \leq 80\%$に達するまでの時間は8.7分，127 kgの肥満成人の場合はわずか3.1分と短時間で低酸素状態となってしまうため[17]，前酸素化は必須と考える．前酸素化の方法としてWeingartらは高濃度酸素の3分間投与もしくは1分間で8回の深呼吸を推奨している[18]．また近年は前酸素化だけでなく，麻酔薬投与後に無呼吸の状態でも経鼻的高流量酸素投与することで気管挿管手技中の低酸素血症を予防する"apneic oxygenation"を行う施設も増加しており最近ではHFNCを使用する研究も報告されている．Romainらが軽度から中等度の低酸素患者を対象にした前後比較研究ではHFNCの優位性が示されたが，Mickaelらが発表した重症の呼吸不全患者を対象とした他施設RCTではHFNCの優位性を示すことができず今後のエビデンス蓄積が待たれる．

最近では麻酔導入薬と即効性の筋弛緩薬を使用し，即座に意識消失と筋弛緩させた状態で気管挿管を行う迅速導入気管挿管（rapid sequence intubation；RSI）を行うことが多い．本邦の報告によると気管挿管初回成功率はRSI群 vs. 鎮静のみ群では77.6% vs. 60.7%とRSI群のほうが高いとされている[19]．しかし，あらかじめ換気困難や挿管困難（cannot ventilation, cannnot intubation；CVCI）が予想される場合は筋弛緩薬を使用せず麻酔導入薬のみで行うことが望ましい．麻酔症例による統計では約0.15%の確率でCVCIが発症すると報告されているが[20]，救急外来やICUなど緊急で挿管しなければならない状況下では，より高頻度に発生すると考えられる．

喉頭展開を行った際に声門が確認できない場合，

表3 ARDS 患者における主な人工呼吸器管理戦略（文献[4]より引用改変）

- 1回換気量 6 ml/kg（理想体重）
- プラトー圧≦30 cmH$_2$O
- より高い PEEP（中等度から重症）
- リクルートメント手技（重症）
- 治療早期 36 時間以内での腹臥位（PaO$_2$/FiO$_2$＜150）
- 治療開始 48 時間以内の神経筋遮断薬使用（PaO$_2$/FiO$_2$＜150）

介助者が頸部前面から甲状軟骨を後方，上方，右側に圧迫する BURP 法や，術者自身が左手で喉頭鏡を用いて喉頭展開を行い，右手で自ら見えやすい位置へ声門を誘導する Bimanual 法などが有用とされている[21]．

また頸部の外傷などで頸椎カラーによる頸椎可動域制限がある場合にはビデオ喉頭鏡が有用とされており，そのなかでも本邦で開発されたエアウェイスコープ®は挿管成功率が極めて高く現場で使用されている．

声門に確実に気管チューブが挿入できたら直ちにバイトブロックを留置すると同時にカフに 10 cc 程度の空気を挿入する．その後，胸郭の動きや呼吸による気管チューブ内の曇りの確認，5 点聴診などを行い挿管チューブが気管内に確実に挿入されているかを確認する．カプノモニターが使用できる環境下では呼気二酸化炭素濃度波形を確認する．SpO$_2$ が低下した場合や確実に気管挿管できた自信がない場合は直ちに挿管チューブを抜去し，用手的補助換気を再開する．

挿管下人工呼吸器管理について

酸素療法，NPPV，HFNC などの使用下で低酸素血症や高二酸化炭素血症が改善しない場合や意識障害による舌根沈下などで気道確保が必要な場合には挿管下人工呼吸器管理を開始することとなる．急性呼吸不全における NPPV および HFNC 失敗は死亡率上昇の独立した因子であると報告されており，人工呼吸器管理へ移行するタイミングを逃さないようにしなければならない．

陽圧人工呼吸における換気モードは，大きく assist control ventilation（ACV），synchronized intermittent mandatory ventilation（SIMV）および pressure support ventilation（PSV）に分類され，さらに前二者では volume control ventilation（VCV）と pressure control ventilation（PCV）の設定を行う必要がある．上記設定の違いや使い分けに関しては専門書をご参考いただきたいが，ここでは Surviving Sepsis Campaign Guideline 2016 で言及されている重症 ARDS に対する人工呼吸器管理戦略について少し触れたいと思う（表3）[4]．

ARDS では 1 回換気量とプラトー圧を制限する肺保護換気戦略が推奨されている．これは 1 回換気量を制限することで肺過膨張や気道内圧上昇による人工呼吸器関連肺損傷を回避するためであり，6 ml/kg 程度の低容量換気が推奨されている．また PEEP に関しては低容量換気を行えば PEEP を上げても死亡率は変わらないという報告もあるが，最近のメタ解析では高い PEEP 設定は，ARDS 患者の死亡率を減少させる可能性があると報告しており[22]，中等度から高度の ARDS に対して比較的高い PEEP の使用が推奨されている．

重症 ARDS に対しては肺リクルートメント手技が推奨されているが，人工呼吸器関連肺障害や一過性の低血圧が出現する可能性があるため，必ずモニタリングを行いながら施行するべきである．

また P/F 比＜150 Torr の重症 ARDS に対して 48 時間以内の神経筋弛緩薬使用や初期治療開始 36 時間以内の腹臥位保持が推奨されている．神経筋弛緩薬の使用により胸壁コンプライアンスの改善や呼吸同期障害の予防，最高気道内圧の低下効果が期待され，プール解析では生存率の改善と肺圧外傷頻度の低下が示されている[23]．また腹臥位保持については 36 時間以内限定で 1 日 16 時間以上行うことで生存率が改善したと報告されており，重症の ARDS 患者では上記戦略を考慮してもよいだろう．

ここで最近話題の経肺圧について少し触れたい．近年，経肺圧という概念が急速に浸透してきた．人工呼吸器管理において，最高気道内圧が 30 cmH$_2$O 以下となる肺保護換気戦略が重要とされているが，普段われわれが目にしている気道内圧はあくまで気道内側から測定した値であり，直接肺胞にかかって

表4 ECMO導入基準と除外基準（文献[26]より引用改変）

導入基準

ECMO導入しない場合の死亡率が50%以上の場合に考慮し，80%以上の場合はその時点で適応とする．

1. 低酸素性呼吸不全
   (a) Murray scoreが2〜3かつ/またはFiO$_2$>90%でPaO$_2$/FiO$_2$<150の場合，死亡率は50%以上と想定される．
   (b) 適切な治療を6時間以上施行しているにもかかわらずMurray scoreが3〜4かつ/またはFiO$_2$>90%でPaO$_2$/FiO$_2$<100の場合，死亡率が80%以上と想定される．
2. 非代償性高二酸化炭素血症
3. 重度のair leak syndrome
4. 肺移植患者リストに記載されている患者で挿管が必要な場合
5. 肺塞栓や気道閉塞による急性の循環または呼吸不全を発症した場合

除外基準

絶対な除外基準は存在せず，患者個人のリスクとメリットを鑑みて個別に検討する．

相対的除外基準
1. 7日間以上の高い人工呼吸器設定（FiO$_2$>0.9，プラトー圧>30）
2. 薬剤による高度の免疫不全
3. 最近発症または増悪の傾向にある脳出血
4. 重篤な中枢神経障害や末期悪性腫瘍などの併存疾患で改善が厳しい場合
5. 特定の年齢による禁忌はないが，年齢を重ねるごとにリスクが増加する

いる圧力とは必ずしも一致しない．実際に肺にかかっている圧力を計算するためには外圧である胸腔内圧を差し引く必要があり，差し引いた後の値が経肺圧である．努力性呼吸が強くなっている重症ARDS患者では経肺圧の上昇により肺損傷を起こす危険性が増加してしまうことに留意しなければならない．

また低換気戦略により二酸化炭素が貯留する症例が散在するが，pH≧7.2が維持できており循環動態が安定している場合は人工呼吸器関連肺障害を回避するため過剰な換気設定は避けるべきとされる．

人工呼吸器管理を行うに当たり，人工呼吸器関連肺炎（ventilator-assosiated pneumoniae；VAP）や気道内圧上昇に伴う血圧低下，挿管チューブの閉塞，気胸などの様々な合併症を念頭に置いておく必要がある．

ECMO

ECMOは従来の人工呼吸器治療に反応しない重症呼吸不全患者，重症循環不全患者に対し呼吸補助または/および循環補助目的に使用される．1972年Hillらが外傷後にARDSを発症した24歳男性に対しECMOを使用し救命し得た症例を発表したことで注目を浴びることとなった[24]．その後，成人重症呼吸不全患者に対し2つのRCTが施行されたが有用性を証明することができず，ECMOはしばらく下火となっていた．しかし，2009年にLancet誌に掲載された成人重症呼吸不全患者を対象としたCESAR研究で従来治療群と比較し6カ月後の生存率が63% vs. 47%とECMOの有用性が示されたことで再注目されるようになった[25]．さらに2009年に流行したH1N1インフルエンザによる重症呼吸不全に対し世界中でECMOによる救命例が多数報告された．現在もCombesらが中心となり重症のARDS患者に対する新たな臨床試験が行われている．

このように重症呼吸不全患者に対する有用性が証明されるようになってきたECMOであるが合併症による死亡率も高いため，ECMOを導入しない場合の死亡率が50%以上と予想される場合に導入を検討する[26]．表4に示す通り，Murray scoreが2〜3かつ/またはFiO$_2$>90%でPaO$_2$/FiO$_2$<150の場合に死亡率は50%以上，また適切な治療を6時間以上施行しているにも関わらずMurray scoreが3〜4かつ/またはFiO$_2$>90%でPaO$_2$/FiO$_2$<100の場合，死亡率が80%以上と想定される．また挿

表 5 ECMO 施行時の Lung rest 設定（文献[25]より引用改変）

- FiO_2：＜0.3
- PEEP：10〜15 cmH_2O
- PCV：呼吸回数 10 回/分程度
- 最高気道内圧：＜25 cmH_2O

＊患者覚醒時は患者が快適な設定で行うことが望ましい

管下人工呼吸器管理下でプラトー圧が 30 以上にもかかわらず非代償性高二酸化炭素血症を呈する場合，重度の air leak syndrome の場合，肺移植患者リストに記載されている患者で挿管が必要な場合，肺塞栓や気道閉塞による急性の循環または呼吸不全を発症した場合などにも導入を検討する．禁忌に関しては絶対的な基準はないが，7 日間以上の高い人工呼吸器設定や薬剤による高度の免疫不全，最近発症または増悪の傾向にある脳出血，重篤な中枢神経障害や末期悪性腫瘍などの併存疾患で改善が厳しい場合などが相対的除外基準とされている．

ELSO（Extracorporeal Life Support Organization）による後ろ向き研究では高齢，低体重，ECMO 導入前の人工呼吸器期間，血液動脈ガス pH＜7.18 または Pco_2＞70 が死亡率に関与する因子であったと報告している[27]．

ECMO は血管アクセス部位により venoarterial（VA ECMO）と venovenous（VV ECMO）の 2 つに分けられる．VA，VV とも呼吸補助を行うが VA のみ循環補助も行うことができる．心機能が正常または軽度異常の場合は合併症などの観点から VV を選択する．

酸素化に関しては動脈血酸素飽和度（SaO_2）＞75％ を目標とする．VV ECMO の場合，右心系静脈血すべてを脱血することは不可能のため浄化された静脈血と脱血されていない静脈血が混合してしまうことや，高い SaO_2 を目標にすると気胸などの新たな合併症リスクが増加することから，血流量（成人では 60〜80 ml/kg/min），正常の心拍出量および血中ヘモグロビン濃度≧12 g/dl 程度が維持できていれば上記目標で許容される．

ECMO 導入中の人工呼吸器設定に関しては様々な基準があるが，概ね FiO_2＜0.3，PEEP 10〜15 cmH_2O，呼吸回数 10 回/分程度，最高気道内圧＜25 cmH_2O のいわゆる"Lung rest 設定"で管理する（表 5）．また換気に関して，CO_2 除去だけを目的とした場合は心拍出量の 25％ 程度（15〜20 ml/kg/min）で十分とされている．人工呼吸器関連合併症として気胸があるが，出血リスクを考慮し軽度から中等度であれば脱気は行わず経過観察とすることが多い．

抗凝固療法は ECMO 管理中必須であり，ACT が 180〜210 seconds となるよう調整する．血小板数は 5 万〜8 万/μl 以上，ヘモグロビンは 12 mg/dl 以上を維持すべきとされており，必要に応じて輸血を行う．

合併症に関しては凝固異常による機械的合併症やカテーテル関連合併症，出血，溶血，播種性血管内凝固症候群，感染症などがある．

肺コンプライアンス，SaO_2，胸部 X 線写真所見の改善が認められた時点で ECMO のウィーニングを開始する．徐々に人工呼吸器での肺換気を増加させ，人工呼吸器設定が許容できる範囲（プラトー圧が 30 cmH_2O 未満，FiO_2＜0.6 程度）となった段階で ECMO 離脱を検討する[28]．

最新の ECLS Registry Report によると，成人の ECMO 症例の累計生存率は 66％（9,174 人/13,712 人）と年々生存率が向上しているが，これまで有効性を示した研究ではいずれも ECMO センターへの患者の集約化を行っており，予後とも関連していると考えられている[29]．本邦でも ECMO 導入例は増加しているが病院ごとに行っているのが現状であり，センター化に向けて 2012 年に ECMO プロジェクトが発足している．今後の展開に期待したい．

おわりに

本稿では急性呼吸不全に対する気道確保法と各種呼吸管理法について概説した．急性呼吸不全では刻々と状態が変化するため，その時点でどのデバイスが最適か的確に判断し迅速に対応できるよう日々

研鑽することが重要である．

文献

1) 日本呼吸器学会NPPVガイドライン作成委員会（編）：NPPVガイドライン，改訂第2版．南山堂，東京，2015．
2) Kelly CR, Higgins AR, Chandra S：Noninvasive Positive-Pressure Ventilation. N Engl J Med 372：e30, 2015
3) Frat JP, Thille AW, Mercat A, et al：High-Flow Oxygen through Nasal Cannula in Acute Hypoxemic Respiratory Failure. N Engl J Med 372：2185-2196, 2015
4) Rhodes A, Evans LE, Alhazzani W, et al：Surviving Sepsis Campaign：International Guidelines for Management of Sepsis and Septic Shock：2016. Intensive Care Med 43：304-377, 2017
5) Nava S, Gregoretti C, Fanfulla F, et al：Noninvasive ventilation to prevent respiratory failure after extubation in high-risk patients. Crit Care Med 33：2465-2470, 2005
6) Esteban A, Frutos-Vivar F, Ferguson ND, et al：Noninvasive positive-pressure ventilation for respiratory failure after extubation. N Engl J Med 350：2452-2460, 2004
7) Meduri GU, Turner RE, Abou-Shala N, et al：Noninvasive positive pressure ventilation via face mask. First-line intervention in patients with acute hypercapnic and hypoxemic respiratory failure. Chest 109：179-193, 1996
8) Devlin JW, Nava S, Fong JJ, et al：Survey of sedation practices during noninvasive positive-pressure ventilation to treat acute respiratory failure. Crit Care Med 35：2298-2302, 2007
9) 日本集中治療医学会規格・安全対策委員会，日本集中治療医学会看護部会：ICUにおける鎮痛・鎮静に関するアンケート調査．日集中医誌 19：99-106, 2012
10) Parke RL, Eccleston ML, McGuinness SP, et al：The effects of flow on airway pressure during nasal high-flow oxygen therapy. Respir Care 56：1151-1155, 2011
11) Jones PG, Kamona S, Doran O, et al：Randomized Controlled Trial of Humidified High-Flow Nasal Oxygen for Acute Respiratory Distress in the Emergency Department：The HOT-ER Study. Respir Care 61：291-299, 2016
12) Monro-Somerville T, Sim M, Ruddy J, et al：The Effect of High-Flow Nasal Cannula Oxygen Therapy on Mortality and Intubation Rate in Acute Respiratory Failure：A Systematic Review and Meta-Analysis. Crit Care Med 45：e449-e456, 2017
13) Maggiore SM, Idone FA, Vaschetto R, et al：Nasal high-flow versus Venturi mask oxygen therapy after extubation. Effects on oxygenation, comfort, and clinical outcome. Am J Respir Crit Care Med 190：282-288, 2014
14) Hernández G, Vaquero C, Colinas L, et al：Effect of Postextubation High-Flow Nasal Cannula vs Noninvasive Ventilation on Reintubation and Postextubation Respiratory Failure in High-Risk Patients：A Randomized Clinical Trial. JAMA 316：1565-1574, 2016
15) Kang BJ, Koh Y, Lim CM, et al：Failure of high-flow nasal cannula therapy may delay intubation and increase mortality. Intensive Care Med 41：623-632, 2015
16) Lascarrou JB, Boisrame-Helms J, Bailly A, et al：Video Laryngoscopy vs Direct Laryngoscopy on Successful First-Pass Orotracheal Intubation Among ICU Patients：A Randomized Clinical Trial. JAMA 317：483-493, 2017
17) Benumof JL, Dagg R, Benumof R：Critical hemoglobin desaturation will occur before return to an unparalyzed state following 1 mg/kg intravenous succinylcholine. Anesthesiology 87：979-982, 1997
18) Weingart SD, Levitan RM：Preoxygenation and prevention of desaturation during emergency airway management. Ann Emerg Med 59：165-175, 2012
19) Hasegawa K, Hagiwara Y, Chiba T, et al：Emergency airway management in Japan：Interim analysis of a multi-center prospective observational study. Resuscitation 83：428-433, 2012
20) Japanese Society of Anesthesiologists：JSA airway management guideline 2014：to improve the safety of induction of anesthesia. J Anesth 28：482-493, 2014
21) Levitan RM, Kinkle WC, Levin WJ, et al：Laryngeal view during laryngoscopy：a randomized trial comparing cricoid pressure, backward upward rightward pressure, and bimanual laryngoscopy. Ann Emerg Med 47：548-555, 2006
22) Briel M, Meade M, Mercat A, et al：Higher vs lower positive end-expiratory pressure in patients with acute lung injury and acute respiratory distress syndrome：systematic review and meta-analysis. JAMA 303：865-873, 2010
23) Alhazzani W, Alshahrani M, Jaeschke R, et al：Neuromuscular blocking agents in acute respiratory distress syndrome：a systematic review and meta-analysis of randomized controlled trials. Crit Care17：R43, 2013
24) Hill JD, O'Brien TG, Murray JJ, et al：Prolonged extracorporeal oxygenation for acute post-traumatic respiratory failure（shock-lung syndrome）. Use of the Bramson membrane lung. N Engl J Med 286：629-634, 1972
25) Peek GJ, Mugford M, Tiruvoipati R, et al：Efficacy and economic assessment of conventional ventilatory support versus extracorporeal membrane oxygenation for severe adult respiratory failure（CESAR）：a multicentre randomised controlled trial. Lancet 374：1351-1363, 2009
26) Extracorporeal Life Support Organization（ELSO）General Guidelines. https://www.elso.org/
27) Brogan TV, Thiagarajan RR, Rycus PT, et al：Extracorporeal membrane oxygenation in adults with severe respiratory failure：a multi-center database. Intensive Care Med 35：2105-2114, 2009
28) Brodie D, Bacchetta M：Extracorporeal membrane oxygenation for ARDS in adults. N Engl J Med 365：1905-1914, 2011
29) 竹田晋浩，青景聡之：Extracorporeal membrane oxygenation（ECMO）．日呼吸会誌 3：777-782, 2014

特集 呼吸器救急診療ブラッシュアップ―自信をもって対応できる―
基本となる対応法

循環管理

遠藤智之

Point

- 個々の患者の背景や病態を繰り返し評価し，早期に真の原因に対する介入を行う．
- point-of-care ultrasound と血液ガス分析で早期の病態把握に努める．
- 重症病態では，侵襲的動脈圧モニタリングを躊躇しない．
- 心臓外で心臓を圧迫しうるコンパートメントについての評価を忘れない．

はじめに

重篤で致死的な患者ほど心拍数や血圧の異常を来しており，そのときの患者の背景や病態に合わせた循環管理が必要となる．循環を構成する要素には，心拍数，循環血液量，血管抵抗，心収縮力の4つがあるが（図1），この4つの要素と組織循環を繰り返し評価しながら，どの要素に問題点があるのかを明らかにし，そのとき，その患者に最も適した治療介入を選択していく．本稿では図1を基本として，評価や病態についての解説を行う．

循環評価の方法

循環の評価法には非侵襲的評価法と侵襲的評価法がある．

1●非侵襲的評価法

1) 視診・触診・聴診

決して怠ってはいけないのは，視診・触診・聴診といった五感を用いた評価である．四肢冷感の有無，皮膚色（網状チアノーゼの有無），脈拍（速さ，強さ），毛細血管再充満時間，頸静脈，肺音，心音（Ⅲ音，Ⅳ音の有無），心雑音（質，最強点），心尖拍動，浮腫の有無などから，重篤なショックか否か，心臓に解剖学的な問題がありそうか否か，体液過剰はないかを短時間で評価する．その後の詳細な評価（病歴，心電図，超音波，胸部X線，血液ガス分析など）によって真の病態が明らかになった際には，自分自身の五感による評価の妥当性を検証する．このような検証作業を繰り返しながら視診・触診・聴診によって循環を評価する能力を磨いていくことが重要である．

2) モニター心電図

心リズム評価のために必須である．原則的にモニター心電図のみからST-T変化について言及することは困難であるため，心筋虚血，QT間隔などの評価のためには12誘導心電図検査を行う．

3) パルスオキシメーター

簡便性・非侵襲性から，現在ではバイタルサインの一つと位置付けられている．パルスオキシメーターの値に信頼性があるかどうかは，その波形パターンを見ることで確認できる．観血的動脈圧ラインと同様の dicrotic notch（図2）が明瞭であれば，

えんどう ともゆき　東北医科薬科大学病院救急科（〒981-8512 宮城県仙台市宮城野区福室1-12-1）

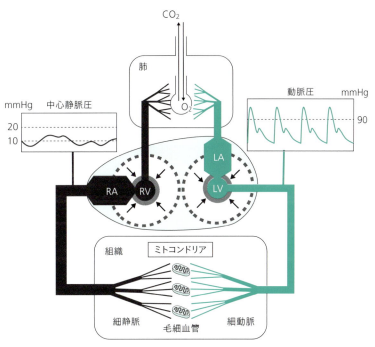

図1 循環を構成する要素（日本内科学会認定医制度審議会救急委員会 編：内科救急診療指針2016．総合医学社，p 100，2016 より転載）
循環血液量＝動静脈の線の太さ，血管抵抗＝細動脈の太さ，心収縮力＝心室の波線からの移動距離で表示
RA；right atrium：右心房，RV；right ventricle：右心室，LA；left atrium：左心房，LV；left ventricle：左心室

その値は信頼性があり，かつ末梢循環が良好であることを示唆する．通常は酸素化の指標として用いているが，脈波の検出という観点では同時に循環も評価していることになる．

4）非観血的血圧測定（non-invasive blood pressure；NIBP）

観血的動脈圧モニタリングに比べて簡便であり，カテーテル挿入に関する合併症の心配はない．しかし，循環不安定な病態における測定値は，観血的動脈圧モニタリングによる測定値との相関に乏しく[1]，また体型によってはカフサイズのミスマッチにより正確な測定ができない可能性がある．連続モニタリングはできないため，緊急降圧もしくは昇圧の際の薬剤投与量決定のためには測定間隔を短くして（例：2分ごと），頻回に測定する必要がある．

5）12誘導心電図検査

心疾患はもとより，電解質異常，QT間隔，低体温症など，心疾患以外の病態評価においても欠かせない．

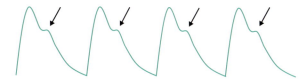

図2 パルスオキシメーターの波形と dicrotic notch（矢印）

6）point-of-care ultrasound（POCUS）

超音波診断は救急患者の病態評価にとってなくてはならないものである．POCUSとは，ベッドサイドでその患者の病態に合わせて的を絞った超音波検査を行うことを指す[2,3]．特に循環に関しては，POCUSなしに適切な管理を行うのは難しい．ショック状態の患者では，Rapid Ultrasound in Shock（RUSH）プロトコルと呼ばれる評価が勧められる（図3）[4]．血管内容量（タンク），心機能（ポンプ），血管（パイプ）に着目して迅速に評価する．詳細な心機能の評価までは実施できなくとも，循環血液量や心収縮に関する情報を得ることは難しいことではない．循環を生み出す動力源である心臓を直接見る

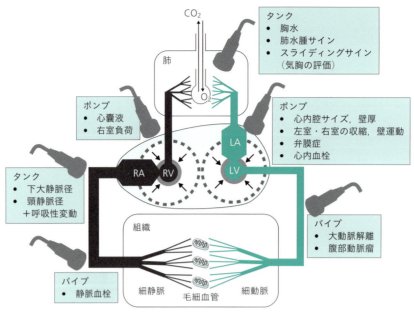

図3 Rapid Ultrasound in Shock プロトコル（日本内科学会認定医制度審議会救急委員会 編：内科救急診療指針2016. 総合医学社, p103, 2016より転載）

ことは，その後の戦略を考慮するうえで極めて重要な評価といえる．

7) 尿量

尿量は臓器灌流を示す重要な循環の指標である．尿道カテーテルを留置し，少なくとも0.5〜1.0 ml/kg/時の尿量を維持するように努める．

2 ▪ 侵襲的評価法

1) 観血的動脈圧モニタリング（invasive arterial pressure monitoring，通称Aライン）

重症であればあるほど循環管理を行ううえでAラインの必要性・有益性が高くなる．何よりも「持続的である」ことが最大の長所である．Surviving Sepsis Campaign Guideline（SSCG）でも示されているように，平均血圧65 mmHgは臓器灌流の指標として重要な値であり，Aラインがあれば，薬剤や輸液に対する分単位あるいは秒単位の変化を確認しながら目標平均血圧に向かって治療を進めることができる[5]．また，Aラインの波形や呼吸性変動を見ることで，1回拍出量低下の有無を推測することも可能である．Aライン波形の自動解析により心拍出量を測定する機器も利用可能であるが，循環動態不安定患時の信頼性は低下する[6,7]．

Aラインのその他の重要な役割は，繰り返し動脈血液ガス分析ができることである．乳酸値，ヘモグロビン，酸素化，換気，電解質，血糖などの推移を迅速に評価できる．橈骨動脈が触知困難であるか，心停止が切迫しているような状況であれば，大腿動脈への血管シースの挿入を考慮する．こうすることで，その後にさらに高度な治療介入（経皮的心肺補助装置など）が必要になった際に，ガイドワイヤーを用いて径の太いカテーテルに入れ替えることが容易になる．

2) 中心静脈カテーテル

過去には心臓前負荷の代表的指標は中心静脈圧（central venous pressure；CVP）であったが，CVPを心臓前負荷や輸液反応性の指標にすることは否定されてきている[8]．先端に酸素飽和度センサーがついた専用のカテーテルを使用すれば，中心静脈血酸素飽和度（central venous oxygen saturation；$ScvO_2$）を連続モニタリングすることが可能である．過去のSSCGでは$ScvO_2$を指標にした輸液蘇生（$ScvO_2$＞70%）が推奨されていたが[9]，2016年のSSCGからは乳酸値を指標にした輸液蘇生が推奨されており，循環評価の観点からは中心静脈カテーテル単独での有用性は低くなっている[5]．

3）経肺熱希釈法

経肺熱希釈法は，専用の動脈カテーテルと中心静脈カテーテルを挿入し，冷水注入による経肺熱希釈によって呼吸循環に関連する様々なパラメーターを測定する方法である．循環の指標としては，1回心拍出量，連続心拍出量，体血管抵抗，心臓の4つのチャンバーの拡張末期容量の総和（心臓前負荷に相当する），$ScvO_2$などを測定できる．輸液反応性の指標としてのstroke volume variation（SVV）も計測可能である．さらに肺水腫の指標として，肺血管外水分量や肺血管透過性係数を知ることができ，心原性肺水腫と急性呼吸窮迫症候群の鑑別をすることで体液管理の指標となりうる[10]．ただし，重度の心拍出量低下がある場合には熱希釈法による測定値は信頼性に乏しく，また体外式人工心肺（extracorporeal membrane oxygenation；ECMO）使用下では注入した冷水が人工心肺側に脱血されてしまうため適応外である．

4）肺動脈カテーテル

肺動脈カテーテルは，侵襲性や合併症の観点から利用頻度は低下しているが，その価値を失ったわけではない．一般的に連続心拍出量，混合静脈血酸素飽和度（mixed venous oxygen saturation；SvO_2）の測定が可能なカテーテルが用いられている．特に肺血管抵抗に関する情報が必要な場合や，標準的治療にもかかわらず重篤な症状が持続し病態把握が困難な心不全患者において考慮する[11]．

循環管理の実際

臨床的には，ショック状態の患者では「血圧を上げる（組織循環を改善する）」，高血圧緊急症（臓器障害を伴う異常高血圧）では「血圧を下げる」ように治療介入する．以下に一般的な介入手順を示す．

1▪血圧を上げる

1）止血をする

出血があれば止血処置が最も重要な治療介入である．

2）急速輸液をする

血圧を上げたいときにまず考慮すべきは血管内容量である．先述した各種評価方法で血管内容量が不足していると考えられる場合は，酢酸リンゲル，乳酸リンゲル，生理食塩水などの晶質液の急速輸液を行う．20Gの末梢静脈カテーテルを2本，もしくは18G以上の静脈カテーテルを挿入して全開で投与する．大量投与が必要な場合は，生理食塩水よりもリンゲル液のほうが高クロール血症による代謝性アシドーシスや腎障害の合併を回避でき安全である[12]．

3）血管を収縮させる

十分な血管内容量があり，心機能が正常であるにもかかわらず血圧低値が持続する場合は，末梢血管抵抗が低下している（血管が拡張している）ことが推定される．このような場合は血管収縮薬を投与する．以下，代表的な血管収縮薬について解説する．

- フェニレフリン：純粋な$α_1$受容体刺激薬である．投与方法は施設や部署の指針に従う．一般的には1 mg：1 mlの原液を10倍希釈（生理食塩水9 mlで希釈）して，100 μg（1 ml）ずつ投与する．

- ノルアドレナリン：主たる作用は$α$受容体刺激であり，敗血症性ショックでは持続投与の第一選択薬である．$β_1$作用も有するため，血管抵抗を上げつつ心筋収縮力の維持に寄与しうる．通常0.03〜0.3 μg/kg/分で投与する．

- バソプレシン：カテコラミンとは受容体が異なるため，ノルアドレナリン不応性の血管拡張状態において昇圧効果を期待できる．敗血症性ショックでは0.03単位/時間が推奨投与量である[5]．

- ドパミン：中等度の用量（2〜10 μg/kg/分）では$β_1$受容体刺激作用と心臓および末梢血管からのノルアドレナリン放出増加により，陽性変力作用，心拍数増加，$α_1$受容体刺激による血管収縮作用をもたらす．高用量（10〜20 μg/kg/分）では$α_1$刺激作用が優位となり血管抵抗が上昇する[13]．

4）心収縮力を上げる

血管抵抗も血管内容量も適正化されているにもか

かわらず血圧が上昇しないときには，心臓そのもの（心筋・刺激伝導系・弁など）に障害があるかもしれない．このようなときはβ受容体刺激薬が選択される．代表的薬剤はドブタミンである．

- ドブタミン：合成カテコラミン薬であり，β_1，β_2，α_1受容体刺激作用を有する．血管平滑筋に対するα_1とβ_2作用が相殺され，β_1受容体刺激作用を発揮する．β_2受容体刺激作用については，5 μg/kg/分以下の低用量では軽度の血管拡張作用による全身末梢血管抵抗低下および肺毛細管圧の低下をもたらす．また10 μg/kg/分以下では心拍数の上昇も軽度であり，ほかのカテコラミン薬に比べ心筋酸素消費量の増加も少なく，虚血性心疾患にも使用しやすい[13]．

薬剤によって心収縮力を上げることが困難な病態（広範囲心筋梗塞，劇症型心筋炎など）では，veno-arterial ECMOへの移行を早期に検討する．

5) リズム（頻脈，徐脈）の異常があれば介入する

頻脈性不整脈もしくは徐脈性不整脈が原因で低血圧になっているのであれば，蘇生ガイドライン2015の二次救命処置アルゴリズムに従い薬物や電気的治療による介入を行う[14]．

6) 外的圧迫を解除する

心臓を取り囲む構造として心囊，肺，胸腔がある．いずれも心臓を圧迫し血圧低下の原因となる．

- 心囊：心タンポナーデがあれば，心囊ドレナージもしくは外科的開窓が必要である．
- 肺：喘息，COPDなどの気管支狭窄のある患者の人工呼吸器管理において，呼気終了前に次の吸気が開始されるとエアトラッピングによるauto-PEEPが生じ，胸腔内圧上昇から静脈灌流減少を来し血圧低下を来しうる．このようなときはまず呼吸器回路を気管チューブから外し，auto-PEEPが生じない設定に変更しなければならない．
- 胸腔：緊張性気胸であれば，迅速に脱気もしくは胸腔ドレナージを行う．

7) 再灌流療法を行う

肺血栓塞栓症があれば肺動脈の再灌流を図るための治療（血栓溶解療法，カテーテルインターベンション，外科的摘出など）が必要であり，冠動脈閉塞があれば冠動脈再灌流療法（経皮的冠動脈インターベンション，冠動脈バイパス術）が必要である．

8) 補助循環装置を考慮する

薬物治療に不応性の心原性ショックや肺血栓塞栓症などでは補助循環装置を考慮する．個々の病態に応じて，大動脈内バルーンパンピングやveno-arterial ECMOなどを考慮する．

2 ▪ 血圧を下げる

1) 交感神経緊張を解除する

血圧上昇に交感神経緊張が関与している可能性が高い場合には，交感神経緊張をもたらしている原因への介入を優先する．不安や緊張が強い場合は抗不安薬，疼痛や苦痛が強い場合は鎮痛薬・鎮静薬の投与を考慮する．標的臓器障害のない高血圧に対してむやみに降圧薬を投与するのではなく，まずは不安，緊張，疼痛などを取り除いてから再評価することが重要である．

2) 血管拡張薬を投与する

血管拡張薬は，主として動脈（抵抗血管）に作用する薬剤と，静脈（容量血管）に作用する薬剤と両方に作用する薬剤に分けられる．経静脈投与が可能な頻用薬剤は，ニカルジピン，ニトログリセリン，硝酸イソソルビドなどが挙げられる．フロセミドにも静脈拡張作用があることが知られている[15]．

- ニカルジピン：動脈拡張薬であり，用量依存性に降圧効果を期待できるため使用しやすい．脳内出血，くも膜下出血，急性大動脈解離，高血圧性脳症などの病態で緊急に降圧が必要な場合に使われることが多い．
- ニトログリセリン：動静脈の双方を拡張する．特に肺水腫を伴う高血圧性急性左心不全が良い適応である．効果出現が速く，半減期が短い．
- 硝酸イソソルビド：主として静脈血管に作用し容量血管を拡張することで肺うっ血の改善に寄与する．
- フロセミド：利尿効果に加え静脈拡張作用が知られており，体液貯留とうっ血を伴う急性心不全での第一選択薬である．

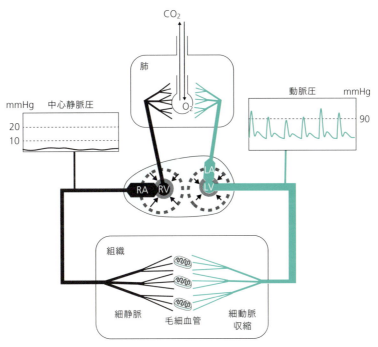

図4 出血性ショックの病態（日本内科学会認定医制度審議会救急委員会編：内科救急診療指針2016．総合医学社，p 101，2016 より転載）

ショックの循環管理の実際

各種ショック症例の急性期の循環管理について，症例をもとに解説する．

症例1 ■ 70歳台の男性，大量吐血

- 既往歴：C型肝硬変，食道静脈瘤硬化療法後
- バイタルサイン：意識清明，呼吸数24/分，血圧60/40 mmHg，心拍数 170/分（心房細動），SpO_2 98%，体温 36℃
- 身体所見：眼瞼結膜貧血あり，腹部膨満
- 動脈血液ガス分析（室内空気）：pH 7.50，pCO_2 25.7 torr，pO_2 82.3 torr，HCO_3^- 20.3 mmol/L，Hb 7.9 g/dl，乳酸値 2.7 mmol/L
- POCUS：下大静脈（inferior vena cava；IVC）虚脱．左室拡張末期径＜35 mm，推定左室駆出率50%．弁膜症なし．多量の腹水貯留あり．

[症例1の解説]

出血性ショックの症例である（図4）．心拍数は170/分，リズムは心房細動であり，低血圧の原因として頻脈性不整脈の可能性も否定はできないが，まずは出血による循環血液量低下・酸素運搬能の低下を原因とする頻脈と考えるべきである．初期のヘモグロビンは 7.9 g/dl であるが，輸液による希釈前であり，この値のみで出血量を推測することは困難である．乳酸値が 2 mmol/L を超えており，組織低灌流を来している．POCUSでは循環血液量減少を裏付ける所見を認める．頻脈のため左室駆出率が実際よりも低く計測されている可能性がある．もともと腹水があるため，腹腔内出血の有無についてはエコーのみでは判断できない．

出血症例の循環管理の原則は止血であり，内視鏡的止血術を迅速に実施できるように準備を進める．末梢静脈路は少なくとも20Gで2本必要である．Aラインを確保できれば，その後の血行動態の監視が容易となり，繰り返しの採血も可能になる．輸血は緊急度に応じて施設の方針に従ってオーダーする．

もし誤嚥の危険性が高く気管挿管が必要な場合は，血圧低下を来しにくい鎮痛・鎮静薬を選択する．さらなる血圧低下に備えて，すぐに静注できる昇圧薬（フェニレフリンなど）を用意しておくとよい．止血が完了するまでの間に心停止が差し迫っている状況においては，末梢静脈路からでよいので血

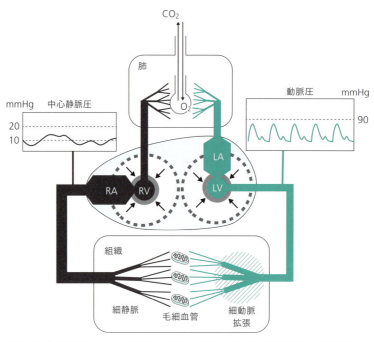

図5 敗血症性ショックの病態（日本内科学会認定医制度審議会救急委員会編：内科救急診療指針 2016. 総合医学社, p 101, 2016 より転載）

管収縮薬の持続投与を開始し，収縮期血圧 70〜80 mmHg を維持するように努める．

症例 2 ■ 70 歳台の女性，発熱と意識レベルの低下

- 既往歴：関節リウマチでプレドニゾロン 10 mg/日を内服中
- バイタルサイン：意識レベル GCS（Glasgow Coma Scale）：E3V3M5，呼吸数 30/分，血圧 55/30 mmHg，心拍数 110/分・洞調律，SpO_2 97%（室内空気），体温 38.9℃
- 身体所見：呼吸音異常なし，心音異常なし，皮膚 turgor 低下
- 動脈血液ガス分析（高流量リザーバー酸素マスク）：pH 7.39，pCO_2 32.7 torr，pO_2 348 torr，HCO_3^- 20.2 mmol/L，Hb 10.6 g/dl，乳酸値 3.9 mmol/L
- POCUS：IVC 虚脱，左室拡張末期径 35 mm，推定左室駆出率 60%．有意な弁膜症なし．胸水なし．腹水なし．胆嚢炎を疑う所見なし．水腎症なし．
- 尿道カテーテル挿入し，膿尿の流出あり．

［症例 2 の解説］

ステロイド内服者の敗血症である（図 5）．感染のフォーカスとしては腎・尿路の可能性が高い．敗血症患者は，しばしば病院に搬送される数日前から食欲が低下し潜在的に脱水に陥っており，血管拡張の要素とあわせて複合的ショックに陥っていることがあるため注意を要する．重篤な低血圧で乳酸値も高値であり，意識レベルの低下の原因として組織低灌流を第一に考える．意識レベル低下に気を取られて頭部画像診断を急ぐよりもまずは循環の安定化に努める．末梢静脈路は少なくとも 20G で 2 本必要である．POCUS では循環血液量低下が明らかであり，500〜1,000 ml の輸液ごとに IVC や左室の大きさを評価し，循環血液量が増加しているかどうかを評価する．このような患者では NIBP は信頼性に乏しいため，できるだけ速やかに A ラインを挿入するべきである．橈骨動脈からの挿入が難しい場合は大腿動脈でもよい．

まずは 30 ml/kg の輸液を行い，それでもなお低血圧が持続し，乳酸値が低下しない場合は，敗血症性ショックとしてノルアドレナリンの持続投与を開始する．まずは末梢静脈路から投与を開始し，中心

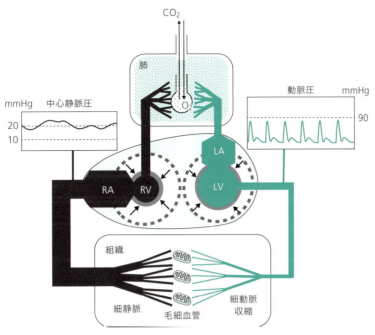

図6 心原性ショックの病態（日本内科学会認定医制度審議会救急委員会編：内科救急診療指針2016．総合医学社，p 101，2016より転載）

静脈カテーテル確保後に切り替えるのが妥当である．ノルアドレナリンは拡張した細動脈を収縮させるだけでなく，静脈容量血管の収縮作用も知られており，左室前負荷増加による心拍出量の増加も期待できる．ノルアドレナリンは一般的に0.3〜0.5 μg/kg/分が上限であり，十分な輸液とノルアドレナリンで平均血圧65 mmHgを達成できない場合は，次の手段としてバソプレシン0.03単位/分の持続投与を考慮する．

血管抵抗の改善に伴い左室駆出率の低下が顕在化する場合は，敗血症性心筋障害合併の可能性がある．このような場合は，アドレナリンの持続投与を考慮する．これらの介入によっても循環動態の改善が得られない場合は，低用量ヒドロコルチゾンの投与が有効かもしれない．また，輸液量が大量になる場合や，もともと低アルブミン血症がある場合には，症例ごとにアルブミン製剤の投与を検討する．

症例3・70歳台の男性，一過性意識消失後の胸痛と呼吸困難

- 既往歴：高血圧でカルシウム拮抗薬内服中
- バイタルサイン：意識レベル GCS：E4V3M5，不穏状態，体幹と四肢に冷感・網状皮斑，頸静脈怒張あり，呼吸数 30/分，血圧測定不能，心拍数 40/分（完全房室ブロック），SpO_2 検出せず，体温 35℃
- 身体所見：両側湿性ラ音，心雑音なし．
- 動脈血液ガス分析（高流量リザーバー酸素マスク）：pH 7.23，pCO_2 18.5 torr，pO_2 118 torr，HCO_3^- 7.8 mmol/L，Hb 14.6 g/dl，乳酸値 13 mmol/L
- POCUS：IVC拡張していて呼吸性変動に乏しい．左室壁運動は前壁中隔・心尖部・下壁の壁運動低下を認める．有意な弁膜症なし．心囊液なし．両肺Bラインあり．胸水なし．腹水なし．

[症例3の解説]

急性心筋梗塞による心原性ショックの患者である（図6）．外観とバイタルサインのみで極めて重篤なショック状態であることがわかる．重篤なショックの割には徐脈であり，その原因は完全房室ブロックである．乳酸値13 mmol/Lと著しい低灌流を呈しており，頻呼吸によっても代償できない代謝性アシドーシスを認める．POCUSでは左冠動脈前下行枝と右冠動脈領域の壁運動低下があり，2枝領域の心

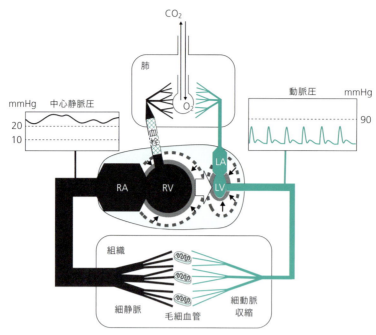

図7 広範囲肺血栓塞栓症の病態

筋梗塞が発生した可能性が高い（その後の冠動脈造影検査で，責任病変は右冠動脈であったが，右冠動脈から左前下行枝の慢性閉塞病変に対する側副血行を認めた）．

急性肺水腫による呼吸不全があり気管挿管・陽圧換気が必要である．心停止が切迫した心原性ショックであり，速やかに A ラインを確保し血圧をモニタリングしながら治療を行う．末梢静脈路は最低 2 本確保し，一方からノルアドレナリンの持続投与を開始し，補助循環治療を前提とした大腿動静脈への血管確保（4〜5 F の血管シースが望ましい）を行う．

安易な鎮静は交感神経緊張低下によるさらなる血圧低下を来す可能性があり，気管挿管の際にはできるだけ循環変動の少ない薬剤を考慮する．ケタミンもしくは少量のミダゾラムなどが妥当である．徐脈に対しては経皮ペーシングの適応があるが，そもそもの心収縮力低下が著しいため，ペーシングが病態改善に寄与する可能性は低い．輸液負荷は不要である．ノルアドレナリンへの反応が乏しい場合や，ペーシングに不応であれば，冠動脈再灌流療法を行うまでのブリッジとして veno-arterial ECMO の導入が必要となる．

症例 4 ■ 50 歳台の男性，一過性意識消失と呼吸困難

- 既往歴：特記すべきものなし，内服薬なし．
- バイタルサイン：意識レベル GCS：E4V4M6，不穏状態，頸静脈怒張あり，呼吸数 40/分，血圧 70/40 mmHg，心拍数 120/分，SpO_2 90%（高濃度酸素投与下），体温 36.5℃
- 身体所見：呼吸音異常なし，心音異常なし，左下腿浮腫あり．
- 動脈血液ガス分析：（高流量リザーバー酸素マスク）：pH 7.24，pCO_2 25.5 torr，pO_2 64.5 torr，HCO_3^- 10 mmol/L，Hb 15 g/dl，乳酸値 12 mmol/L
- POCUS：IVC 拡張していて呼吸性変動に乏しい．右室拡大あり．左室 D-shape あり．胸水なし．腹水なし．

[症例 4 の解説]

広範囲肺血栓塞栓症の患者である（図7）．POCUSにて左室 D-shape を呈しており，過剰な輸液は心室相互干渉によって低血圧を増悪させる可能性があるため，輸液量は制限する必要がある．症例3と同様に乳酸値 12 mmol/L と著しい低灌流を呈してお

り，頻呼吸によっても代償できない代謝性アシドーシスを呈している．確定診断のためには造影CTもしくは肺動脈造影が必要であるが，検査室への移動や検査中に心停止に陥るリスクがある．症例3と同様のコンセプトで気管挿管を行う．

暫定的な循環安定化のためには，静脈路は少なくとも20Gで2本確保し，一方からノルアドレナリンの持続投与を開始する．ドブタミンやアドレナリン持続による心収縮増強も考慮する．速やかにAラインを挿入し観血的モニタリングのもとで循環作動薬の用量を調整する．ノルアドレナリン不応性のショックであれば，補助循環が必要となる可能性が高い．このような場合にはエコーで大腿静脈内に血栓がないことを確認し，veno-arterial ECMOを前提とした大腿動静脈への血管確保（4～5Fの血管シースが望ましい）を行う．

まとめ

適切な循環管理を行うためには，まずは非侵襲的な評価方法で病態把握に努めながら治療を開始する．重症であればあるほど躊躇することなく観血的動脈圧モニタリングなどの侵襲的評価を開始し，治療反応性をリアルタイムに評価しながら治療を進める．その状況で利用できるツールを十分に活用し，個々の症例の病態解明に努め，それぞれの病態に合わせた介入により安定化を図る．

文献

1) Ribezzo S, Spina E, Di Bartolomeo S, et al : Noninvasive techniques for blood pressure measurement are not a reliable alternative to direct measurement : a randomized crossover trial in ICU. ScientificWorldJournal 2014 : 353628. 2014
2) Whitson MR, Mayo PH : Ultrasonography in the emergency department. Crit Care 20 : 227, 2016
3) Atkinson P, Bowra J, Milne J, et al : International Federation for Emergency Medicine Consensus Statement : Sonography in hypotension and cardiac arrest（SHoC）: An international consensus on the use of point of care ultrasound for undifferentiated hypotension and during cardiac arrest. Cjem : 1-12, 2016
4) Perera P, Mailhot T, Riley D, et al : The RUSH exam : Rapid Ultrasound in SHock in the evaluation of the critically Ill. Emerg Med Clin North Am 28 : 29-56, vii. 2010
5) Rhodes A, Evans LE, Alhazzani W, et al : Surviving Sepsis Campaign : International Guidelines for Management of Sepsis and Septic Shock : 2016. Crit Care Med 45 : 486-552, 2017
6) Manecke GR : Edwards FloTrac sensor and Vigileo monitor : easy, accurate, reliable cardiac output assessment using the arterial pulse wave. Expert review of medical devices 2 : 523-527, 2005
7) Camporota L, Beale R : Pitfalls in haemodynamic monitoring based on the arterial pressure waveform. Crit Care 14 : 124, 2010
8) Lichtwarck-Aschoff M, Beale R, Pfeiffer UJ : Central venous pressure, pulmonary artery occlusion pressure, intrathoracic blood volume, and right ventricular end-diastolic volume as indicators of cardiac preload. J Crit Care 11 : 180-188, 1996
9) Dellinger RP, Levy MM, Rhodes A, et al : Surviving sepsis campaign : international guidelines for management of severe sepsis and septic shock : 2012. Crit Care Med 41 : 580-637, 2013
10) Monnet X, Teboul JL : Transpulmonary thermodilution : advantages and limits. Crit Care 21 : 147, 2017
11) Mueller C, Christ M, Cowie M, et al : European Society of Cardiology-Acute Cardiovascular Care Association Position paper on acute heart failure : A call for interdisciplinary care. Eur Heart J Acute Cardiovasc Care 6 : 81-86, 2017
12) El Gkotmi N, Kosmeri C, Filippatos TD, et al : Use of intravenous fluids/solutions : a narrative review. Curr Med Res Opin 33 : 459-471, 2017
13) 日本循環器学会：循環器病の診断と治療に関するガイドライン（2010年度合同研究班報告）．急性心不全治療ガイドライン（2011年改訂版），2011
14) 日本蘇生協議会：JRC蘇生ガイドライン2015．医学書院，東京，2016
15) Pickkers P, Dormans TP, Russel FG, et al : Direct vascular effects of furosemide in humans. Circulation 96 : 1847-1852, 1997

特集 呼吸器救急診療ブラッシュアップ—自信をもって対応できる—
知っておきたい検査

緊急気管支鏡

木田博隆／峯下昌道

Point
- 緊急気管支鏡が必要となるケースを把握することが重要である．
- それぞれのケースにおいて，手技の手順を想定しておくことが重要である．
- 冷静に自分の手技の限界を把握し，どこまでが必要最小限の治療にあたるのかを判断できるようになるのが理想である．

はじめに

　まず手技一般に言えることであるが，気管支鏡手技においても緊急性の有無を判断することが非常に重要となる．特に夜間など人手が少ないときには，最小限の手技のみを行うことが重要であり，どこまでが必要な最小限の治療にあたるのかを判断することが必要である．

　気管支鏡はリスクを伴う手技でもあり，1人で行えることは限られている．出血や呼吸困難など，場合によっては外科的処置や蘇生行為が必要となってしまうこともありうるため，冷静に自分の手技の限界を把握し，人手やその他要素を勘案して適応を判断する姿勢が重要と考えられる．

準備器材

軟性気管支鏡：緊急で用いる気管支鏡は，吸引・鉗子口径ができるだけ大きく十分に喀痰や血液が吸引でき，視野が確保できるものを選択すべきである．一般的に処置用といわれる気管支鏡を選択する．
内視鏡付属装置：モニター，記録器具，光源装置など周辺機器を含む
吸引器：壁内配管
酸素投与：壁内配管，酸素ボンベ，酸素マスク，カヌラ
静脈路確保：静脈留置針，点滴セット
心肺機能モニター：自動血圧計，心電図モニター，パルスオキシメーター
救急カート：緊急薬剤，バッグバルブマスク，気管チューブ，ジャクソンリース，バイトブロックなど
鎮静：ミダゾラム，フルマゼニル
喉頭・気管内麻酔：ジャクソン型噴霧器，4%リドカイン液，リドカインゼリー
鉗子類：各種把持鉗子
気道狭窄解除術：Nd-YAGレーザー，argon plasma coagulation，ステントなど
止血：エピネフリン添加リドカイン，バルーンカテーテル
その他：マウスピース，10 ml ディスポーザブルシリンジ

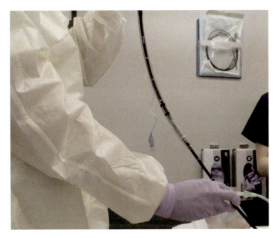

図1 気管支鏡補助下挿管

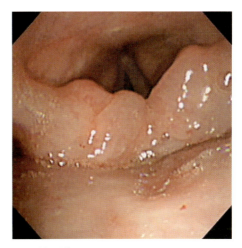

図2 披裂軟骨

緊急気管支鏡が適応となるもの

▪ 気管支鏡補助下挿管

挿管困難な症例や，気道出血例に対する片側挿管などが適応となる．

手技の実際・手順
- マウスピースまたはバイトブロックを装着する．
- フェイステントにて酸素投与を行う．
- 4％リドカインの噴霧による喉頭・気管内麻酔を行う．
- 気管チューブ（8 Fr 以上）を気管の太さに応じて選択し，カフは空気漏れがないことを確認した後に，完全に空気を抜いておく．
- 気管チューブ内にも4％リドカインを散布し気管支鏡のすべりを良くする．
- 気管チューブ背側のカフ周辺には十分にリドカインゼリーを塗布する．
- コネクタを外し，気管チューブを気管支鏡の上部に固定する（図1）．
- 患者の頭側に立ち，気管チューブが足側に向くようにして，気管支鏡を挿入していく．
- 声帯を麻酔後，通常の気管支鏡と同様に気管内まで進める．
- ゆっくりと気管チューブの向きはそのままで，注意して進めていく．抵抗がなければそのまま気管内に留置し，場所を確認して固定する．
- 抵抗がある場合は無理に押し込まない．声帯下部

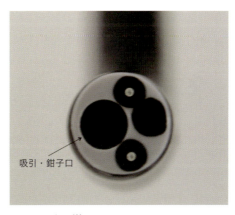

図3 吸引・鉗子口

の披裂軟骨（図2）に気管チューブが引っかかっている場合が多いため，気管支鏡を声帯より少し口側に引き抜き，気管チューブ先端の位置を観察する．
- 気管チューブの先端が少し見える位置に気管支鏡を固定し，up をかけて気管チューブ先端を声帯方向に誘導する．

▪ 喀痰吸引

手術後や高齢者，その他喀痰排出困難症例での無気肺などは緊急気管支鏡の適応となる場合がある．

手技の実際・手順
- 喀痰を吸引できる吸引口は3時方向にあることを意識し（図3），痰がある方向へ合わせるように回転させ，喀痰のすぐ近くまで進め吸引する．
- 気管支など周囲に十分なスペースのないときに

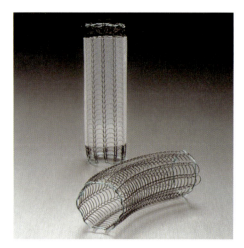

図4 Ultraflex stent uncovered type, covered type

は，吸引をかけつつ手前にゆっくり引いてくることで，周囲の空気と一緒に喀痰が吸引できる．
● 短時間で十分に喀痰を吸引できるよう，気管支の構造を把握しこの操作をすばやく繰り返す．

気道ステント留置

腫瘍などによる中枢気道狭窄は生死にかかわるため，緊急ステント留置術の適応となる．食道癌や巨大縦隔腫瘍による気道狭窄，縦隔リンパ節腫脹による分岐部狭窄などが緊急ステントとなる頻度が高い．しかしながら，実際のところ夜間にステントを留置しなければならない病態はそこまで多くない．人手が足りずにステント留置が安全に行えないと判断したときは，細い気管チューブによる気管挿管や，気道浮腫軽減目的のステロイド投与など窒息回避の方法を柔軟に検討・対処し，できうる限りステント留置を人手の確保が十分に可能な日中に行えるようマネージメントすることが最も重要である．ステント留置を行う医師は，軟性気管支鏡および硬性気管支鏡に関する十分な経験をもち，中枢気道狭窄の管理に習熟していなければならないため，難しい症例は無理せず適切な施設に送ることが望ましい．

一般的に気道ステント留置術は，呼吸困難を伴う良・悪性疾患で他の治療で効果が得られず，中枢気道に50％以上の狭窄があり，ある程度の予後が期待される症例が良い適応であると考えられている[1]．50％以上の狭窄では有意に呼吸困難が増加することから適応となっていると考えられるが，実際には50％程度の狭窄症例に緊急でステントを留置することはあまりない．80％以上の高度狭窄では呼吸困難の改善がより期待できる[2]との報告もあり，緊急で行われているステント症例は80％以上の狭窄がほとんどである．良性疾患による気道狭窄に対しては，長期留置による破損，肉芽などによる合併症が起こるため，金属ステントは留置するべきではない．また声門下腔や気管上部は肉芽形成を起こしやすい部位であり，ステント留置を極力避けるようにする．

ステントの選択

狭窄の部位と性状，狭窄型，狭窄の程度や長さにより決定する．一般的に，外圧性狭窄には金属ステント，シリコンステントが，混合性狭窄にはシリコンステント，金属ステント，ハイブリッドステントが選択される．下記に緊急時に留置しやすいステントとして2種類を挙げた．

①Ultraflex stent

自己拡張型金属ステントであるUltraflex stent（図4）[3]は局所麻酔および軟性気管支鏡にて留置可能であるため，緊急での気道開大目的に留置されることが多い．covered type（膜張型）とuncoverd type（膜なし型）の2種類があり，膜があると腫瘍のステント腔内増殖を阻止できるが，喀痰排出や移動・逸脱の点ではuncovered typeのほうが優れる．また近位部から展開するproximal typeと末梢部から展開するdistal typeの2種類がある．

拡張力がやや弱いため，硬い腫瘍で狭窄が強い場合は注意が必要である．

②AERO stent

シリコンと金属の両方の特性を併せもつものがハイブリッドステントであり，AERO stent（図5）[4]は2014年2月に悪性気道狭窄に対する特定医療材料として認可された．従来の金属ステントのようにカバーされていない部位からの肉芽形成や腫瘍のステント腔内浸潤がなく抜去可能である．欧州では良性気道狭窄にも適応がある．

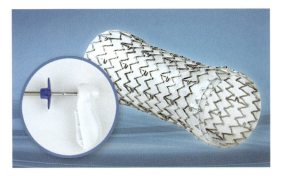

図5 AERO stent

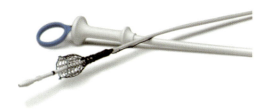

図6 Ultraflex stent　デリバリーカテーテル　フィンガーリング

手技の実際・手順（局所麻酔下軟性気管支鏡, Ultraflex stent 留置の場合）

- 患者の状態, 緊急性を把握し, 緊急ステントの適応を判断する.
- 可能な限り, 胸部CTを撮影する.
- 胸部CTより, 狭窄の部位と性状, 狭窄型, 狭窄の程度や長さを把握し, 留置すべきステントを想定し準備する.
- 通常の気管支鏡検査と同様に喉頭・気管内麻酔を行う.
- X線透視下にて軟性気管支鏡で観察しながらマーキングを行う.
- マーキングした位置から気管支鏡を引き抜き, 留置すべきステントの長さを決定する.
- 気管支鏡を狭窄部より末梢に進め, 鉗子口よりガイドワイヤーを挿入する.
- 透視にてガイドワイヤーが抜けていないことを確認しながら, 気管支鏡を抜去する.
- ガイドワイヤーを通してデリバリーカテーテル（図6）を挿入し, 適切な位置でフィンガーリングを引いていく.
- ステントのスーチャーが徐々に解けてステントが展開していく.
- ステントが十分に展開したら, ゆっくりとデリバリーカテーテルを引き抜く.
- 透視と気管支鏡にて位置を確認し, 調整が必要であれば鉗子にてナイロン糸を把持し移動させる. 数時間で固定してしまうため早めに行う.
- 気管支鏡にて観察し, 最終確認を行う.

気道出血

　気道出血は少量であれば経過観察でよいものから, 大量で窒息のリスクがあり短時間で命にかかわるものまで様々である. すべてが緊急気管支鏡の適応となるわけではないため, 胸部CTから出血場所, 原因疾患の把握, 酸素化が悪化しているかどうか, 喀出能力があるかどうかなど様々な要因から緊急気管支鏡の適応を検討する必要がある. 喀血がまだ落ち着いていない時期に, 気管支鏡にて血餅を吸引, 除去することは再出血, 出血増加のリスクがあるため安易に行わず, 出血がある程度落ち着いた時期をみて判断する.

手技の実際・手順

①気道からの出血が大量で酸素化が悪化している場合：患側を下にして健側への流入を防ぎ, さらには健側への片側挿管を行い, カフをふくらませ, 残存した血液, 血餅を可能な限り吸引し, 鉗子にて除去し気道確保を行う. 落ち着いたら, 造影CTを施行し, 気管支動脈塞栓術（bronchial artery embolization；BAE）の適応を検討する.

②気道からの出血があり, 酸素化が低めまたは悪化が懸念される場合：血液を吸引しながら観察を施行し, エピネフリン添加リドカインを散布する. 出血している気管支が特定できた場合は気管支鏡先端を気管支に楔入することで止血を試みる. バルーンカテーテルでの圧迫止血も選択肢となる. 出血点が同定可能な出血のときは, argon plasma coagulation（APC）やNd-YAGレーザーなどでの焼灼も選択肢となる. BAEの適応も検討する.

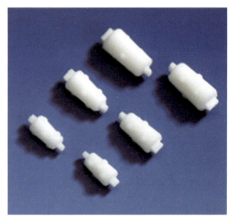

図7 Endobronchial Watanabe Spigot

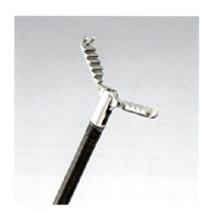

図8 鰐口把持鉗子（FG-47L-1 Olympus Medical Systems）

表1 異物の種類と摘出器具の選択

鉗子の種類	特徴	適応症例
（鰐口）把持鉗子	・適応範囲は広い ・滑脱しやすい異物，脆い植物性異物には不適	歯科関連異物，プラスチックなど
ゴム付き把持鉗子	・滑脱しやすい針状または菲薄な異物に有用	針，金属片など
三脚	・小さな塊状異物で有用 ・大きな異物や，扁平な異物には不適	ガラス片，プラスチックなど
バスケット鉗子	・塊状異物，脆い食物性異物などに有用 ・異物の周りにある程度のスペースが必要	ピーナッツ，義歯など
Fogartyカテーテル（キュレット鉗子）	・異物を末梢から口側に誘導するときに有用 ・他の鉗子類と併用する	周囲にスペースのない異物など
food	・foodに収容可能な小さな異物のみ適応 ・鋭利な異物では気管支壁を保護できる ・試作段階であり，さらなる改良が必要	小さいものや，鋭利な異物など
磁石	・小さな鉄性異物にのみ有用	ボタン電池など

　予想以上に出血が多い場合は柔軟に①に準じた対応に変更する．

③気道からの出血が少量で，酸素化が安定し悪化する可能性が低い場合：無理に気管支鏡を行わず，BAEを検討し，入院し経過観察とする．出血が安定してから，気管支鏡を検討する．

　Endobronchial Watanabe Spigot（EWS，図7）の充填による止血もいくつかの症例報告が散見され[5〜7]，②の場合に検討されるべきものと考える．

当方でも経皮的心肺補助（percutaneous cardiopulmonary support；PCPS）使用症例での気道出血において非常に有用である症例を経験したが，現状では保険適用外である．出血が多くなれば視野は悪くなるため処置は困難となり，少なければ自然に止血され充填は不要の場合もあり，適応の判断が非常に重要となる．

適応となる条件としては以下が挙げられる．

● 出血源である気管支が同定でき，数個のEWS留置で止血可能と予測されること．

- 血液を吸引することで，ある程度視野が確保されること．
- 各人のもつ技術において，EWS留置が可能と予測されること．
- EWS以上に有効な止血方法がないこと．

少なくともEWSに固執し，時間ばかりかかって止血できずにBAEなど他の選択肢が遅れるようなことがないよう注意しなければならない．

異物除去

成人における緊急を要する気道異物症例では，中枢気道を塞ぐような大きい気道異物が想定される．それらにより呼吸不全に陥っているか，陥る危険性がある場合である．異物が喉頭に嵌在して高度の呼吸困難に陥っていれば，気管支鏡ではなく，緊急気管切開が必要となる．

病態と理学所見

誤嚥直後には，咳嗽，喘鳴，呼吸困難，チアノーゼなど，急性呼吸困難症状をみることもあるが，症状を欠く場合もある．その症状の違いは異物の大きさと，形状，存在部位により生じる．患側では，狭窄の程度に応じて呼吸音の減弱や，狭窄音を聴取する．またチェックバルブ機序が働くと末梢肺の過膨張を来す場合もある．

鉗子の選択

鉗子の選択に関しては異物の種類，状況に応じて表1に従うのが一般的である．気管に比較的硬い，大きな異物が存在するのであれば，消化器用ではあるが処置用気管支鏡にて用いることができる鰐口把持鉗子〔FG-47L-1（Olympus Medical Systems），図8〕が有用である．鰐口把持鉗子は軟性気管支鏡で使えるなかでは，把持力も強く大きな異物でも対応可能である．しかしながらこれでも把持力が足りないような異物であれば，軟性気管支鏡の限界であり，硬性気管支鏡での硬性鉗子，もしくは手術を選択するしかない．

手技の実際・手順

異物を鉗子でしっかりと把持し，気管チューブ先端まで引き寄せ，可能であれば気管チューブ内に引き込みともに抜去する．異物が大きく気管チューブ内に入らないようであれば，気管支鏡と気管チューブ，異物を三位一体として摘出する．声門部で落下することが多いため，観察しながら慎重に引き抜くようにする．

文献

1) Ost DE, Ernst A, Grosu HB, et al：Complications Following Therapeutic Bronchoscopy for Malignant Central Airway Obstruction：Results of the AQuIRE Registry. Chest 148：450-471, 2015
2) Nishine H, Hiramoto T, Kida H, et al：Assessing the site of maximal obstruction in the trachea using lateral pressure measurement during bronchoscopy. Am J Respir Crit Care Med 185：24-33, 2012
3) Miyazawa T, Yamakido M, Ikeda S, et al：Implantation of ultraflex nitinol stents in malignant tracheobronchial stenoses. Chest 118：959-965, 2000
4) Mehta AC：AERO self-expanding hybrid stent for airway stenosis. Expert Rev Med Devices 5：553-557, 2008
5) 伊藤健太郎，畑地　治，内藤雅大，他：気管支動脈塞栓術後も継続した喀血に対しendobronchial watanabe spigot（EWS）による気管支充填術が有効であった2例．気管支学 36：176-182, 2014
6) Kho SS, Chan SK, Yong MC, et al：Endobronchial embolization for life-threatening hemoptysis with Endobronchial Watanabe Spigot. BMC Res Notes 10：304, 2017
7) Dutau H, Palot A, Haas A, et al：Endobronchial embolization with a silicone spigot as a temporary treatment for massive hemoptysis：a new bronchoscopic approach of the disease. Respiration 73：830-832, 2006

特集 呼吸器救急診療ブラッシュアップ―自信をもって対応できる―
知っておきたい検査

救急超音波診／肺エコー

谷口隼人／本多英喜／森村尚登

Point
- 「肺エコー」では，気胸，肺水腫，COPD・喘息，肺炎を評価できる．
- 救急診療では，「緊急度」を意識して診察することが重要である．
- 時間を意識し，エコーを診察に取り入れたものが「救急超音波診」である．

はじめに

point of care とは，血液ガス分析など被検者の傍らで行われ，かつその場で臨床判断を下すことができる検査[1]を指し，デバイスとしてエコーを用いる場合を，point of care ultrasound（POCUS）と呼ぶ．

POCUS は専門領域に依存することなく，短時間で，必要な判断をすることが大切である．そこで，呼吸困難を訴える患者への救急診療における肺エコーについて紹介する．

肺エコーの歴史

日本における肺エコーの歴史は古く，1950 年代に中谷らが，"超音波の肺病巣伝播"で報告し[2]，1978 年に名取らが，"新しい超音波検査法 胸部・呼吸器"でまとめている[3]．縦隔胸膜病変などエコーで見える疾患を中心に提唱されていたが，普及までには至らなかった．肺でのエコーは空気含有のために超音波が透過せず検査に適さないという固定観念があったからと考えられる．

しかし，2008 年にフランスの Lichtenstein らはその固定観念を覆す論文[4]を報告した．彼らは，「空気があるから肺はエコーで見えない」ではなく，「肺がエコーで見えないのは含気が良好な証」という逆転の発想で，空気によって生じるアーチファクトを所見として利用することを提唱した．そして，臨床判断に重点をおいたアルゴリズム：Bedside Lung Ultrasound in Emergency Protocol（Blue protocol）を作成した（図1）．このアルゴリズムは，急性呼吸不全の原因を，90% の正確性にて，気胸，肺水腫，肺塞栓症，肺炎，COPD・喘息に判別できる．また，Lichtenstein らが提唱する肺エコーは，集中治療室入室患者において，胸部 X 線ポータブル撮影よりも有用性が高く[5]，治療方針変更や予期し得なかった病態認識に有用とされる[6]．

肺エコーの事前準備

1 ▪ プローブ

肺エコーでは，体表から数 cm にある胸膜を中心とした範囲を描出するため，周波数の高いリニアプローブが最も適している．また背側から胸水や肺実質を描出する場合は，肋間から超音波が入りやすいサイズのセクタ，コンベックスプローブが適している．

たにぐち はやと　横須賀共済病院救命救急センター（〒238-8558 神奈川県横須賀市米が浜通 1-16）
ほんだ ひでき　横須賀市立うわまち病院救急総合診療部救命救急センター
もりむら なおと　東京大学大学院医学系研究科救急科学

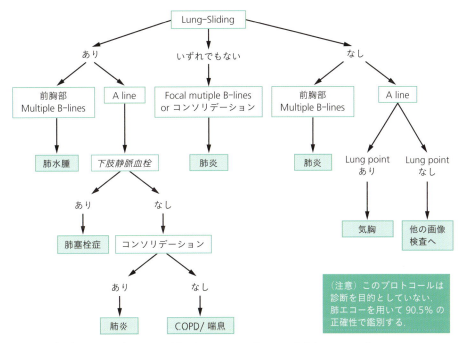

図1 Bedside Lung Ultrasound in Emergency Protocol（Blue protocol）

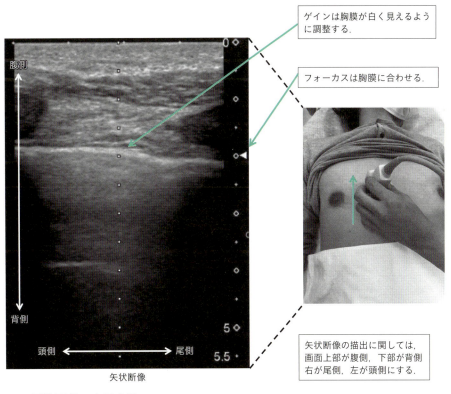

図2 画像調整，表示方法

2・画面設定

肺エコーにおける画面設定は，専用の設定がなければ，皮下組織を描出する設定（「soft tissue」「muscle」「carotid」）で代用できる．フォーカス（焦点）は，後述の胸膜の深さに設定し，ゲイン（輝度）は，胸膜が白く表示される程度に設定する（図2）．また，Tissue Harmonicなどの補正機能は，

コントラストが補正され，アーチファクトを所見とする肺エコーでは所見の解釈を誤る可能性があり，注意が必要である．

3 ▪ 画像表示

エコー画像の表示には標準的な表示方法が求められる．現在肺エコー施行に関して国際的な取り決めがあり[7]，水平断像は，CT検査と同様に患者を尾側から頭側へ見上げた形で描出する．画面の右が患者の左側，画面の左が患者の右側となる．矢状断像の描出に関しては，画面の上が腹側，下が背側，右が尾側，左が頭側にする（図2）．

ただし，心臓・頸部超音波検査の描出方法は，矢状断像にて画面の右を頭側にする別の国際的な取り決めがある[8]．

肺エコーの描出部位と基本ビュー

1 ▪ 描出部位

Blue protocol[4]での描出部位は，片側6カ所，合計12カ所である（図3）．仰臥位・半座位の状態で，zone1（前腋窩線より前胸部），zone2（前腋窩線から後腋窩線），zone3（後腋窩線から背面）の3つに分け，各部位でさらにupper, lowerに分けて描出する．患者の状態が悪く，緊急性が高い場合は，片側4カ所（zone1, 2）に減らして短時間で検査を終えることを推奨している[9]．

2 ▪ 基本ビュー

基本ビューは，「bat sign」と呼ばれる肋骨と胸膜を描出する像である[10]（図4）．前胸部で肋骨に

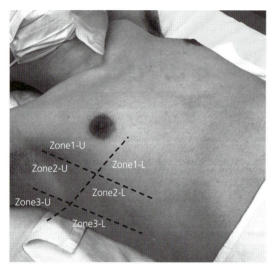

図3 描出部位
仰臥位・半座位の状態で，zone1（前腋窩線より前胸部），zone2（前腋窩線から後腋窩線），zone3（後腋窩線から背面）の3つに分け，各部位でさらにupper, lowerに分けて描出する．

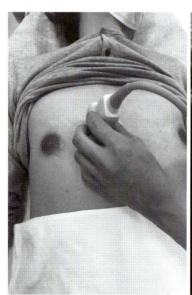 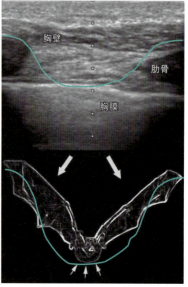

図4 bat sign
肋骨と肋骨の間にある胸膜を同定することが肺エコーの基本になる．

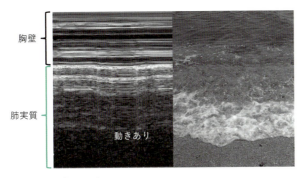

図 5a seashore sign

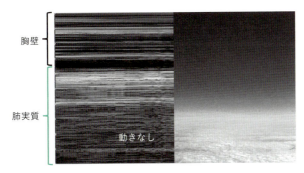

図 5b stratosphere sign

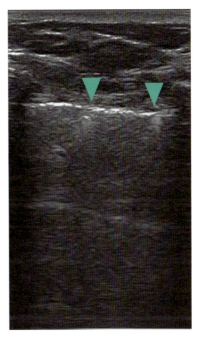

図 6 comet tail artifact
胸膜の下に彗星のごとく下に伸びる線状の像．

直交するようにプローブを当て，頭側あるいは尾側にスライドさせながら，上位の肋骨と下位の肋骨の間にある胸膜を同定する．

胸膜は，画像上，白い線「pleural line」として描出されるが，実際は壁側胸膜，微量胸水，臓側胸膜と複合体になっており，「pleural echo complex」とも呼ばれる[11]．

肺エコーの所見

肺エコーで描出される所見を以下に示す．

1 • lung sliding

「bat-sign」を描出した際，画面の左（頭側）から右（尾側）へ胸膜の動きが観察される．この動きが「lung sliding」である[10]．呼吸運動に伴う胸膜の動きを直接描出できる．

2 • seashore sign（図5a）

「lung sliding」を描出中に M モードを追加して観察した際，動かない胸壁と呼吸で動く肺実質と胸膜が，画面上波打ち際の形に描出される．これが「seashore sign」であり，「lung sliding」が同定困難な場合に代用される[10]．

3 • comet tail artifact（図6）

胸膜下から彗星のように下に伸びる線状の像が「comet tail artifact」である．これは胸膜の不整な部分で観察され，肺エコーにおいて病的意義はない．この所見は，「lung sliding」，「lung pulse（後述）」などを同定する際の指標になる[10]．

4 • lung pulse

「bat sign」を描出中に，胸膜が心拍動と同期しながら垂直方向に動く所見が「lung pulse」である．これは肺実質が胸壁に接している所見であり，気胸が否定される[10]．

5 • A-line（図7）

「bat sign」を描出した際，胸膜下に等間隔に並ぶ線状の高エコー信号が「A-line」である[4]．これは，胸膜多重反射によって表示されるアーチファクトである．

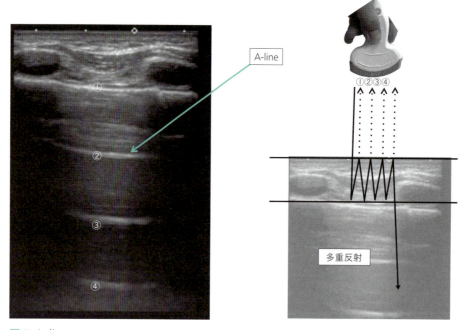

図7 A-line
A-lineは，胸膜多重反射によって表示されるアーチファクトであり，胸膜下に空気が存在することを示す．

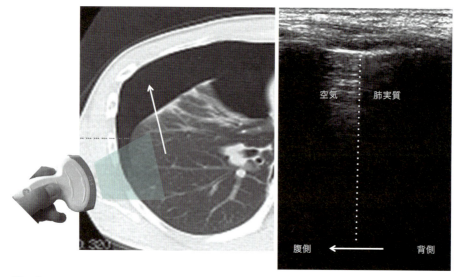

図8 lung point

　超音波は隣り合う物質のインピーダンスの差により反射率が変わり，エコーはその反射を受信し，画像として描出する．正常肺の場合，胸膜下は空気含有の多い肺であり，胸壁とのインピーダンスの差が大きく，超音波を強く反射する．そのため，プローブと胸膜との間で多重に反射が起こり，等間隔に描出される線状影が描出される．またこの所見は，胸膜下に空気が多く存在するために観察され，COPD患者や気胸患者においても認められる．

6 ▪ stratosphere sign（図5b）

　Mモードで，呼吸時の肺の動きが描出されない所見が「stratosphere sign」であり，気胸を示す所見になる[12]．片肺挿管による非換気側を同定することにも役立つ．

7 ▪ lung point（図8）

　肋間に平行にプローブを当て，背側から腹側へ

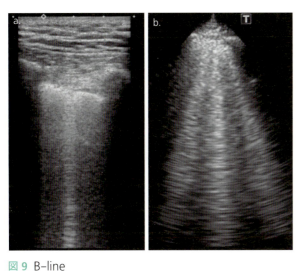

図 9 B-line
a：B-line（リニアプローブ）．胸膜から深部へ減衰せずに A-line を打ち消すアーチファクト．
b：multiple B-lines（セクタープローブ）．B-line が一肋間に 3 本以上みられる場合．

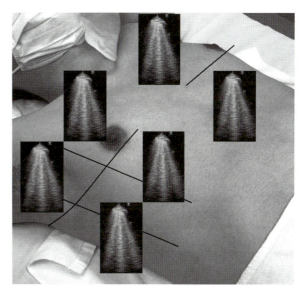

図 10 diffuse multiple B-lines
片側 2 カ所以上かつ両側のスキャン部位で観察される．

「lung sliding」が見えたり消えたりする所見が「lung point」である．これは，胸膜が接している背側と，接していない腹側の境界を描出する所見であり，気胸の診断が確定する[12]．

8-1 ▪ B-line（図 9a）

胸膜から深部へ減衰せずに「A-line」を打ち消すアーチファクトが「B-line」であり，肺胞間にある水分を反映する[4]．

その成因については，肺胞間質に水分が貯留し，肺胞隔壁の厚みが増した結果，その部分での隔壁と胸膜の間で多重反射を起こすという説[13]や，水分が超音波で共振して音波を発する ring down artifact であるという説[14]がある．しかし，両者とも病理所見による証明はなく，その成因は確定されていない．

8-2 ▪ multiple B-lines（図 9b）

「B-line」は健常者でも認められる．ただし「B-line」が 1 肋間に 3 本以上みられる場合を「multiple B-lines」と呼び，肺水腫の所見になる[4]．

8-3 ▪ diffuse/focal multiple B-lines（図 10）

「multiple B-lines」が片側 2 カ所以上かつ両側で

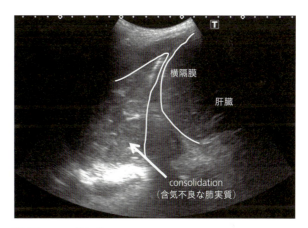

図 11 consolidation

描出されるとき，「diffuse multiple B-lines」と呼び，ARDS や心原性肺水腫の存在を疑う[4]．diffuse ではない場合を，「focal multiple B-lines」と呼び，肺炎，肺挫傷，肺梗塞，胸膜疾患や腫瘍を疑う[4]．

9 ▪ consolidation（図 11）

肺内含気低下を呈する異常像[15]のことである．放射線学での consolidation と区別するため，sonographic を付記されることもある．胸膜下に存在する肺が「tissue like sign（実質臓器様像）」として描出される．

また上記所見を一覧にした（表 1）．

表1 肺エコーで描出される所見

| | 超音波所見 | 胸膜下所見 | | | | 肺実質所見 | | | 臨床判断 |
		呼吸運動あり	呼吸運動なし	肺がある	肺がない	空気が多い	空気が少ない	水分が多い	
1	lung sliding	○		○					正常/COPD
2	seashore sign	○		○					
3	comet tail artifact	○		○					
4	lung pulse			○					
5	A-line					○			
6	stratosphere sign		○			○			気胸*
7	lung point	○			○				
8	B-line			○				○	肺水腫**/肺炎***
9	consolidation						○		

*：感度88％，特異度99％（胸部X線写真は感度52％，特異度100％）
**：感度100％，特異度92％
***：感度95％，特異度57％（胸部X線写真は感度60％，特異度76％）

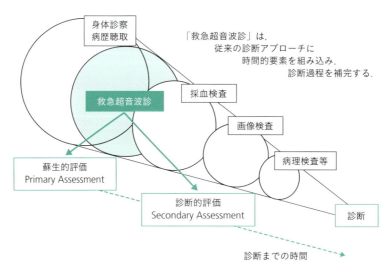

図12 救急超音波診

救急診療における point of care ultrasound (POCUS)

　救急診療で最も重要なことは，患者の状態が悪化するまでの時間＝「緊急度」を意識して診察することである[18]．

　そのため救急診療では，Airway（気道）-Breathing（呼吸）-Circulation（循環）-Dysfunction of CNS（中枢神経）の順番にまず生理学的な異常を評価し，必要なABCDに対する処置を行い，患者の状態を安定化させる（蘇生的評価）．そして患者の状態が生理学的に安定していると判断できれば，病歴・身体所見から鑑別疾患を想定し，各種検査を進め，診断・治療を行う（診断的評価）．

　このアプローチは，時間を意識しながら行う必要があり，高齢かつ独居や認知症などで病歴や身体所見の信頼性が低い場合は，迅速かつ正確に「緊急度」を判断できない．そこで非侵襲的で，迅速かつ簡便なエコーは，問診，視診，聴診，打診，触診といった診察アプローチを補完する．

　横浜市立大学救急医学教室では，エコーを診察に取り入れたアプローチを，「救急超音波診」と名付

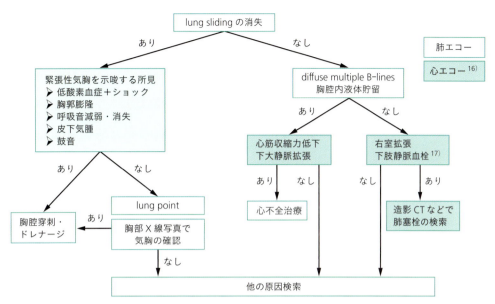

図13 呼吸困難に対する救急超音波診（Primary Assessment & Resuscitation：蘇生的評価）

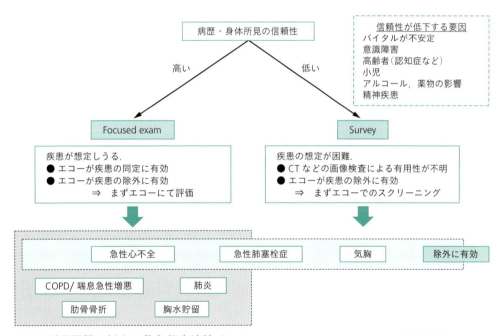

図14 呼吸困難に対する救急超音波診（Secondary Assessment & Treatment：診断的評価）

け，実際の診療に取り入れている[19]．

「救急超音波診」では，蘇生的評価を，Primary Assessment & Resuscitation（以下PA）と呼び，B：呼吸不全とC：循環不全（ショック）の評価に，そして診断的評価をSecondary Assessment & Treatment（以下SA）と呼び，survey（網羅的検索）またはfocused-exam（焦点診察）を目的に，エコーを用いることを提唱している（図12）．

呼吸困難患者に対する Primary Assessment & Resuscitation

PAにおける呼吸困難（Bの異常）とそのアプローチについて説明する．

Bの異常とは，気道閉塞がなく，十分な酸素投与にもかかわらずSpO_2 90％以上にならない，チアノーゼ，頻呼吸，呼吸補助筋の使用などを認める場合である．救急診療でよくみられる疾患としては，

心不全急性増悪，喘息重積状態などが代表的である．呼吸困難を強く訴えている患者に詳細な問診，正確な診察は不可能であり，心不全と喘息の治療は逆になるため，「救急超音波診」，特に肺エコーを用いて病態を鑑別することに有用性がある[19]（図13）．

PAのゴールは，Bの安定化のためにどのような処置をすべきかを判断することであり，気胸（処置：ドレナージ），心不全（処置：NPPV・利尿薬投与），肺塞栓（処置：ヘパリン投与・体外循環），それ以外の疾患（処置：酸素投与）に鑑別ができればよいと考える．

呼吸困難患者に対するSecondary Assessment & Treatment

SAにおける呼吸困難とそのアプローチについて説明する．

SAの段階では，患者の状態は生理学的に安定しており，発症様式，随伴症状，既往歴・生活歴などの病歴聴取，聴診をはじめとする身体診察を行う時間はある．ただ高齢かつ独居や認知症などで病歴聴取や身体所見が十分に得られない場合もあり，SAを開始する前には所見の信頼性を判断することが必要になる．

信頼性が低いと判断された場合は，疾患を想定することが難しいため，survey（網羅的検索）としてCTなどの画像検索が有用か，エコーでのスクリーニングが有用かを判断する．信頼性が高いと判断されれば，想定される疾患におけるエコーの有用性を検討したうえで，focused-exam（焦点評価）としてエコーを行い，診断・治療を進める（図14）．

おわりに

呼吸困難を訴える患者の救急診療において，時間を意識して臨床判断を下すためのノウハウとして「救急超音波診」を，そしてテクニックとして「肺エコー」を紹介した．この「救急超音波診」と「肺エコー」が救急医と呼吸器内科医，そして救急診療にかかわるすべての医師との共通言語になり，今後の救急診療において利用されることを切望している．

文献

1) 中井利昭，松尾収二，木村　聡，他：POCTガイドラインVer.1.0．日臨検自動化会誌29：1-76，2004
2) 中谷朝之，石原啓男，和賀井敏夫，他：超音波による肺疾患診断（第一報），超音波の肺病巣伝播（特に肺結核について）．結核33：84，1958
3) 名取　博，玉城　繁，吉良枝郎，他：新しい超音波診断法．6 胸部・呼吸器．臨床検査22：644-650，1978
4) Lichtenstein DA, Mezière GA：Relevance of lung ultrasound in the diagnosis of acute respiratory failure：the BLUE protocol. Chest 134：117-125, 2008
5) Xirouchaki N, Magkanas E, Vaporidi K, et al：Lung ultrasound in critically ill patients：comparison with bedside chest radiography. Intensive Care Med 37：1488-1493, 2011
6) Xirouchaki N：Impact of lung ultrasound on clinical decision making in critically ill patients. Intensive Care Med 40：57-65, 2014
7) Moore CL, Copel JA：Point-of-careultrasonography. N Engl J Med 364：749-757, 2011
8) Moore C：Current issues with emergency cardiac ultrasound probe and image conventions. Acad Emerg Med 15：278-284, 2008
9) Lichtenstein DA：Whole Body Ultrasonography in the Critically Ill. Springer, Berlin, pp 117-127, 2010
10) Lichtenstein DA. Lung ultrasound in the critically ill. Ann Intensive Care 4：1, 2014
11) 名取　博，中田尚志，五十嵐知文，他：超音波診断法．太田保世（編）：超音波診断法の呼吸器疾患への応用．Annual Review 呼吸器，中外医学社，pp 71-80，1987
12) Lichtenstein DA, Mezière G, Lascols N, et al：Ultrasound diagnosis of occult pneumothorax. Crit Care Med 33：1231-1238, 2005
13) Picano E, Frassi F, Agricola E, et al：Ultrasound lung comets：a clinically useful sign of extravascular lung water. J Am Soc Echocadiogr 19：356-363, 2006
14) Feldman MK, Katyal S, Blackwood MS：US artifacts. Radiographics 29：1179-1189, 2009
15) Weinberg B, Diakoumakis EE, Kass EG, et al：The air bronchogram：sonographic demonstration. AJR Am J Roentgenol 147：593-595, 1986
16) Labovitz AJ, Noble VE, Bierig M, et al：Focused cardiac ultrasound in the emergent setting：a consensus statement of the American Society of Echocardiography and American College of Emergency Physicians. J Am Soc Echocardiogr 23：1225-1230, 2010
17) Bernardi E, Camporese G, Büller HR, et al：Serial 2-Point Ultrasonography Plus D-Dimer vs Whole-Leg Color-Coded Doppler Ultrasonography for Diagnosing Suspected Symptomatic Deep Vein Thrombosis. JAMA 300：1653-1659, 2008
18) 森村尚登，石井美恵子，奥寺　敬，他：緊急度判定の体系化；発症から根本治療まで．日臨救急医療会誌19：60-65，2016
19) J-pockeys開発ワーキングチーム：救急超音波診のアルゴリズム．救急超音波診，羊土社，東京，pp 15-26，2016

特集　呼吸器救急診療ブラッシュアップ―自信をもって対応できる―
主な疾患からみた救急マネージメント

喘息の増悪

渡辺徹也／平田一人

> **Point**
> - 喘息増悪（発作）は，突然の発作から短時間かつ急激に進展し，心肺停止を来しうる致死的疾患であり，呼吸器救急診療で迅速かつ適切な初期治療が望まれる．
> - 喘息増悪（発作）の重症度評価を速やかに行う．
> - 患者個々の疾患背景，重症度を考慮し，増悪（発作）初期治療を使い分ける．

症例提示

症例 ▪ 79 歳，女性

【主訴】呼吸困難
【現病歴】3 年前よりかかりつけクリニックで気管支喘息として治療中であった．5 日前より感冒症状が出現し，喘鳴や呼吸困難が徐々に悪化したため，当科紹介受診となった．
【既往歴】虫垂炎：手術加療後，高血圧症・脂質異常症：内服加療中
【身体所見】意識清明だが起坐呼吸で会話はなんとか可能な状態，血圧 170/108 mmHg, 脈拍 102/分, SpO_2 93％（室内気），体温 36.6℃, 呼吸数 24/分, 呼吸音：両側呼気時に wheeze を聴取する．心音：異常なし．下腿浮腫認めず．
【検査所見】動脈血液ガスおよび血液検査：低酸素血症，好酸球増多，軽度炎症反応上昇を認める（表1）．胸部 X 線検査：明らかな異常陰影認めず（図1）．
【経過】気管支喘息中等度発作と診断し，短時間作用型 β_2 刺激薬吸入としてサルブタモール（ベネトリン®）吸入液 0.5% 0.3 ml と全身副腎皮質ステロイド点滴静注としてベタメタゾン（リンデロン®）注 4 mg を開始した．入院後，徐々に自覚症状および呼吸状態は改善し，第 5 病日より経口副腎皮質ステロイド・プレドニゾロン（プレドニン®）20 mg（0.5 mg/kg）へ変更し，第 9 病日に退院となった．入院後にその他呼吸器疾患の鑑別も念頭に置き，胸部 CT を施行した（図2）．

症状・徴候

患者来院時に速やかに病歴聴取（発症時間，増悪原因，服薬状況と最後に使用した薬剤とその時間，過去の救急外来受診・入院歴，人工呼吸管理使用の有無，合併症の有無など）を行う．特に，非ステロイド性抗炎症薬（NSAIDs）喘息，慢性副鼻腔炎や鼻茸合併例，薬物アレルギーの有無は重要である．同時に，臨床症状，バイタルサイン（血圧，心拍数，呼吸数，SpO_2）から喘息増悪（発作）重症度判定（表2）[1]と鑑別診断を速やかに行う．①呼吸困難があるが横になれる軽度発作，②苦しくて横になれないが，かろうじて会話ができる中等度発作，③

わたなべ　てつや・ひらた　かずと　大阪市立大学医学部附属病院呼吸器内科（〒 545-8586 大阪府大阪市阿倍野区旭町 1-5-7）

表1 血液検査

【Blood gas (room air)】			【Serology】		
pH	7.437		CRP	0.70	mg/dl
$PaCO_2$	39.4	Torr	T-IgE	420	IU/ml
PaO_2	64	Torr	【Blood chemistry】		
HCO_3	26.1	mEq/L	TP	7.4	g/dl
B.E.	2.3	mEq/L	Alb	4.3	g/dl
SaO_2	92.3	%	T-bil	0.5	mg/dl
【Hematology】			AST	21	U/L
RBC	503×10^4	/μl	ALT	18	U/L
Hb	13.4	g/dl	LDH	191	U/L
Ht	41.4	%	BUN	12	mg/dl
WBC	5,800	/μl	Cre	0.52	mg/dl
Neutro	35	%	Na	144	mEq/L
Lymph	46	%	K	3.7	mEq/L
Mono	6	%	Cl	109	mEq/L
Eosino	13	%	【Immunological test】		
Baso	0	%	PR3-ANCA	<1.0	U/ml
Plt	23.6×10^4	/μl	MPO-ANCA	<1.0	U/ml

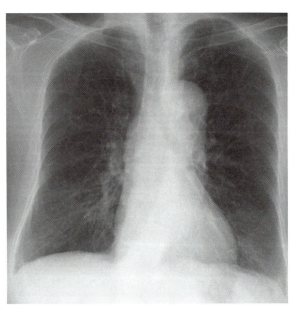

図1 入院時胸部X線検査
明らかな異常陰影認めず．

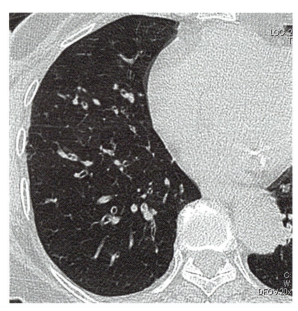

図2 入院後胸部CT検査（high resolution CT）
気管支壁の肥厚像を認める．

歩行不能で会話も困難な高度発作，④チアノーゼ・意識障害などを認める重篤発作の4つを大まかに見分ける．発作初期には軽症でも急激な悪化により致死的発作に陥る場合も少なくないので，病状の経過に十分注意する．

身体診察所見

身体診察では，喘鳴聴取のほか，冷汗の有無，補助呼吸筋の使用，不穏症状，顔面や下腿浮腫の有無などにも注意する．呼気性喘鳴が，必ずしも気流閉

表2 喘息増悪（発作）の重症度（文献1）より引用）

重症度	呼吸困難	動作・意識状態	検査値（参考所見）			
			PEF※	SpO₂	PaO₂	PaCO₂
軽度	動くと息苦しい 横になれる	ほぼ普通～やや困難	>80%	>96%	正常	<45 Torr
中等度	苦しくて横になれない	歩行は可能 興奮気味	60～80%	91～95%	>60 Torr	<45 Torr
高度	苦しくて動けない	歩行不能 会話困難 たいてい興奮	<60%	<90%	<60 Torr	>45 Torr
重篤	呼吸減弱 チアノーゼ	会話不能 錯乱，意識障害	測定不能	<90%	<60 Torr	>45 Torr

※ PEF（peak expiratory flow）：初回の気管支拡張薬投与後の PEF 予測値に対する割合（%）

塞の程度を反映しない症例もあり，特に高度発作や重篤発作においても，喘鳴が聴取されない場合がある（silent asthma）ことを認識しておく必要がある．

また，病歴聴取や身体診察に時間を費やし，治療開始が遅れないように配慮する必要があり，場合によっては，付き添い者からの病歴聴取など総合的かつ客観的に評価することも重要である．

鑑別診断

鑑別診断として，うっ血性心不全の除外が重要である．その他，COPD 増悪（ACO；asthma-COPD overlap を含む），気胸，縦隔気腫，肺炎などの呼吸器疾患や，胸部 X 線では診断困難である肺血栓塞栓症，気道異物・気道腫瘍・気管支結核などが挙げられる．さらに胸部疾患以外にも，アナフィラキシー，急性喉頭蓋炎，声帯機能不全，過換気症候群なども念頭に置く必要がある．

また本症例のような明らかな好酸球増多を伴う例や長期気管支喘息罹患例においては，慢性好酸球性肺炎，好酸球性多発血管炎性肉芽腫症，アレルギー性気管支肺アスペルギルス症などの精査を一度は行っておくことも必要である．

検査・診断

胸部 X 線検査，12 誘導心電図を速やかに施行し，うっ血性心不全，その他の呼吸器疾患を鑑別することが重要かつ不可欠である．呼吸不全の評価は SpO₂ のみにとどまらず，動脈血ガス分析を施行する．また血液検査としては，血算（白血球分画含む），生化学，凝固系検査，D-dimer，BNP なども測定し，心臓疾患，肺血栓塞栓症などを鑑別する．感染契機の喘息増悪（発作）の際は，気管支炎・肺炎などの感染症起炎菌検索に，尿中抗原や喀痰微生物検査が提出可能であれば施行する．一方，胸部 CT 検査は，その他の呼吸器疾患鑑別には有用であるが必須ではない．これらの検査により，治療開始の遅れや検査施行時の移動・息止めなどにより，病状が悪化することのないように初期治療を優先する．本症例は，入院後（呼吸状態改善後）に COPD の合併や難治性喘息の鑑別診断として胸部 CT 検査を施行した．

初期治療

1 ▪ 概要

一部の中等度発作や高度発作以上の患者には，直ちに酸素投与と静脈路の確保，心電図，酸素飽和度のモニター管理を行い，短時間作用型 β_2 刺激薬反復吸入と全身副腎皮質ステロイド点滴静注を開始する．軽度発作や一部の中等度発作については，まず短時間作用型 β_2 刺激薬吸入で対応し，その効果がみられない場合に全身副腎皮質ステロイド点滴静注を考慮する．本邦では，重篤発作に対するアドレナ

表3 喘息増悪（発作）の治療ステップ（文献1）より引用）

	治療	入院適応
ステップ1 軽度発作	短時間作用型 β_2 刺激薬吸入（pMDI の場合 1～2 パフ） ブデソニド/ホルモテロール吸入薬追加吸入	自宅治療可
ステップ2 中等度発作	短時間作用型 β_2 刺激薬ネブライザー吸入反復 酸素吸入（SpO_2 95% 前後を目標） 全身副腎皮質ステロイド投与 アミノフィリン点滴静注[※1] 抗コリン薬吸入 アドレナリン皮下注または筋注	救急外来 ・1 時間で症状改善→帰宅 ・2～4 時間で反応不十分あるいは 1～2 時間で反応なし 　→入院，ステップ 3 へ
ステップ3 高度発作	短時間作用型 β_2 刺激薬ネブライザー吸入反復 酸素吸入（SpO_2 95% 前後を目標） 全身副腎皮質ステロイド投与の反復 アミノフィリン点滴静注の持続[※2] 抗コリン薬吸入 アドレナリン皮下注または筋注	救急外来 ・1 時間以内に反応なし 　→入院，悪化があれば直ちにステップ 4 へ
ステップ4 重篤発作	ステップ 3 の治療を継続 ・高濃度酸素吸入でも PaO_2 50 Torr 以下 ・意識障害を伴う $PaCO_2$ の上昇→気管挿管・人工呼吸管理 全身麻酔（イソフルラン，セボフルランなど）を考慮	直ちに入院，ICU 管理

[※1] アミノフィリン 6 mg/kg を等張電解質 200～250 ml で 1 時間点滴静注する．副作用（動悸，悪心，頭痛，期外収縮など）の出現で中止．発作前に投与されている場合は半量もしくはそれ以下に減量する．
[※2] アミノフィリン持続点滴の際は，※1 の後，約 6 時間ごとに 250 mg 投与するが，血中濃度のモニタリング（10～20 μg/ml）が必要である．

リンの投与は有用とされているが，心疾患，甲状腺機能亢進症，緑内障などの合併症例や本剤の成分に対する過敏症の既往症例では禁忌であり，併用禁忌薬剤（ブチロフェノン系・フェノチアジン系の抗精神病薬，イソプロテレノールなどのカテコールアミン製剤，蘇生時などを除いたアドレナリン作動薬投与中）が投与されているかなど，使用する際は十分に注意する必要がある．アドレナリンの過量投与による死亡例も報告されており，アドレナリンを投与する場合には不整脈発生などに備えて心電図および血圧モニターをはじめ，バイタルサインの観察を行う必要がある．また，興奮している患者への鎮静薬の使用は呼吸不全を増悪させ，推奨されない．

喘息増悪（発作）に対する治療ステップ（表3）[1]，初期診療アルゴリズム（図3）[2] と，以下に初期治療に必要な薬物療法やその他治療法を概説する．

2 ▪ 薬物療法

1) 短時間作用型 β_2 刺激薬吸入

原則脈拍 130/分以下に保つように考慮し，プロカテロール（メプチン®）吸入液 0.01% 0.3～0.5 ml（30～50 μg），あるいはサルブタモール（ベネトリン®）吸入液 0.5% 0.3～0.5 ml（1.5～2.5 mg）を生理食塩水で希釈し，ネブライザー吸入する．必要に応じて 20～30 分ごとに反復する．

2) 全身副腎皮質ステロイド点滴静注

非ステロイド性抗炎症薬（NSAIDs）喘息が疑わしい，あるいは鑑別が困難な場合には，コハク酸エステル型ステロイド（メチルプレドニゾロン，ヒドロコルチゾン，注射用プレドニゾロン）の使用は避けるべきであり，あらかじめ救急処置室の配置薬を把握しておくことが望ましい．非ステロイド性抗炎症薬（NSAIDs）喘息が否定されない場合には，デキサメタゾン（デカドロン®）注 3.3～6.6 mg，あるいはベタメタゾン（リンデロン®）注 4～8 mg を生理食塩水 100 ml で 30～60 分かけて点滴静注する．否定される場合には，メチルプレドニゾロン（ソル・メドロール®）注 40～125 mg，あるいはヒドロコルチゾン（ソル・コーテフ®）注 200～500 mg を生理食塩水 100 ml で 30～60 分かけて点滴静注する．

3) アドレナリン皮下注または筋注

心電図モニター下に行い，原則脈拍 130/分以下に保つようにすることが不可欠である．アドレナリン（ボスミン®）注 0.1～0.3 ml（0.1～0.3 mg）皮

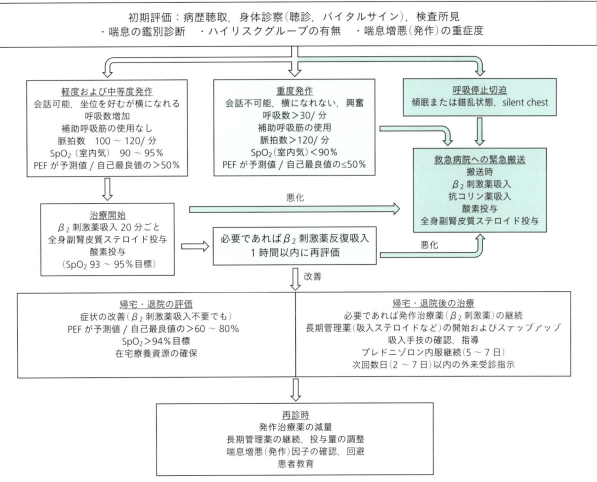

図3 喘息増悪（発作）に対する初期診療アルゴリズム（文献[2]より翻訳・転載，一部改変）
注）PEF（peak expiratory flow）は，気管支拡張薬投与後など測定可能な場合に参考とする．

下注または筋注し，必要に応じて20～30分ごとに反復する．

4) ブデソニド/ホルモテロール追加吸入（symbicort maintenance and reliever therapy：SMART療法）

短時間作用型β_2刺激薬吸入の代わりにブデソニド/ホルモテロール（シムビコート®）吸入薬を2吸入追加使用することも可能である．

5) 短時間作用型抗コリン薬吸入追加

短時間作用型抗コリン薬吸入の追加は，短時間作用型β_2刺激薬の相加効果をもたらす．イプラトロピウム（アトロベント®）エロゾル20μgを1～2パフ吸入する．

6) アミノフィリン製剤の点滴静注

アミノフィリン製剤の静脈内投与（6 mg/kg）は，気管支拡張効果があり有効であるが，副作用出現に留意し，適宜薬物血中濃度（有効血中濃度：8～20μg/ml）を測定する．ネオフィリン®注250 mgを等張電解質200 mlで60分かけて点滴静注する．1日600 mg以上のテオフィリン内服薬が投与されている場合には，半量もしくはそれ以下に減量する．

3 ▪ その他の治療

1) 酸素投与

SpO_2は90%以上（できれば93～95%以上を目標に）を維持しながら，必要に応じて鼻カヌラ，マスク，リザーバ付きフェイスマスクにて酸素流量を調整する．高濃度酸素投与の際は，特にCOPD合併例やCO_2貯留が認められる症例には，CO_2ナルコーシスに注意する．酸素投与後に動脈血ガス分析を再評価することも重要である．改善のない症例には，人工呼吸管理に備え，バッグ・バルブ・マス

クや気管挿管の準備も同時に行っていく．

2) 体位管理

中等度発作以上では，起坐呼吸のため半坐位や起坐位となり，気管挿管時を除いて，無理に仰臥位にさせることは，患者の不穏・興奮を惹起するため好ましくない．

3) 気管挿管・人工呼吸管理

気管挿管の適応としては①高度の換気障害もしくは心停止・呼吸停止がみられる，②明らかな呼吸筋疲労がみられる，③高濃度酸素投与にもかかわらず，PaO_2 が 50 Torr 未満である，④$PaCO_2$ が 1 時間 5 Torr 以上上昇する，⑤$PaCO_2$ の急激な上昇と意識障害を伴うなどの際に実施する．人工呼吸管理は PaO_2 の維持と気道内圧上昇に伴う圧外傷を避けることを重視する．呼気終末気道内圧が上昇するような重篤発作では，PEEP が有効との報告もあるが，本邦では圧外傷の危険を考慮し，原則的には避けるべきと考えられている．

人工呼吸管理の留意点としては，気管挿管直後は FiO_2 100% で管理し，PaO_2 80 Torr 前後を目標に漸減していく．従量式人工呼吸器を用いて 1 回換気量 5～8 ml/kg，吸気相：呼気相を 1：3 以上とする．気道内圧が平均 20～25 cmH_2O 未満に保つように設定する（気道内圧が最大 50 cmH_2O 以上とならないよう注意する）などが挙げられる．このほかにも，NPPV（noninvasive positive pressure ventilation：非侵襲的陽圧換気療法）も有効である[3]が，意識状態の悪い患者や気道分泌物排出が困難な患者では，NPPV の導入は不適切であり，推奨されない．NPPV により気管挿管・人工呼吸管理が躊躇されることは避けるべきである．

その後の管理

1 ▪ 入院治療の適応

高度から重篤発作の場合は直ちに ICU や気管挿管，人工呼吸管理が可能な病棟に入院させ，集中治療を開始する．治療開始から数時間以内に症状の改善が認められない患者に対しては，発作の強度にか

表 4 入院治療の目安

①中等度発作で 2～4 時間の治療で反応不十分あるいは 1～2 時間の治療で反応なし
②過去に入院を必要とした発作の既往がある
③今回の救急受診までに長期間（数日～1 週間）症状が続いている
④感染症，気胸，無気肺などの呼吸器疾患や心疾患などの併存症を有する
⑤精神障害などで意思疎通困難である
⑥帰宅後，様々な問題で医療機関を受診することが困難である

かわらず入院を考慮する．表 4 に入院治療の目安を記載する．

2 ▪ 救急外来から帰宅させる際の留意点

救急外来から帰宅させるかどうかの判断を行う際は，必ず臨床症状と聴診などの身体診察所見の改善を確認する．気管支拡張薬を最後に使用してから 1 時間以上経過しても安定していれば，帰宅は可能であるが，その際に，①かかりつけ医への情報提供，②呼吸器専門医，アレルギー専門医への紹介や再診予約，それまでの期間（数日以内）の③発作治療薬として短時間作用型 β_2 刺激薬：サルブタモール（サルタノール® インヘラー），プロカテロール（メプチンエアー®），および④経口副腎皮質ステロイド：プレドニゾロン（プレドニン® 0.5 mg/kg）を処方することも忘れてはならない．

一部の喘息患者では，日常的な増悪（発作）が患者独自の対処法を慣習化したり，自覚症状の訴えに乏しく，発作重症度が過小評価されたりと，結果として長期管理薬の治療アドヒアランスが低下し，救急外来を頻回に受診することも少なくない．喘息増悪（発作）を持続させないためにも，⑤長期管理薬の適切な吸入手技の確認やその重要性を十分に説明する．

文献

1) 「喘息予防・管理ガイドライン 2015」作成委員会：喘息予防・管理ガイドライン 2015．協和企画，東京，2015
2) Global initiative for Asthma：Global strategy for asthma management and prevention（Updated 2017）．http://www.ginasthma.org, 2017
3) 日本呼吸器学会 NPPV ガイドライン作成委員会：NPPV（非侵襲的陽圧換気療法ガイドライン．南江堂，東京，2006

特集 呼吸器救急診療ブラッシュアップ―自信をもって対応できる―
主な疾患からみた救急マネージメント

COPDの増悪

五十嵐朗／井上純人／柴田陽光

Point

- 日本呼吸器学会によるCOPDのガイドラインとGOLDのガイドラインの内容を中心に，COPD増悪の救急マネージメントについて述べる．
- COPD増悪の治療では，ABCアプローチ〔A（antibiotics），B（bronchodilators），C（corticosteroids）〕と呼ばれる薬物治療と，酸素療法や換気補助療法（NPPV，IPPV）が重要である．
- COPD増悪の患者は，短時間で状態が変化することが多く，患者の状態を全体像としてとらえ，速やかに治療を開始することが重要である．

慢性閉塞性肺疾患（chronic obstructive pulmonary disease；COPD）増悪とは，息切れの増加，咳や喀痰の増加，膿性痰の出現，胸部不快感・違和感の出現あるいは増強などを認め，安定期の治療の変更あるいは追加が必要となる状態をいう[1]．本稿では，救急対応が必要な重症なCOPD増悪に対しての救急マネージメントについて述べる．COPDのガイドラインとしては，Global Initiative for Chronic Obstructive Lung Disease 2017 report（以下，GOLD2017）と日本呼吸器学会によるCOPD（慢性閉塞性肺疾患）診断と治療のためのガイドライン第4版（以下，COPDガイドライン）がある．まず総論的な内容を両ガイドラインの内容を中心に記載し，さらに当院での実際の診療についても述べていく．後半部分は，当院で経験した症例を提示し具体的に診療の流れを示していく．

COPD増悪の患者が救急受診された場合，まずは患者の重症度とその合併症の有無を把握することが重要となる．COPD増悪の重症度や合併症について，注意すべき症状，身体所見・徴候について述べ，必要な検査・治療について述べる．

症状

増悪の症状としては息切れ，喘鳴，胸部狭窄感，咳嗽，喀痰の増加，喀痰の膿性化や切れにくさ，発熱などがある．チアノーゼなど低酸素血症の症状，不眠，頭痛などの高二酸化炭素血症の症状にも注意が必要である．

徴候・身体診察所見

意識状態，会話が可能かどうか，呼吸回数，呼吸の状態，チアノーゼの有無，浮腫の有無などを素早く把握する．呼吸の状態を示す徴候としては呼吸補助筋（胸鎖乳突筋，斜角筋）の使用，奇異性呼吸などの呼吸運動がある．奇異性呼吸とは，横隔膜が筋疲労に陥ることによって吸気時に腹壁が逆に陥凹することをいう．下腿の浮腫や頸静脈拡張などがあれば右心不全を起こしている可能性がある．

表1 入院の適応（文献1)より引用）

- 低酸素血症の悪化や急性の呼吸性アシドーシス
- 呼吸困難の増加，膿性痰，痰量の増加などの症状の著明な悪化
- 安定期の気流閉塞の重症度
- 初期治療に反応しない場合
- 重篤な併存症（左・右心不全，肺塞栓症，肺炎，気胸，胸水，治療を要する不整脈）の存在
- 頻回の増悪
- 高齢者
- 不十分な在宅サポート

鑑別診断

COPD増悪の鑑別疾患としては，気管支喘息，肺炎・胸膜炎，急性呼吸促迫症候群，気胸，心不全，虚血性心疾患，肺血栓塞栓症，気道内異物，神経筋疾患，過換気症候群などが挙げられる．このような鑑別すべき疾患を念頭に置きながら検査を行っていく．

検査

増悪時の検査としては，治療方針の決定（重症度と入院の適応）のためと，診断のため（他の疾患との鑑別）の検査がある．

増悪の重症度評価にパルスオキシメーター測定による低酸素血症の確認が不可欠であり，酸素療法の必要性や調整などに有用である．また動脈血液ガス分析による酸素分圧や二酸化炭素分圧の評価は，重症度の評価や治療方針の決定に極めて重要である．

胸部単純X線写真は，肺炎，気胸，心不全，急性呼吸促迫症候群などの鑑別診断に有用である．

胸部CTでは，胸部単純X線写真では写らないような気管支肺炎などの微細な所見の評価も可能である．また肺動脈血栓塞栓症を疑う場合は，造影CTで肺動脈内血栓や下肢の深部静脈血栓の有無について評価も行う．

心電図は，心疾患（特に不整脈や虚血性心疾患）を疑う場合や心疾患のスクリーニングのために行う．心臓超音波検査は，左心不全，虚血性心疾患，肺高血圧の評価を行うことができ，さらに下大静脈径（IVC）を測定することで，血管内の体液量を評価することができる．ベッドサイドで簡便に行うことができ，非常に有効な検査である．

血液検査では，白血球数やCRP，プロカルシトニンなどの炎症反応の評価，脳性ナトリウム利尿ペプチド（BNP）による心不全の評価，肺血栓塞栓症についてD-ダイマーの測定を行う．また肝機能や腎機能，低栄養や脱水の有無についても評価を行う．

また気道感染の関与が疑われる患者では，喀痰塗抹・培養・薬剤感受性検査，尿中・喀痰抗原検査を可能な限り行い，抗菌薬の決定や変更の指標とする．

診断

COPD増悪の診断は，除外診断になる．患者の症状，徴候・身体診察所見，検査結果から，鑑別疾患を除外していくことになる．以前からCOPDの診断がついている患者の場合は，確定診断が比較的容易だが，初診の患者だった場合，気管支喘息の発作との鑑別は難しい．安定期の症状（COPDであれば労作時の呼吸困難感，気管支喘息であれば夜間や早朝に増悪する咳や呼吸困難）や，喫煙歴の有無，身体診察所見（呼吸補助筋の肥大）などが鑑別診断には役立つ．またこの時点で，気管支喘息の除外ができなくても，COPD増悪と気管支喘息発作の初期治療は，酸素投与，気管支拡張薬，全身性ステロイド薬など共通するものが多く，鑑別診断に時間をかけすぎることなく治療を開始するべきである．

COPDガイドラインの入院の適応について，表1に示す．低酸素血症の悪化や，急性の呼吸性アシドーシスは入院の絶対的適応である．呼吸困難の増加，膿性痰，痰量の増加などの症状の著明な増悪，安定期の気流閉塞の重症度，初期治療に反応しない場合，重篤な併存症（左・右心不全，肺血栓塞栓症，肺炎，気胸，胸水，治療を要する不整脈など）の存在，頻回の増悪などから総合的に判断する．また高齢者では原則として入院を考え，不十分な在宅サポートも入院が必要となる．GOLD2017の入院

適応についてもほぼ同様の内容となっている．

集中治療室の適応については表2に示す．初期治療に対して不応性の重症の呼吸困難や不安定な精神状態など，非常に重症で生命を脅かすような場合，酸素投与や非侵襲的陽圧換気療法（non-invasive positive pressure ventilation；NPPV）により低酸素血症が改善しない場合や呼吸性アシドーシスが改善しない場合（pH＜7.25），侵襲的陽圧換気療法（invasive positive pressure ventilation；IPPV）が必要な場合，血行動態が不安定で血管収縮薬などが必要な場合などでは，集中治療室への入院の適応となる．

初期治療

1 ▪ 薬物的治療

COPD増悪の薬物治療の基本はABCアプローチでA（antibiotics），B（bronchodilators），C（corticosteroids）である．

COPD増悪時の第一選択薬は短時間作動性β_2刺激薬（short-acting β_2 agonist；SABA）の吸入である．短時間作用性抗コリン薬（short-acting muscarinic antagonist；SAMA）の吸入を併用する場合もある．症状をみながら1〜数時間ごとに反復投与する[2,3]．気道攣縮が強く，心循環系に問題がなければ，30〜60分ごとに頻回投与も可能である．定噴霧器式吸入器を使用する場合と，ネブライザーで投与する場合とがある．COPDガイドライン，GOLD2017ともほぼ同様の内容になっている．重症の増悪で呼吸困難感の症状が強い場合には，吸入自体が難しい場合もある．これらの吸入気管支拡張薬で改善しない場合や使用できない場合などはテオフィリン薬の併用が考慮される．COPDガイドラインでは副作用防止のための血中濃度（10〜20 μg/ml）のモニターが必要とされている[4,5]．GOLD2017では副作用のため使用は推奨されていない．当院では全身性ステロイド薬やほかの気管支拡張薬を中心に治療する場合が多く，テオフィリン薬は使用しない場合が多い．増悪時における長時間作用性β_2刺激薬

表2 集中治療室（ICU）への入院の適応（文献[1]より引用）

- 初期治療に対して不応性の重症の呼吸困難や不安定な精神状態
- 非常に重症で生命を脅かすような場合
- 酸素投与やNPPVにより低酸素血症が改善しない場合（PaO_2＜40 Torr）や呼吸性アシドーシス（pH＜7.25）・侵襲的陽圧換気療法が必要な場合
- 血行動態が不安定で血管収縮薬などが必要な場合

（long-acting β_2 agonist；LABA）や長時間作用性抗コリン薬（long-acting muscarinic antagonist；LAMA）の有効性についてのエビデンスはないが，GOLD2017では，退院前できるだけ早期の開始が推奨されている[6]．

増悪時における短期的なステロイド薬の全身投与についてもCOPDガイドライン，GOLD2017ともに同様の内容になっている．全身性ステロイド薬は呼吸機能（FEV_1）や低酸素血症（PaO_2）をより早く改善させ，回復までの時間を短縮させる[7〜11]．さらに早期再発リスクを軽減させ，治療失敗頻度も減少させ，入院期間短縮も期待できる[7,9]．安定期の病期がⅢ期以上の症例や入院管理が必要な患者には，気管支拡張薬に加えてステロイド薬の投与が考慮されるべきである．投与量，投与期間については，COPDガイドラインでは，プレドニゾロン30〜40 mg/日を10〜14日間が一つの目安で，副作用の面から長期投与は避けるべきとされている．GOLD2017では5日間の投与が推奨されている．当院では，1週間以上必要となる場合は稀であり，症状や聴診所見を参考にしながら，数日から5日程度で終了できる場合が多い．

増悪はウイルスや細菌感染によって起こる場合が多いが，抗菌薬の使用に関しては議論がある[12〜14]．本稿で想定される重症のCOPD増悪では，膿性痰のある細菌感染の可能性が高い患者や，人工呼吸（NPPVまたはIPPV）が必要となる患者が多いと考えられる．そのような患者に対しては，COPDガイドライン，GOLD2017ともに抗菌薬の使用が推奨されている．増悪時には，インフルエンザ菌，肺炎球菌，モラクセラ・カタラーリスによる気道感染の頻度が高い．頻繁な増悪を起こす患者や重症の気流

表3 NPPVの適応基準（2項目以上満たす場合に適応）（文献[1]より引用）

1. 呼吸補助筋の使用，奇異性呼吸を伴う呼吸困難
2. pH＜7.35 かつ $PaCO_2$＞45 Torr を満たす呼吸性アシドーシス
3. 呼吸回数＞25回/分

表4 NPPVの除外基準（文献[1]より引用）

1. 呼吸停止，または極端に呼吸循環動態が不安定な患者
2. 患者の非協力
3. 気道確保が必要
4. 頭部・顔面または胃・食道の手術直後
5. 頭部・顔面の外傷または変形

制限のある患者，人工呼吸器使用例では，緑膿菌などのグラム陰性桿菌や耐性菌による感染もあるため，喀痰培養や肺から採取した検体の培養同定を行うべきである．抗菌薬の選択は上記の菌を念頭に行う．COPDガイドラインでは，注射用β-ラクタム系薬/β-ラクタマーゼ阻害薬，第3・4世代セフェム系薬，カルバペネム系薬，ニューキノロン系薬を3〜7日間を目安に使用し，重症例では使用期間を延長するとされている[15,16]．当院では，合併する感染症（急性気管支炎，肺炎，胸膜炎など）の重症度や過去の喀痰培養の結果，抗菌薬使用前の喀痰のグラム染色の結果をもとに，注射用β-ラクタム系薬/β-ラクタマーゼ阻害薬やカルバペネム系薬，ニューキノロン系薬を使用する場合が多い．投与期間は症状や炎症反応の改善をみながら，1週間程度で終了できる場合が多い．

2 ▪ 酸素療法，人工呼吸

低酸素血症があれば，酸素療法を開始する．酸素療法を行うに当たって，高二酸化炭素血症と呼吸性アシドーシスの有無が問題となる．上記がない患者では，パルスオキシメーターでモニタリングしながら，酸素投与量を調節すればよい．上記を伴う場合は CO_2 ナルコーシスに注意する必要がある．パルスオキシメーターで SpO_2 88〜92%を目安に酸素投与量を調節し[17]，頻回に動脈血液ガス分析で二酸化炭素分圧の上昇や呼吸性アシドーシスの悪化がないか確認する．当院では，高二酸化炭素血症と呼吸性アシドーシスのある患者では，酸素療法のみで経過をみることなく早期からNPPVを使用する場合が多い．

COPD増悪の患者に対して，十分な薬物的治療や酸素療法を行っても改善しない場合は，換気補助療法の適応となる．換気補助療法には，マスクを用いたNPPVと気管内挿管下に行うIPPVがある．

COPDガイドライン，GOLD2017ともに，COPD増悪の換気補助療法はNPPVが第一選択としている[18〜21]．NPPVの成功率は80〜85%とされている[19,22〜25]．NPPVは酸素化や急性呼吸性アシドーシスを改善させ，呼吸数，呼吸努力，呼吸苦を減少させる．また人工呼吸器関連肺炎や入院日数を減少させる．さらに死亡率や挿管率も減少させる[18〜20,26]．NPPVの適応基準と除外基準を表に示す（表3，4）．一般的には，気道分泌物の多い患者や嘔吐，誤嚥を起こしやすい患者はNPPVの適応にならないとされるが，実際にはそのような患者であってもNPPVが成功するケースもあり，厳重な管理下であればNPPVも選択肢の一つになりうる．初期設定としては，S/Tモード，IPAP 8〜10 cmH_2O，EPAP 4 cmH_2O から開始する．

IPPVは，NPPVの適応外やNPPVが不成功の場合に行われる．気管内挿管や長期化した場合は気管切開が必要となる．COPD患者では，人工呼吸からの離脱が困難になる場合もある．IPPVの適応については，安定期の状態や増悪の原因と可逆性，人工呼吸による救命の可能性，長期予後について十分検討し，患者や家族と相談して決める必要がある．

その後の管理

重症のCOPD増悪の場合，数日間は呼吸状態が不安定な場合が多い．診察を繰り返し呼吸状態の変化を確認しながら，心拍数や血圧，SpO_2を観察し，定期的に動脈血液ガス分析を行い，酸素投与量やNPPV，IPPVの設定を変更する必要がある．

ACOを疑う場合の増悪について

気管支喘息とCOPDの両方を合併している症例をasthma-COPD overlap（ACO）と呼ぶ[27]．安定慢性期の治療は，COPDでは，気管支拡張薬（LAMA，LABA）を使用するが，気管支喘息やACOでは吸入ステロイド薬（inhaled corticosteroid；ICS）が主体となり，治療方針が異なる．増悪時の治療についてはガイドラインにも記載がない．COPD，気管支喘息，ACOとも増悪時には，気管支拡張薬や全身性ステロイド薬，抗菌薬を使用することになり，大きな違いはないと考えられる．

症例提示

ここまでCOPD増悪に対しての救急マネージメントについて総論的なことを述べてきた．ここからは当院で経験した症例を提示し，COPD増悪の救急での対応について具体的に示していきたい．

【症例】60歳　男性
【主訴】呼吸困難
【現病歴】近医にてCOPDの治療を受けていた．2日前より感冒症状あり，息苦しさを自覚するようになった．本日喘鳴，呼吸困難感が強くなり近医を受診した．室内気にてSpO_2 70％台と低酸素血症あり当院に救急搬送された．

ここまでが前医と救急隊からの情報である．さて患者の身体診察を行うが，患者の現症は以下のようだった．

意識清明，呼吸困難感が強く会話は簡単なことだけ可能．体温37.7℃，脈拍数124/分・整，血圧156/104mmHg，呼吸数は32回/分，SpO_2 92％（O_2 2L/分カヌラ），口すぼめ呼吸，起座呼吸，陥没呼吸，奇異性呼吸を認めた．
胸部　心雑音を聴取せず，両側胸部よりwheezeを聴取する．
下肢の浮腫や頸静脈の拡張は認めなかった．

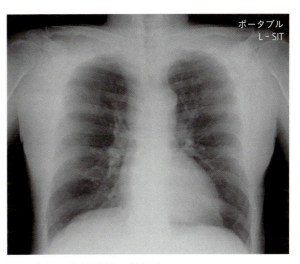

図1　症例の胸部単純X線写真

もともとCOPDで治療中の患者であること，感冒をきっかけに症状が増悪していることからCOPDの増悪の可能性が高く，また頻呼吸，頻脈あり，起座呼吸，陥没呼吸，奇異性呼吸があることから，重症と判断した．意識は清明であるが，今後CO_2ナルコーシスになる可能性もあるものと考えられた．37.7℃と発熱もあり感染症を併発していることが予想された．

COPD増悪の重症度の判定と，他疾患の鑑別のため，血液検査（末梢血検査，CRP，BNP，D-ダイマー，肝機能，腎機能など），動脈血液ガス分析，胸部単純X線，心電図の検査を行った．

【動脈血液ガス分析（O_2 2L/分カヌラ）】pH 7.265，$PaCO_2$ 67.1 torr，PaO_2 65.1 torr，HCO_3^- 28.8 mEq/L
【胸部単純X線写真（図1）】心拡大なし，肺血管陰影の増強と浸潤影を認めない．
【12誘導心電図】心拍数123/分　洞調律．明らかなST-T異常は認めない．

ここまでの結果から，胸部単純X線写真からは左心不全，重症肺炎は否定的であり，重症COPD増悪の可能性が高いと判断した．呼吸苦が強く吸入は難しい状態だったため気管支拡張薬の吸入は行わず，全身性ステロイド薬としてメチルプレドニゾロン40mgの点滴静注を開始した．奇異性呼吸，pH＜7.35，呼吸数＞25回/分とNPPVの適応基準を3項目とも満たし，NPPVを開始した．初期設定

はS/Tモード，FiO$_2$ 0.4，IPAP 6 cmH$_2$O，EPAP 4 cmH$_2$Oとした．IPAPは初期から高い数値にすると，患者の違和感が強く拒否されてしまうことがあるため，最低値から開始した．また12誘導心電図で異常はなかったが，基礎心疾患の有無や右心不全について心臓超音波検査を行った．

【心臓超音波検査所見】LVEF 50%，asynergyは認めない．右心系の拡張なし．IVC 14/6 mm．

明らかな狭心症や急性心筋梗塞，左心不全，肺動脈血栓塞栓症を示唆する所見はなかった．COPD患者では心血管系の併存症をもっている患者も多いため，当院では呼吸不全の患者には心臓超音波検査を行うようにしている．基本的な心機能パラメーターの測定のみでも治療方針決定に得られる情報は多い．

このような重症の患者の場合，既往歴，治療歴や使用している薬剤，既往歴が治療上重要な情報になる場合が多い．また現在の状態や今後予想される状況，IPPVの使用などについて家族への説明が必要になる．もしほかに協力を求められる医師がいるのであれば，現場で指示を出す医師と，情報収集と説明を行う医師に分かれられれば理想的である．今回の症例では，ほかの医師が情報収集と説明を行った．

【喫煙歴】20本/日×30年　過去喫煙者．

【家族歴】特記事項なし．

【既往歴】特記事項なし．

【内服，吸入薬剤】テオフィリン，アムロジピン，フルチカゾン，インダカテロール/グリコピロニウム配合剤，プロカテロール（発作時頓用）．

LAMA/LABA合剤とICSも使用していた．さらにテオフィリン薬も使用されており，重症のCOPD患者であることが予想された．またICS使用により気管支喘息の合併の可能性も考えられた．ほかの薬剤としてはカルシウムブロッカーのみであり，心血管系の併存症の可能性は低いと考えられた．

また，家族へ病状の説明を行い，さらなる状態悪化時はIPPVを行う方針となった．ここまでで採血から1時間ほど経過し血液検査の結果が出た．

【血液検査所見】WBC 10,870/μl（Neut 83.2%，Lymp 9.8%，Mono 6.7%，Eos＜0.01%），RBC 5.36×10^6/μl，Hb 15.9 g/dl，Hct 48.6%，Plat 21.6×10^4/μl，TP 7.3 g/dl，AST 228 U/L，ALT 188 U/L，LDH 646 U/L，ALP 193 U/L，γ-GTP 81 U/L，CK 981 U/L，BUN 14 mg/dl，Cre 1.13 mg/dl，Na 136 mmol/L，K 4.4 mmol/L，Cl 97 mmol/L，CRP 8.84 mg/dl，CK-MB 10.2 ng/ml，D-ダイマー 3.43 μg/ml，BNP 27.9 pg/ml

炎症所見，肝機能異常，腎機能異常が認められた．D-ダイマーは軽度上昇のみ，BNPの上昇もなかった．肺血栓塞栓症と心不全の可能性は低いと考えられた．

ここまでの結果を総合して，初期の判断通りCOPD増悪と診断した．重症であり集中治療室への入室となった．

【入院後の経過】集中治療室に入室した．呼吸困難感が続くためNPPV設定を徐々に上げIPAP 14 cmH$_2$O，EPAP 8 cmH$_2$Oで呼吸状態はやや落ち着いた．喀痰のグラム染色でグラム陽性球菌と桿菌，グラム陰性球菌と桿菌のすべてに貪食像を認めた．気道感染の治療の失敗はさらなる呼吸状態の悪化を招くため，上記の菌にスペクトラムのあるレボフロキサシンの点滴静注を開始した．メチルプレドニゾロン40 mgの点滴静注を開始した．入室後の動脈血液ガス分析（S/Tモード，FiO$_2$ 0.4，IPAP 14 cmH$_2$O，EPAP 8 cmH$_2$O）pH 7.336，PaCO$_2$ 56.5 torr，PaO$_2$ 96.5 torr，HCO$_3^-$ 29.6 mEq/Lと呼吸性アシドーシスの改善を認めた．

呼吸性アシドーシスの状態は第3病日まで続き，SABAの頓用での吸入や，NPPVの設定変更などを行った．第4病日からは呼吸困難の症状も緩和され動脈血液ガス分析も，pH 7.42，PaCO$_2$ 53.8 Torrと改善した．前医の情報から安定期の呼吸機能検査で1秒量が580 mlであり，最重症のCOPDであることがわかった．第4病日集中治療室から一般病棟へ移動した．第8病日メチルプレドニゾロン中止，レボフロキサシン中止，日中はNPPVも中止し夜間のみの使用とした．第16病日夜間のNPPV離脱を試みるも，呼吸苦とSpO$_2$低下を認め失敗した．患者，家族と話し合い，夜間のみNPPVと酸素

吸入を継続することとなった．第23病日NPPVと在宅酸素療法を導入し自宅へ退院した．

　ここまで当院で経験した症例を通して，COPD増悪の実際の診療の流れを示した．COPD増悪の患者は，短時間で状態が変化することが多く，身体所見の診察や個々の検査に時間をかけすぎることなく，患者の状態を全体像としてとらえ，速やかに治療を開始することが重要である．今後の診療の一助になれば幸いである．

文献

1) 日本呼吸器学会 COPD ガイドライン第4版作成委員会：COPD（慢性閉塞性肺疾患）診断と治療のためのガイドライン第4版. メディカルレビュー社, 東京, 2013
2) National Clinical Guideline C National Institute for Health and Clinical Excellence : Guidance. Chronic Obstructive Pulmonary Disease : Management of Chronic Obstructive Pulmonary Disease in Adults in Primary and Secondary Care. 2010 http://www.nice.org.uk/nicemedia/live/13029/49425/49425.pdf
3) Celli BR, MacNee W : Standards for the diagnosis and treatment of patients with COPD : a summary of the ATS/ERS position paper. Eur Respir J 23 : 932-946, 2004
4) Barr RG, Rowe BH, Camargo CA Jr : Methylxanthines for exacerbations of chronic obstructive pulmonary disease : meta-analysis of randomised trials. BMJ（Clinical research ed）327 : 643, 2003
5) Duffy N, Walker P, Diamantea F, et al : Intravenous aminophylline in patients admitted to hospital with non-acidotic exacerbations of chronic obstructive pulmonary disease : a prospective randomised controlled trial. Thorax 60 : 713-717, 2005
6) Global Initiative for Chronic Obstructive Lung Disease Global Strategy for the diagnosis, managnent, and prevention of chronic obstructive pulmonary disease 2017 report. 2017
7) Davies L, Angus RM, Calverley PM : Oral corticosteroids in patients admitted to hospital with exacerbations of chronic obstructive pulmonary disease : a prospective randomised controlled trial. Lancet 354 : 456-460, 1999
8) Maltais F, Ostinelli J, Bourbeau J, et al : Comparison of nebulized budesonide and oral prednisolone with placebo in the treatment of acute exacerbations of chronic obstructive pulmonary disease : a randomized controlled trial. Am J Respir Crit Care Med 165 : 698-703, 2002
9) Niewoehner DE, Erbland ML, Deupree RH, et al : Effect of systemic glucocorticoids on exacerbations of chronic obstructive pulmonary disease. Department of Veterans Affairs Cooperative Study Group. N Engl J Med 340 : 1941-1947, 1999
10) Thompson WH, Nielson CP, Carvalho P, et al : Controlled trial of oral prednisone in outpatients with acute COPD exacerbation. Am J Respir Crit Care Med 154 : 407-412, 1996
11) Aaron SD, Vandemheen KL, Hebert P, et al : Outpatient oral prednisone after emergency treatment of chronic obstructive pulmonary disease. N Engl J Med 348 : 2618-2625, 2003
12) Vollenweider DJ, Jarrett H, Steurer-Stey CA, et al : Antibiotics for exacerbations of chronic obstructive pulmonary disease. Cochrane Database Syst Rev 12 : Cd010257, 2012
13) Miravitlles M, Kruesmann F, Haverstock D, et al : Sputum colour and bacteria in chronic bronchitis exacerbations : a pooled analysis. Eur Respir J 39 : 1354-1360, 2012
14) Stockley RA, O'Brien C, Pye A, et al : Relationship of sputum color to nature and outpatient management of acute exacerbations of COPD. Chest 117 : 1638-1645, 2000
15) 日本呼吸器学会呼吸器感染症に関するガイドライン作成委員会：「呼吸器感染症に関するガイドライン」成人気道感染症診療の基本的考え方. 日本呼吸器学会, 2003
16) JAID/JSC 感染症治療ガイド委員会：JAID/JSC 感染症治療ガイド 2011. 2012
17) Austin MA, Wills KE, Blizzard L, et al : Effect of high flow oxygen on mortality in chronic obstructive pulmonary disease patients in prehospital setting : randomised controlled trial. BMJ（Clinical research ed）341 : c5462, 2010
18) Bott J, Carroll MP, Conway JH, et al : Randomised controlled trial of nasal ventilation in acute ventilatory failure due to chronic obstructive airways disease. Lancet 341 : 1555-1557, 1993
19) Brochard L, Mancebo J, Wysocki M, et al : Noninvasive ventilation for acute exacerbations of chronic obstructive pulmonary disease. N Engl J Med 333 : 817-822, 1995
20) Kramer N, Meyer TJ, Meharg J, et al : Randomized, prospective trial of noninvasive positive pressure ventilation in acute respiratory failure. Am J Respir Crit Care Med 151 : 1799-1806, 1995
21) Plant PK, Elliott MW : Chronic obstructive pulmonary disease *9 : management of ventilatory failure in COPD. Thorax 58 : 537-542, 2003
22) Lightowler JV, Wedzicha JA, Elliott MW, et al : Non-invasive positive pressure ventilation to treat respiratory failure resulting from exacerbations of chronic obstructive pulmonary disease : Cochrane systematic review and meta-analysis. BMJ（Clinical research ed）326 : 185, 2003
23) Meyer TJ, Hill NS : Noninvasive positive pressure ventilation to treat respiratory failure. Ann Intern Med 120 : 760-770, 1994
24) Chandra D, Stamm JA, Taylor B, et al : Outcomes of noninvasive ventilation for acute exacerbations of chronic obstructive pulmonary disease in the United States, 1998-2008. Am J Respir Crit Care Med 185 : 152-159, 2012
25) Clinical indications for noninvasive positive pressure ventilation in chronic respiratory failure due to restrictive lung disease, COPD, and nocturnal hypoventilation--a consensus conference report. Chest 116 : 521-534, 1999
26) Plant PK, Owen JL, Elliott MW : Early use of non-invasive ventilation for acute exacerbations of chronic obstructive pulmonary disease on general respiratory wards : a multicentre randomised controlled trial. Lancet 355 : 1931-1935, 2000
27) Global Initiative for Asthma Global strategy for asthma management and prevention updated 2017. 2017

特集 呼吸器救急診療ブラッシュアップ―自信をもって対応できる―
主な疾患からみた救急マネージメント

びまん性肺疾患／間質性肺炎の増悪への対応

馬場智尚

Point
- 呼吸不全への対応をしながら，多くの鑑別疾患を想起する．原疾患，過去の急性悪化時との相違を評価して鑑別に役立てる．
- しばしば原因は複合的でかつ致死的な状況となるので，救命のために盲目的な治療となるのはやむを得ない．

はじめに

特発性肺線維症，非特異性間質性肺炎，慢性過敏性肺臓炎，膠原病肺などの慢性間質性肺炎は，様々な形で呼吸不全の急激な悪化を来す．時に致死的な経過をたどるため，状態が悪いなかで，可能な限りの適切な検査と治療が求められる．気胸や肺血栓塞栓症など，画像検査で明らかに診断に至る状態もあるが，新たな陰影が出現したときには，多くの鑑別が必要になる（表1）．実臨床では呼吸不全の進行の原因が複合的に出現するため，一つの鑑別にとらわれずに治療を進めていくことが肝要である．

症例提示

70代女性．【喫煙歴】なし．【生活歴】事務職・粉塵曝露歴なし．初診の1年前までインコを2羽30年間飼育．羽毛布団を20年間使用．【既往歴】10代で結核，50代で亜急性甲状腺炎．【家族歴】間質性肺炎・膠原病なし．【現病歴】X年8月から湿性咳嗽，労作時呼吸困難あり．同月に当院受診．

表1 慢性間質性肺炎の経過中にみられる急性の呼吸困難増悪の鑑別

胸部単純X線写真で明らか
気胸・縦隔気腫
左心不全
胸部単純X線写真で変化を認めない
肺血栓塞栓症
肺高血圧症・右心不全
虚血性心疾患
貧血
原疾患の進行
発熱，代謝性アシドーシスを来す疾患
心因性
胸部単純X線写真で新たに陰影
感染症：細菌性肺炎，ウイルス性肺炎，肺真菌症，ニューモシスチス肺炎，抗酸菌症
間質性肺炎の急性増悪（特発性，感染後，術後，薬剤性，吸入刺激）
肺胞出血：血管炎，抗凝固薬治療
左心不全・右心不全・肺梗塞
誤嚥
悪性腫瘍：肺癌，悪性リンパ腫

ばばともひさ　神奈川県立循環器呼吸器病センター呼吸器内科（〒236-0051 神奈川県横浜市金沢区富岡東 6-16-1）

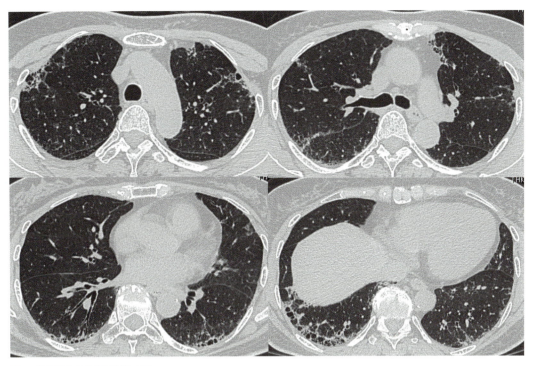

図1 初診時の胸部単純CT
肺底部背側の胸膜下に非区域性に広がる網状変化,囊胞性変化あり.胸膜面の不整,小葉間隔壁の不整な肥厚もあり,UIPパターンであるが囊胞壁がやや厚い印象あり.

胸部X線写真ではびまん性の網状粒状影を認め,胸部CTでは肺底部優位の胸膜下に非区域性に広がる網状変化,囊胞性変化あり,間質性肺炎の診断(図1).膠原病を示唆する肺外症候なく,WBC 5,990/μl,ESR 48 mm/1 hr,LDH 289 IU/L,CRP 0.0 mg/dl,赤沈 48 mm/1 hr,KL-6 823 U/ml,SP-D 77 ng/dl,抗核抗体陰性,RAPA陰性.MPO-ANCAを含め,特異的な自己抗体は陰性.尿潜血・沈渣は陰性.気管支肺胞洗浄はマクロファージ87.5%,リンパ球8.75%,好中球3.75%,CD4/CD8 1.2であった.CTからは非区域性の病変の分布,小葉間隔壁の不整な肥厚からUIPパターンの線維化が疑われたが,赤沈が亢進していたため,二次性のUIPパターンの間質性肺炎が疑われた.そのため,胸腔鏡下肺生検を施行.病理では,胸膜下・小葉間隔壁周囲などの小葉辺縁性の線維化が,内部の正常肺と明瞭な境界をもってみられ,UIPパターンを示した.ただし,呼吸細気管支周囲の線維化や,巨細胞がみられ,慢性過敏性肺臓炎が疑われた(図2).生検後に提出した抗ハト抗体(イムノキャップ)が陽性で[1],鳥飼育歴とあわせてトリ関連慢性過敏性肺臓炎の診断.羽毛布団の使用をやめて経過をみるも改善なく,緩徐に悪化あり,X+4年にすりガラス影が出現.隔離の目的で入院するも改善なく,プレドニゾロン25 mgを内服.その後,プレドニゾロンは漸減し,5 mgを内服していた.

X+6年12月末から倦怠感,咳嗽,微熱の出現あり.12月26日に近医を受診し,抗菌薬の処方を受けた.いったん症状の軽減を認めるも,X+7年1月3日に38℃の発熱,咳嗽の増強あり.近医で抗菌薬の処方を受けるも改善なく,1月9日に予約外で当院受診.SpO$_2$ 87%(室内気)と低酸素血症を認め,体温は37.3℃.胸部にfine cracklesを聴取し,下腿浮腫はなし.胸部単純X線写真にて新たなすりガラス影がみられた.2 L/minの酸素カヌラを投与し,SpO$_2$ 95%となり,表1の鑑別診断を想起しながら問診・検査を進めることとした.

もともと慢性過敏性肺臓炎(鳥飼病)と考えられていたため,曝露歴がないか再聴取した.特に鳥との接触はなく,年末年始のエピソードであったが,大掃除などでの粉塵吸入はなし.また,新たな薬剤の摂取はみられず,発熱がみられたが,喀痰はな

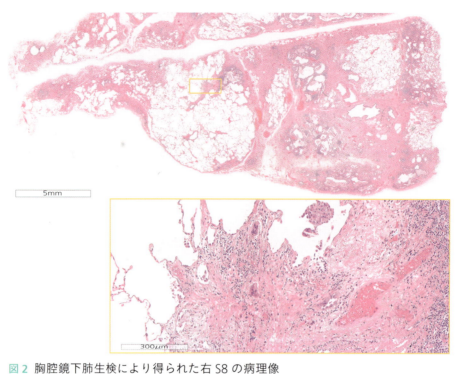

図2 胸腔鏡下肺生検により得られた右S8の病理像
胸膜下・小葉間隔壁周囲などの小葉辺縁性の線維化がみられ、内部の正常肺との境界は明瞭．UIPパターンの線維化であるが、炎症細胞浸潤がみられ、線維化病変内部には多核巨細胞が存在し、慢性過敏性肺臓炎が疑われた．

く，冬期であったがインフルエンザ罹患者との明らかな接触はなかった．

胸部CTでは，もともとの緩徐進行性の胸膜下の網状変化に加え，両側に非区域性にすりガラス影の出現あり（図3）．慢性過敏性肺臓炎の急性悪化を含めた間質性肺炎の急性増悪，心不全，肺胞出血，ウイルス性肺炎，ニューモシスチス肺炎などが疑われた．

採血ではWBC 9,160/ul（好中球88.7%，リンパ球7.1%，好酸球0.7%），CRP 16.5 mg/dlと炎症所見の上昇を認めた．プロカルシトニン陰性で，インフルエンザ抗原は陰性．尿中肺炎球菌抗原・レジオネラ抗原陰性．プレドニゾロンは5 mgの内服で日和見感染症の可能性は高くはなかったが，血中サイトメガロウイルス抗原，β-Dグルカンの結果が判明するまで，ガンシクロビルおよびST合剤の投与を行った．CTで非区域性の分布にて一般菌による細菌性肺炎は積極的には疑えなかったが，下記のごとくステロイドの大量投与を行うことにもなったため，喀痰培養，血液培養を採取後，広域抗菌薬の投与を開始した．

慢性過敏性肺臓炎の診断ではあったが，環境調整で改善がみられず，診断の確診度は高くなかった．また，慢性過敏性肺臓炎を含めた慢性進行性の間質性肺炎の経過中にANCAの陽転化，血管炎の合併は報告されている[2]．そのため，血管炎による肺胞出血も鑑別に挙げられた．血痰や貧血の出現はなく，尿所見も異常を認めなかった．また，抗凝固薬や抗血小板薬は内服していなかった．血痰を認めない肺胞出血はしばしば認められるが，この症例では気管支鏡検査までは行わず，肺塞栓予防のヘパリン投与は行うこととした．MPO-ANCAなどの自己抗体を再スクリーニングの目的で提出した．

左心不全もしくは右心不全は，新たなすりガラス影の原因になる可能性もある一方で，そのほかの原因による急性呼吸不全に付随して出現することがあるため，循環動態の評価を行った．浮腫はなく，BNP 10.9 pg/mlと正常で，CTでは胸水，心拡大，肺動脈の拡張，上・下大静脈の拡張はみられず．心エコーでも問題は認めないため，心不全の関与は少ないと考え，利尿剤は投与せず．

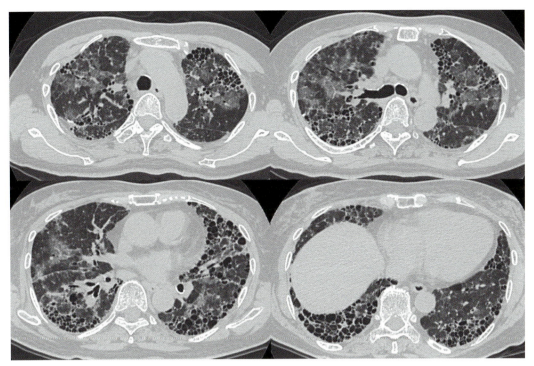

図3 初診から6年後．急性悪化時の胸部単純CT
緩徐に進行した網状変化・嚢胞性変化に加え，両側肺野に非区域性に広がるすりガラス影の出現あり．

D-dimer 2.33 μg/ml と正常値を超えていたため，下肢静脈エコーを行ったが，明らかな血栓なし．炎症に伴う上昇と考えた．

新たに出現したすりガラス影が上記の感染・肺出血・心不全などのみで説明がつかないため，慢性過敏性肺臓炎の急性悪化と判断した[3]．間質性肺炎の悪化を示唆する所見として，LDH 372 IU/L（218 IU/L），KL-6 1,935 U/ml（886 U/ml），SP-D 152 ng/dl（51.7 ng/dl）とそれぞれ間質性肺炎マーカーの上昇あり（カッコは前値）．急性悪化の原因として，新たな抗原曝露，プレドニゾロンの自己中断，新たな薬剤投与，先行する感染，手術などの誘因はみられなかった．入院が抗原隔離になるため，入院のみにて経過をみる方法もあったが，PaO_2 54.6 Torr（室内気）と酸素化の悪化がみられ，過去に入院のみで改善がみられなかったことから，メチルプレドニゾロン 500 mg を投与．しかし，入院翌日にはさらに酸素化の悪化がみられたため，シクロホスファミドパルス療法およびタクロリムス内服を追加．好中球エラスターゼ阻害薬の持続投与を併用し，呼吸不全に対しネーザルハイフロー療法を行い，動脈血酸素飽和度を保つようにした．血中の β-D グルカンおよびサイトメガロウイルス抗原は陰性であり，ST 合剤は 1 g/day の予防量に戻し，ガンシクロビルの投与を終了した．ステロイドを3日間ずつで半減したところ徐々に酸素化の改善，LDH の低下あり．入院から1カ月後に，プレドニゾロン 17.5 mg・タクロリムス 4 mg を内服した状況で，労作時 2 L/min の在宅酸素療法を導入して自宅退院となった．退院前には外泊を行い，自宅環境で再悪化を来さないことを確認した．

特発性肺線維症の急性増悪を代表とした慢性線維性間質性肺炎の急性悪化は，感染および心不全などと鑑別が非常に難しく，しばしば合併して出現する．呼吸状態の余裕がないことが多く，急性増悪の予後が悪いために，複数の治療を同時に行っていかなければいけない．ステロイド投与中による日和見感染，抗血小板薬・抗凝固薬内服に伴う肺胞出血などの可能性がある場合には，事態は複雑化する．救命のためには，様々な可能性を否定せずに評価，治療を行っていかなければいけない．

また，もともと原因不明の間質性肺炎，すなわち

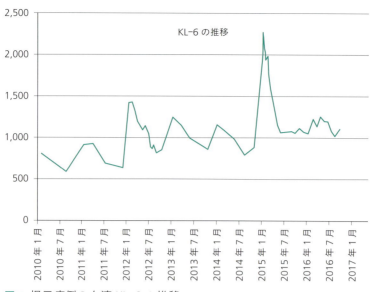

図4 提示症例の血清KL-6の推移
KL-6は毎年1月前後に上昇している．過敏性肺臓炎の診断を裏付けるデータである．

特発性間質性肺炎とされていた症例で急性悪化時に原因が明らかになり，薬剤性肺炎や過敏性肺臓炎などの診断に至ることもある．膠原病の存在が明らかになることもある．初診時に戻って原疾患の診断の確からしさを振り返るとともに，急性悪化の原因を探る必要がある．急性悪化の病歴がある症例では，過去の悪化時と画像パターンや検査所見，経過が類似するか比較する．これにより感染や心不全などとの鑑別が可能になることもある．今回の症例を振り返ると，冬期にKL-6の上昇が毎年のようにみられる（図4）．当院への来院，ステロイド導入，急性悪化は1月前後であり，羽毛布団・ダウンジャケットや加湿器などによる環境曝露が疑われる．単に急性悪化を乗り越えるだけでなく，急性悪化時の評価から慢性期の管理につなげていかなければならない．

特発性肺線維症の急性増悪

慢性間質性肺炎の急性悪化のなかで，最も一般的かつ予後の悪い特発性肺線維症の急性増悪について以下に述べる．特発性肺線維症以外の間質性肺炎における急性悪化に関しても，特発性肺線維症と同様の対応がとられることが多いので参考にしていただきたい[4]．

特発性肺線維症の急性増悪は，慢性経過中に両肺野に新たな浸潤影の出現とともに，急速な呼吸不全の進行がみられる病態であり，病理学的には慢性経過のUIP所見に加え，びまん性肺胞障害（DAD）が新たな所見として認められ，死亡率は半分と予後不良の病態である[5]．特発性肺線維症の経過中のどの時期にでも発症するが，より低肺機能の時期に起きやすいといわれている．

症例提示でも記したように特発性肺線維症の急性増悪の診断は非常に難しい．特発性肺線維症で通院中の患者が，急激に呼吸不全，両側の新たな陰影を来した場合には，急性増悪のほかに，細菌性肺炎・ウイルス性肺炎・ニューモシスチス肺炎，心不全，肺胞出血，肺癌などの鑑別が必要となる．それらを契機にして急性増悪が出現したり，急性増悪により心不全を来すこともしばしばみられ，急性悪化の原因は複合的である．気管支肺胞洗浄が肺感染症との鑑別に有用とされるが，呼吸不全が急速に進行している状況での気管支肺胞洗浄の適応に関しては，慎重な判断が必要である．2007年のATS（米国胸部学会）による急性増悪の診断基準には気管支肺胞洗浄により，感染を否定することが記載されていた[6]．しかし気管支肺胞洗浄の施行が現実的でない

こと，感染症が急性増悪に関与することもあるため，2016年のATS国際ワーキンググループのレポートでは急性増悪の診断から気管支肺胞洗浄の記載が外された（表2）[7]．

急性増悪であれば死亡率が高いこと，感染や心不全を完全に否定することも困難であることのために，急性増悪が疑われた場合には，急性増悪に対する治療と感染および心不全に対する治療を同時に行う．ただし，急性増悪に対する治療は経験的治療によるものが主体で，質の高い前向きの比較研究は皆無である．急性増悪は予後不良であるために，エビデンスの質は低い経験的な治療を組み合わせて行っている[8]．

薬物治療

1・ステロイドおよび免疫抑制薬

メチルプレドニゾロン500～1,000 mgを3日間投与するステロイドパルス治療は，特発性肺線維症の急性増悪に対して経験的に行われてきている．実際にステロイド投与後に陰影・酸素化の改善を認める症例を多く経験し，ステロイドの投与が遅れた症例では呼吸不全の進行がみられる．急性増悪の予後が悪いゆえに，ステロイド治療を行わない対照をおく比較試験は倫理的に実現不可能である．ステロイド減量の手順は定まっていない．改善が乏しい，緩徐であれば，3日間ずつで半減している．反応が良ければ，初めの3日間のパルス療法後にプレドニゾロン0.5～1.0 mg/kgの内服に変更している．

安定期のステロイド・免疫抑制薬治療が特発性肺線維症の予後を悪化させることが知られており，漫然と高用量のステロイド投与をすべきではないと考えられる[9]．ステロイドの免疫抑制作用を補うため，ステロイドの特有の副作用を減らすために，シクロスポリン，タクロリムス，シクロホスファミドなどの免疫抑制薬が併用されることが多い[10]．特に膠原病関連の間質性肺炎の悪化に対して，免疫抑制薬の効果がみられることが多い．

表2 2016年ATS国際ワーキンググループ報告における特発性肺線維症・急性増悪の定義・診断基準・分類（文献[7]より引用改変）

定義
新たな広範な肺胞陰影を特徴とする，急性で，臨床的に有意な呼吸状態の悪化

診断基準
過去，あるいは増悪時の特発性肺線維症の診断
通常1カ月以内の急性の悪化，あるいは呼吸困難の進行
CTではUIPパターンに矛盾しない背景に両側に新たに生じたすりガラス影，浸潤影
心不全あるいは輸液過剰のみでは説明のできない悪化

分類
triggered：誘因が明らかな急性増悪（感染，処置・術後，薬剤，誤嚥など）
idiopathic：誘因が認められない急性増悪

2・好中球エラスターゼ阻害薬

シベレスタットナトリウムは好中球エラスターゼ阻害薬であり，適応症は全身性炎症反応症候群に伴う急性肺障害となっている．特発性肺線維症の急性増悪に対してステロイドパルスと併用することにより酸素化の改善がみられたという報告はあるが，生存率の改善は不明であり，ガイドラインでは好中球エラスターゼ阻害薬による治療を行わないことが提案されている．

3・リコンビナント・トロンボモジュリン

急性呼吸促迫症候群（ARDS）や特発性肺線維症の急性増悪では血管内皮障害や凝固線溶系異常がみられ，急性増悪に対しての低分子ヘパリンの投与の有効性が2005年に報告された[11]．一方，慢性期の特発性肺線維症に対するワルファリンは効果がないことが知られている[12]．リコンビナント・トロンボモジュリンの抗凝固・抗炎症・抗線維化作用を期待して特発性肺線維症の急性増悪に対して使用した症例の有効性を片岡らが報告している[13]．現在，無作為化二重盲検プラセボ対照試験が進行中である．

4・抗線維化薬

%FVC＜70%の特発性肺線維症では，ニンテダニブによる急性増悪の出現予防効果があることが報

告されている．急性増悪にニンテダニブやピルフェニドンといった抗線維化薬が効果があるのか不明であるが，再燃予防のために急性期が過ぎたところで早々と抗線維化薬の導入を考える必要がある．

PMX-DHP療法（polymyxin B immobilized fiber column – direct hemoperfusion）

PMXは血中のエンドトキシンを吸着する血液浄化カラムであり，エンドトキシン血症を伴う敗血症に適応がある．ARDSに対してPMX-DHP療法が有効であるという報告があり，特発性肺線維症・急性増悪に対しても施行されるようになった[14]．PMX-DHP療法の施行前後では，短期的な酸素化の改善や，LDH・KL-6といった線維化マーカーの低下がみられる．短期的なデータの改善が予後に結びつくかは不明であり，ステロイドパルス療法などの影響もあわせると，PMX-DHP療法そのものの長期的な有効性は不明である．PMX-DHP療法施行群と非施行のヒストリカルコントロール群を比較し，PMX-DHP療法施行群の予後が良いという報告はある[15]．体外循環の一つであるPMX-DHP療法は侵襲度の高い治療であり，早期に評価可能なコントロールをおいた前向きの研究による有効性の証明が必要である．

呼吸管理

特発性肺線維症の急性増悪に対する人工呼吸器管理は，急性増悪の予後が非常に悪く，急性期を乗り越えても呼吸機能の低下を後遺症として残し，完全なる回復は望めないために，2011年のATS/ERS/JRS/ALATのガイドラインでは，「人工呼吸器管理は過半数の症例に対しては勧められないが，一部には行ってもよい」とされている．急性増悪を起こす前のADL，在宅での酸素流量，原疾患の治療反応性予測，補助換気が必要となるまでの急性増悪に対する治療期間などを考慮して補助換気の適応を判断し，患者・家族と相談する．

非侵襲的陽圧換気療法は，挿管人工呼吸器管理と異なり人工呼吸器関連肺炎のリスクが減少し，免疫抑制状態にある呼吸不全患者では死亡率を改善することが知られている[16]．挿管人工呼吸器管理と比べ，鎮静を必要とせず，コミュニケーションも容易にとれ，着脱可能なため経口摂取が可能である．

特発性肺線維症は末期となるまでは，炭酸ガスの貯留はみられないため，呼吸管理の主目的は換気補助よりも動脈血の酸素化改善である．そのため，陽圧換気は行わずに高流量鼻カヌラ酸素療法（ネーザルハイフロー）を急性増悪で用いることが最近では多い[17]．不幸にも薬物療法が奏効せずに亡くなられる場合でも，挿管人工呼吸器管理や，非侵襲的陽圧換気療法を行っていた場合よりもネーザルハイフローは終末期医療には適していると考えられる．

合併症治療

1・心不全治療

身体所見，BNP値，心エコー，胸部X線写真・CTなどにて速やかに心機能，循環動態の評価が必要である．浮腫や両側胸水，BNP上昇，心拡大，上大静脈・下大静脈の拡張などがみられれば，利尿薬などの心不全治療を併用する．

2・感染症治療

抗菌薬の投与に関しては，純粋な急性増悪であれば必ずしも投与が必要ではないが，多くの場合は感染症の合併を否定できないため，抗菌薬が併用される．推奨抗菌薬は決まっていないが，後ろ向き単施設の解析で，アジスロマイシン500 mgの5日間投与群がキノロン投与群よりも予後が良好であったという報告がある[18]．しかし，ヒストリカルコントロールとしてのキノロン投与群との比較であり，前向きの研究が必要である．

既にステロイドや免疫抑制薬により免疫不全状態にある患者では，ニューモシスチス肺炎，サイトメガロウイルス感染症により呼吸不全の悪化を来すことがある．画像所見では鑑別困難なことが多く，呼吸状態次第では検査結果が判明するまでは，治療量

のST合剤や，ガンシクロビルを投与する．

3 ▪ 補助療法

多くの急性期集中治療と同様に栄養管理，早期リハビリテーション，深部静脈血栓予防を行う．

終末期医療

もともと特発性肺線維症の予後は，多くの固形癌と比べて悪いことが知られている[19]．北海道スタディでは生存期間の中央値は35カ月と報告されており，その死因の40%が急性増悪である[20]．特発性肺線維症の急性増悪では生存率は約50%といわれており，予後は非常に厳しい．上記治療に奏効せずに予後が限られると判断され，呼吸困難が強いようであれば，予後予測と症状コントロールの必要性を説明したうえで，積極的に塩酸モルヒネ製剤などの投与を行っていく必要がある．実際には皮下注射で5～10 mg/日から開始し，症状にあわせて増量する[21]．

おわりに

特発性肺線維症の急性増悪を代表とする慢性間質性肺炎の急性悪化は，感染や心不全などとの鑑別診断が困難であるとともに予後が非常に不良であり，患者・家族に十分に説明を行ったうえで，統合的な治療を進めることが大切である．

文献

1) 稲瀬直彦，鵜浦康司，宮崎泰成，他：鳥関連過敏性肺炎の診断における鳥特異抗体．日呼吸会誌 49：717-722, 2011
2) 高橋浩一郎，田代宏樹，加藤 剛，他：慢性過敏性肺炎が疑われた症例の経過中に顕微鏡的多発血管炎を発症した1例．日本呼吸器学会誌 4：189-193, 2015
3) Miyazaki Y, Tateishi T, Akashi T, et al : Clinical predictors and histologic appearance of acute exacerbations in chronic hypersensitivity pneumonitis. Chest 134 : 1265-1270, 2008
4) Park IN, Kim DS, Shim TS, et al : Acute exacerbation of interstitial pneumonia other than idiopathic pulmonary fibrosis. Chest 132 : 214-220, 2007
5) Kondoh Y, Taniguchi H, Kawabata Y, et al : Acute exacerbation in idiopathic pulmonary fibrosis. Analysis of clinical and pathologic findings in three cases. Chest 103 : 1808-1812, 1993
6) Collard HR, Moore BB, Flaherty KR, et al : Acute exacerbations of idiopathic pulmonary fibrosis. Am J Respir Crit Care Med 176 : 636-643, 2007
7) Collard HR, Ryerson CJ, Corte TJ, et al : Acute Exacerbation of Idiopathic Pulmonary Fibrosis. An International Working Group Report. Am J Respir Crit Care Med 194 : 265-275, 2016
8) 厚生労働科学研究費補助金難治性疾患政策研究事業「びまん性肺疾患に関する調査研究」班・特発性肺線維症の治療ガイドライン作成委員会：特発性肺線維症の治療ガイドライン2017．南江堂，東京，2017
9) Idiopathic Pulmonary Fibrosis Clinical Research Network, Raghu G, Anstrom KJ, et al : Prednisone, azathioprine, and N-acetylcysteine for pulmonary fibrosis. N Engl J Med 366 : 1968-1977, 2012
10) Homma S, Sakamoto S, Kawabata M, et al : Cyclosporin treatment in steroidresistant and acutely exacerbated interstitial pneumonia. Intern Med 44 : 1144-1150, 2005
11) Kubo H, Nakayama K, Yanai M, et al : Anticoagulant therapy for idiopathic pulmonary fibrosis. Chest 128 : 1475-1482, 2005
12) Noth I, Anstrom KJ, Calvert SB, et al : A placebo-controlled randomized trial of warfarin in idiopathic pulmonary fibrosis. Am J Respir Crit Care Med 186 : 88-95, 2012
13) Kataoka K, Taniguchi H, Kondoh Y, et al : Recombinant Human Thrombomodulin in Acute Exacerbation of Idiopathic Pulmonary Fibrosis. Chest 148 : 436-443, 2015
14) Seo Y, Abe S, Kurahara M, et al : Beneficial effect of polymyxin B-immobilized fiber column (PMX) hemoperfusion treatment on acute exacerbation of idiopathic pulmonary fibrosis. Intern Med 45 : 1033-1038, 2006
15) Oishi K, Aoe K, Mimura Y, et al : Survival from an Acute Exacerbation of Idiopathic Pulmonary Fibrosis with or without Direct Hemoperfusion with a Polymyxin B-immobilized Fiber Column : A Retrospective Analysis. Intern Med 55 : 3551-3559, 2016
16) Hilbert G, Gruson D, Vargas F, et al : Noninvasive ventilation in immunosuppressed patients with pulmonary infiltrates, fever, and acute respiratory failure. N Engl J Med 344 : 481-487, 2001
17) Boyer A, Vargas F, Delacre M, et al : Prognostic impact of high-flow nasal cannula oxygen supply in an ICU patient with pulmonary fibrosis complicated by acute respiratory failure. Intensive Care Med 37 : 558-559, 2011
18) Kawamura K, Ichikado K, Yasuda Y, et al : Azithromycin for idiopathic acute exacerbation of idiopathic pulmonary fibrosis : a retrospective single-center study. BMC Pulm Med 17 : 94, 2017
19) Vancheri C, Failla M, Crimi N, et al : Idiopathic pulmonary fibrosis : a disease with similarities and links to cancer biology. Eur Respir J 35 : 496-504, 2010
20) Natsuizaka M, Chiba H, Kuronuma K, et al : Epidemiologic survey of Japanese patients with idiopathic pulmonary fibrosis and investigation of ethnic differences. Am J Respir Crit Care Med 190 : 773-779, 2014
21) 日本緩和医療学会：緩和ケア継続教育プログラム，M-6a 呼吸困難．http://www.jspm-peace.jp/data/v3_a/M6a_201703.pdf

特集 呼吸器救急診療ブラッシュアップ―自信をもって対応できる―
主な疾患からみた救急マネージメント

急性呼吸窮迫症候群（ARDS）

佐々木信一

> **Point**
> - 急性呼吸窮迫症候群（ARDS）は難治性の呼吸不全をもたらし，高い死亡率を呈する予後不良な症候群である．
> - 2012年に診断の特異性向上を目指した新たな定義（通称「Berlin 定義」）が公表された．間接損傷原因の代表である敗血症については 2016 年に新しい定義が発表されている．
> - ARDS の主たる病理像はびまん性肺胞傷害（DAD）と呼ばれる定型的な肺胞傷害である．近年ではバイオマーカーや genetic variant を用いたフェノタイプが提唱されている．

はじめに

ARDS に関する診療ガイドラインが 2016 年 7 月に改訂された[1]．内容は従来のガイドライン改訂に加えて，GRADE システムを用いた Clinical Questions を加えて，よりエビデンスに準じた内容構成となっている．本稿では，このガイドラインの構成に沿って，その概要を解説し，ARDS 診療の要点を，最新の内容も盛り込みながら解説する．

概念と定義

ARDS は先行する基礎疾患・外傷をもち，急性に発症した低酸素血症で，胸部 X 線写真上では両側性の肺浸潤影を認め，かつその原因が心不全，腎不全，血管内水分過剰のみでは説明できない病態の総称である．その本態は肺微小血管の透過性亢進型肺水腫であり，その原因として肺胞領域の好中球主体の非特異的な過剰炎症反応およびこれらによってもたらされる広範な肺損傷が指摘されている．

2012 年に診断の特異性向上を目指した新たな定義（通称「Berlin 定義[2]」）が公表され，グローバルに使用されている．Berlin 定義では，PEEP 負荷下での酸素化の程度により 3 段階の重症度に分類される（表 1）．従来軽症例を含む用語として用いられてきた ALI という分類はなくなり，AECC（American-European Consensus Conference）の ARDS 基準を満たさない ALI 症例は，Berlin 定義で ARDS 軽症例に組み入れられた．

Berlin 定義は，先行の AECC 定義（1994 年）に比較し，より簡潔で明快になったものの基本的には，minor change しか行われていないため ARDS の病態をスクリーニングする必要最小限要件と捉えたほうがよい．

＊注：2011 年 10 月に Berlin で開催された欧州集中治療医学会（European Society of Intensive Care Medicine；ESICM）において，診断の特異性向上を目指して ARDS の新たな定義が提唱され，検証過

ささき　しんいち　順天堂大学医学部附属浦安病院呼吸器内科（〒279-0021 千葉県浦安市富岡 2-1-1）

表1 ARDSの診断基準と重症度分類（Berlin定義）（文献[2]より引用改変）

重症度分類	Mild 軽症	Moderate 中等症	Severe 重症
PaO_2/FIO_2（酸素化能，mmHg）	$200 < PaO_2/FIO_2 \leq 300$（PEEP，CPAP≧5 cmH$_2$O）	$100 < PaO_2/FIO_2 \leq 200$（PEEP≧5 cmH$_2$O）	$PaO_2/FIO_2 < 100$（PEEP≧5 cmH$_2$O）
発症時期	侵襲や呼吸症状（急性/増悪）から1週間以内		
胸部画像	胸水，肺虚脱（肺葉/肺全体），結節ではすべてを説明できない両側性陰影		
肺水腫の原因（心不全，溢水の除外）	心不全，輸液過剰ではすべて説明できない呼吸不全：危険因子がない場合，静水圧性肺水腫除外のため心エコーなどによる客観的評価が必要		

表2 主なARDSの原因疾患（文献[1]から引用改変）

直接損傷	間接損傷
頻度の多いもの	頻度の多いもの
肺炎 胃内容物の吸引（誤嚥）	敗血症 外傷や高度の熱傷（特にショックと大量輸血を伴う場合）
頻度の少ないもの	頻度の少ないもの
脂肪塞栓 吸入傷害（有毒ガスなど） 再灌流肺水腫（肺移植後など） 溺水 放射線肺障害 肺挫傷	心肺バイパス術 薬物中毒（パラコート中毒など） 急性膵炎 自己免疫疾患 輸血関連急性肺損傷（TRALI*）

* TRALI：transfusion-related acute lung injury

程と修正を経て2012年5月に論文誌上に公表された[2]〔通称「Berlin定義」（表1）〕．

疫学

ARDSの発症率は，AECCによる診断基準（1994年）による研究でも，おおよそ5〜80人/10万人/年であり，報告により大きな差がみられる[1]．2012年のARDS新診断基準（Berlin定義）に基づく大規模疫学調査はまだ少なく，今後の報告が待たれる．

基礎疾患

ARDSは肺炎など肺の直接損傷に起因するものと，敗血症など間接損傷に起因するものとに大別される（表2）．

敗血症（sepsis）については2016年2月に新しい定義が発表され，「感染症に対する制御不能な宿主反応に起因した生命を脅かす臓器障害」とされている[3]．その定義はICU患者と非ICU患者で異なり，ICU患者では，感染症が疑われ，SOFAスコア（表3）が2点以上増加している状態とされ，非ICU患者では，①呼吸数22回/分以上，②精神状態の変化，③収縮期血圧100 mmHg以下の3項目からなる迅速SOFA（qSOFA）スコアで2項目以上の状態となっている．qSOFAスコアは，主に救急の現場や一般病棟のベッドサイドでスクリーニング的に用いることを意識している．また敗血症性ショックは，「敗血症のうち，実質的に死亡率を増加させるに十分に重篤な循環，細胞，代謝の異常を有するもの」と定義し，具体的には，適切な輸液負荷を行ったにもかかわらず平均血圧65 mmHg以上を維持するために循環作動薬を必要とし，かつ血清乳酸値が2 mmol/L（18 mg/dL）を超えている状態とされている[3]．

ARDSや敗血症が多臓器機能不全症候群（multiple organ dysfunction syndrome；MODS）の原因となる一方，MODSの肺病変がARDSとして発現することも多い．

表3 SOFA (sequential organ failure assessment) スコア (文献[3]より引用改変)

		0	1	2	3	4
呼吸器	PaO_2/FIO_2	＞400	≦400	≦300	≦200 (呼吸器補助下)	≦100 (呼吸器補助下)
凝固系	血小板数 ($\times 10^3/mm^3$)	＞150	≦150	≦100	≦50	≦20
肝機能	ビリルビン値 (mg/dl)	＜1.2	1.2〜1.9	2.0〜5.9	6.0〜11.9	＞12.0
心血管系	低血圧	なし	平均動脈圧 ＜70 mmHg	DOA≦5γ あるいは DOB投与	DOA＞5γあるいは Ad≦0.1γあるいは NA≦0.1γ	DOA＞15γあるいは Ad＞0.1あるいは NA＞0.1γ
中枢神経系	GCS	15	13〜14	10〜12	6〜9	＜6
腎機能	クレアチニン (mg/dl) または 尿量 (ml/日)	＜1.2	1.2〜1.9	2.0〜3.4	3.5〜4.9 ＜500	＞5.0 ＜200

呼吸器,凝固系,肝機能,心血管系,中枢神経系,腎機能の6項目について,臓器障害の程度を0〜4点の5段階で評価し,合計を算出する

発症機序と病態生理

ARDSは,主に肺内に集積した活性化好中球から放出される活性酸素や蛋白分解酵素などにより,血管内皮と肺胞上皮の透過性が亢進することで生じる非心原性肺水腫である.この炎症および組織傷害においては好中球が中心的な役割を果たすと考えられているが,好中球減少状態にある患者でもARDSの発症が報告されており,好中球以外の炎症細胞の関与も考えられる.

ARDSの病態形成には,炎症性サイトカインや脂質メディエーター,接着分子など数多くの分子が複雑に関与しており,その分子機構の解明が急がれている.詳細は成書を参照されたい[4].

ARDSでは,通常の酸素投与のみでは改善しない高度な低酸素血症が特徴的である[5].病態形成には,シャント形成による低酸素血症,肺コンプライアンスの低下,気道抵抗の上昇といった換気力学の変化や,拡散障害,換気血流比不均等分布,肺血管抵抗の上昇,肺サーファクタント機能不全といった要因が複雑に絡み合っている.低酸素血症は換気刺激となり,病初期には低二酸化炭素血症が生じるが,病態がさらに進行すると,換気不全のため高二酸化炭素血症を呈するようになる.

最近,血小板に関連したleucine-rich repeat-containing 16A (LRRC16A) の genetic variant 〔一塩基多型:Single Nucleotide Polymorphism (SNP)〕が血中血小板数に関連して,ARDSのリスクと死亡に関連するという論文が報告されている[6,7].さらにNature誌において,マウスの実験系ではあるが,肺の血小板生合成への貢献が大きいことが報告されている[8].なんと肺は全血小板産生のおよそ50%を担っており,1時間当たり1,000万個の血小板を生み出していた.これらの事実は,ARDS病態における血小板の関与の大きさを物語るとともに,治療ターゲットとしての可能性を示唆していると考えられる.

microbiome研究でも,最近興味深い報告がある[9].bacterial ribosomal RNAのsequenceで,68例のARDS患者のBALFを調べたところ,腸内細菌由来の嫌気性菌であるバクテロイデス属菌が28例(41%)に認められ,その菌数は血清中のTNF-αと相関していた.この事実は,腸管細菌の肺へのtranslocationが,敗血症性のARDS発生機序に大きく寄与している可能性を示唆すると考えられ,治療戦略を考えるうえでも興味深いといえる.

病理

びまん性肺胞傷害 (diffuse alveolar damage; DAD) と呼ばれる定型的な肺胞傷害がARDSの主たる病理像である.Berlin定義が提唱されて以降,外科的肺生検の56%[10],剖検例の45%[11]にDADを認めたという報告があるが,いずれの診断基準を用いた場合においても相当な割合で感染性肺炎,特にサイトメガロウイルス感染や肺炎球菌などの細菌

表4 DADの時相別病理像（文献[1]から引用改変）

滲出期（1〜7日以内）	増殖（器質化）期（7〜21日）	線維化期（21日以降）
間質性・肺胞性浮腫 硝子膜形成 肺胞嚢の虚脱 肺胞道の拡大	間質・気腔内の筋線維芽細胞増殖 硝子膜の器質化 慢性炎症細胞浸潤	膠原線維による線維化 顕微鏡的蜂巣肺様変化 牽引性細気管支拡張
Ⅰ型肺胞上皮細胞の壊死と剥離	Ⅱ型肺胞上皮細胞の過形成	時に扁平上皮化生
血管内皮細胞壊死 白血球凝集 微小血栓 出血	肺動脈を閉塞する内皮障害と血栓	肺動脈の形状変化 内膜の線維化 中膜の肥厚

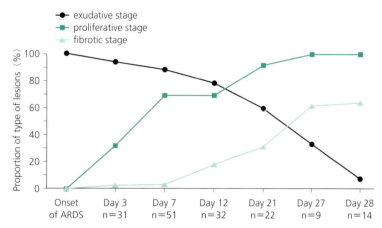

図1 組織学的各時相の出現頻度：発症からの時間的推移（文献[18]から引用改変）

感染を含んでいることを示している[12]．

DADは滲出期（1〜7日以内），増殖（器質化）期（7〜21日），線維化期（21日以降）に分類され，病態が進行するとされている（表4, 図1）．発症後比較的早期から増殖期や線維化期に相当する変化が観察されることがある[11]．DADの組織学的所見は，リスク因子による差は少なく，傷害期間と相関するとされる[13]．ただし，原因疾患の違いにより，筋線維芽細胞増生など組織学的所見の相違が認められることも報告されている[14]．

1 ▪ 滲出期（exudative stage，急性期）
（表4, 図1）

呼吸不全発症から1〜7日以内であり，組織学的に，極めて早期の所見は肺毛細血管のうっ血，透過性亢進に伴う間質ならびに肺胞腔内浮腫であり，Ⅰ型肺胞上皮細胞の壊死や剥離を高頻度に伴う．また，肺胞嚢の虚脱を伴って肺胞道の拡大が認められ，サイトカインによって動員された好中球が赤血球とともに肺胞隔壁および気腔内に増加する[15]．最も特徴的な所見は肺胞道を主体とする硝子膜形成であり[13]，硝子膜の目立たない症例ではDADと認識されないことがある．

この硝子膜の構成成分は，細胞崩壊物質，表面活性物質のほか，フィブリノーゲン，免疫グロブリン，補体などの血漿成分であり，表面にはフィブロネクチンなどが認められる[16]．上皮，間質の変化および硝子膜形成に加えて血管内皮細胞の傷害，腫脹ならびに剥離が認められる[16]．また，時に毛細血管あるいは細動脈内のフィブリン血栓形成を認めることがある．この時期に慢性の線維化病変を認めることはない．慢性病変を観察する場合には，肺線維症などの慢性間質性肺炎が急性増悪を来した状況を想定すべきである[17]．

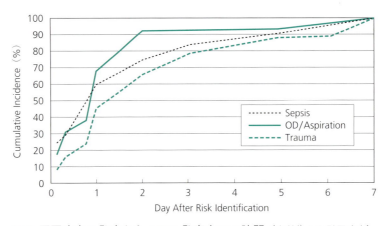

図2 原因疾患の発症からARDS発症までの時間（文献[1]から引用改変）

2 ▪ 増殖（器質化）期（proliferative stage, 亜急性期）（表4，図1）

呼吸不全発症から1〜3週間後には，炎症と器質化が混在し，間葉系細胞をはじめとした細胞増殖が生じる．Ⅱ型肺胞上皮細胞の増殖は，早い場合にはARDS発症から3日後に，また筋線維芽細胞増殖は7日後以降に認められる[18]．組織学的には，肺胞腔内の硝子膜形成部位や，虚脱した肺胞囊に一致して筋線維芽細胞の増生，膠原線維などの細胞外基質の沈着が認められる[10]．薬剤性肺障害や特発性の急性間質性肺炎によるものでは，肺胞腔内に加えて肺胞壁自体での筋線維芽細胞の増生が顕著である[14]．硝子膜の周囲では虚脱した肺胞のⅡ型肺胞上皮細胞が著明に増加し，硝子膜の内側では上皮はみられない．これらの所見を伴って，肥厚した肺胞壁が形成される．

3 ▪ 線維化期（fibrotic stage, 慢性期）（表4，図1）

ARDSの発症から3〜4週間以降に膠原線維の増生，つまり線維化が始まり，肺構造のリモデリングが進行する．肺胞腔内および壁には膠原線維が沈着し，症例によっては，肺胞道などの内腔が拡張し，顕微鏡的蜂巣肺様所見が確認される．このような部位には，扁平上皮化生を認めることも少なくない[19]．特発性肺線維症（IPF）との鑑別が困難となる場合があるが，鑑別点の一つとして，DADの線維化期ではその壁に平滑筋の増生をみることはないことが挙げられる．なお，ARDS生存者肺の組織学的報告は極めて少ないが，ARDS発症後9カ月の患者では，中等度間質性線維化，間質へのリンパ球浸潤とともに肺胞マクロファージの増加が認められる[20]．またⅡ型肺胞上皮細胞増生や扁平上皮化生を伴う肺胞構造のリモデリング所見も観察される．

診断と検査

ARDSは先行する基礎疾患から48時間以内に発症することが多いが，遅発性の発症も少なからず存在し，約10％は5日目以降に発症する[21,22]．敗血症に比べて外傷が原疾患の場合は遅れて発症する傾向がある（図1，2）．したがって時間経過をおいた再評価が必要である．Berlin定義（表1）は簡便であるが，非特異的であるため，鑑別診断が重要となる．そのために可能であれば心エコーやCT撮影，BALなどを積極的に施行することが望ましい．

近年，ARDSに2つの臨床病型（フェノタイプ）があることがわかってきた[23]．2つの大規模臨床試験1,022例の解析によって，過剰炎症状態を示し，有意に死亡率が高く，人工呼吸装着期間が長く，多臓器不全を来しやすいフェノタイプが抽出された（約30％）．この予後不良フェノタイプの特徴として，敗血症を原因病態とすることが多く，ショックや代謝性アシドーシスを伴いやすいこと，さらにIL-6，IL-8などの炎症性バイオマーカーが高値を示

す点が挙げられている．合併症として心不全は合併することが多いため，心不全の関与は，理学的所見，胸部X線写真，超音波心エコー法や，BNPの測定などから総合的に判断するべきである．

1. 高分解能CT（high-resolution CT ; HRCT）

HRCT所見は鑑別診断に有用だけでなく，気管支拡張像などはARDSの病期を反映しており，治療反応性と予後の指標となるとされている．ARDSの原因として，直接肺損傷（肺炎，誤嚥など）か，間接肺損傷（敗血症，外傷など）かの違いは，CT所見，PEEPに対する反応性などの生理学的指標に反映されることが報告されている．間接肺損傷では，荷重部に浸潤影が分布し，腹側にはすりガラス状陰影や一見正常に見える領域が認められるのに対し，直接肺損傷では，荷重部以外の浸潤影の分布の傾向がある[24]．間接肺損傷において，陰影が背側荷重部優位にみられる機序としては，肺の血管透過性亢進が肺全体に均等に起きたとしても，肺血管内静水圧と組織内静水圧差が背側荷重部よりで大きいために，滲出病変は背側荷重部優位に生じるためと考えられている．

慢性経過の間質性肺炎/肺線維症と同様にARDSなどの急性病態においても，肺野濃度上昇内部の拡張した気管支透亮像は，従来"牽引性気管支拡張（traction bronchiectasis）"と表現してきたが，"牽引性"は急性病態では当面使用しない取り決めとなった．HRCTであっても，ARDSの滲出早期病変は含気が保持されるために病変を検出できない．HRCTはARDSの滲出早期病変は検出できないが，病態の進行に伴いびまん性肺胞傷害（DAD）の病理学的病期をよく反映するとされている[25]．滲出期から線維増殖期へ進行の際にみられる気管支拡張像や容積減少などの構造改変の所見はHRCTでのみ評価可能である．

2. バイオマーカー

ARDSの診断と予後判定に実用性のあるバイオマーカーは確立されていない．わが国で一般的な臨床の現場で肺線維症の病勢評価に用いられる血清KL-6，SP-A，SP-Dなどの血清マーカーは，ARDSの重症度と相関するとの報告はあるが，ARDSにおける線維化評価に使えるかは未だ不明である．

その一方で，procalcitoninやpresepsinは，敗血症マーカーとして鑑別診断や予後予測に有用性が示されている．多彩な病態背景をもつARDSを単独のバイオマーカーで評価するのには限界があるが，近年は複数のバイオマーカーと臨床パラメーターとの組み合わせによる正確な予後判断も試みられている[26,27]．

また，最近ではバイオマーカーを用いてARDSのフェノタイプを分類する試みがなされている．肺炎や誤嚥などの直接損傷では敗血症などの間接損傷に比べてSP-Dなどの肺胞上皮由来のバイオマーカーが高値である一方で，angiopoietin-2などの血管内皮細胞由来のマーカーが低値を示す[28]．また，前述の複数のサイトカインを組み合わせた炎症の強いフェノタイプの同定[23]や，type Ⅲ procollagenを用いた遷延化する線維化の推測[29]が報告されている．さらに，ARDSに関するバイオマーカーを含むいくつかの遺伝子多型がARDS発症，あるいは予後と関連があるとする報告があり[30,31]，今後の臨床応用が期待されている．

鑑別診断

心原性肺水腫は，ARDSに併発する場合も少なくない．定型例は比較的容易に鑑別できる場合も多いが，合併例では臨床医の総合的判断が求められる．特発性間質性肺炎のなかで，病理学的にはARDSと同等であるが基礎疾患を有しない急性間質性肺炎および特発性器質化肺炎との鑑別に注意する．鑑別に挙げたこれらの疾患でも，Berlin定義を満たす場合はARDSとして対処して差し支えないが，鑑別を行ったうえで個々の治療に努めるべきである．高分解能CT所見は，各病態の鑑別に有用と考えられる．

治療：呼吸管理法

陽圧人工呼吸における換気モードは，assist control ventilation（ACV），synchronized intermittent mandatory ventilation（SIMV），および pressure support ventilation（PSV）の3つに大別される．前二者のモードでは volume control ventilation（VCV）もしくは pressure control ventilation（PCV）のいずれかの強制換気様式が使用される．最新の人工呼吸器ではほぼ全機種でこれらのモードと様式が任意に選択可能であるが，ARDS に対して特定のモードや様式が生命予後の改善に寄与するという強い根拠はない．

ARDS では低酸素血症から速やかに脱するために，まず FIO_2 を 1.0 で開始する．しかし，長時間の高濃度酸素吸入も生体には有害であるため，PaO_2 が 55～80 mmHg に維持できれば，FIO_2 は 0.6 を目標に漸減する．FIO_2 漸減は 0.05～0.1 刻みで行う．新しい ARDS の定義（Berlin 定義）では，酸素化能（PaO_2/FIO_2）による重症度評価を PEEP：5 cmH_2O 以上の陽圧換気下に行うことが定められたため，PEEP は 5 cmH_2O 以上で開始する．

ARDS において人工呼吸器関連肺損傷（ventilator associated lung injury；VALI）の発生を回避するために，**1回換気量とプラトー圧**を制限する肺保護換気戦略として，低容量換気が勧められる．低容量換気に関して，2016年の本邦ガイドラインでは，**6～8 ml/kg（予測体重）** に設定することを推奨するとされている．一方 2017 年に改訂されたATS のガイドライン[32]では **4～8 ml/kg（予測体重）** を推奨している．少なくとも，1回換気量は 12 ml/kg 以上としてはならない．また，低容量換気を行う際にはマニュアルやプロトコルに沿った一元的管理を行い，低容量換気の方針を継続すること，そして人工呼吸に関連した事故を防止することが重要である．プラトー圧は **30 cmH_2O 以下** に制限する[33]．また多くの動物実験のデータから，プラトー圧は 35 cmH_2O を超えないことが望ましいとされている[34]．

ARDS と最初に診断する時点と初期の呼吸管理の手段として，非侵襲的換気法である NPPV（noninvasive positive pressure ventiration）の使用を検討してよい．しかし，ARDS における NPPV 管理では，①約半数が気管挿管を必要とする点，②気管挿管のタイミングが遅れると患者に不利益となる可能性がある点に十分留意し，速やかに気管挿管に移行できる体制のもとで行うことが求められる．NPPVの適応禁忌は，①自発呼吸がない，②マスク装着困難（患者の拒否・非協力，顔面の損傷），③肺以外の臓器に重篤な機能不全がある（例；意識障害，ショックなど）④誤嚥や気道クリアランスに問題がある（例；活動性の消化管出血，イレウス，多量の気道分泌物など），である．

NPPV を第一選択の呼吸療法として行った結果，54％ の ARDS 患者で気管挿管を回避できたとの報告がある[35]．しかしながら，NPPV の成功には技術や手技が影響するため，それぞれの施設の経験や体制に十分配慮して適応を決定する．NPPV に慣れていない施設では ARDS に対する人工呼吸としては気管挿管下の管理を選択すべきである．

腹臥位が ARDS 患者の酸素化能を改善するという数多くの報告がある[36, 37]．腹臥位管理は，病態生理学的には，呼吸メカニクス，酸素化，血行動態の改善，また，人工呼吸関連肺傷害の防止などの効果が期待され[38, 39]，ARDS に対する治療として有効な可能性がある．本邦のガイドライン[1]では，成人ARDS 患者（特に中等症・重症例）において，腹臥位管理を施行することを提案すると結論されている．一方で 2017 年の ATS ガイドライン[32]では重症例に限り，1日 12 時間以上の腹臥位を推奨している．ただし，腹臥位への体位変換には通常以上のマンパワーが必要であり，厳重なモニタリングが必要となる．実施には熟練を要することから，実施可能な施設は限られてくると考えられる．不十分な体制で安易に施行すべきではない．今後実施可能な施設が増えるように，マンパワーの確保やスタッフの教育など，実施に向けた体制を整えていくことが重要である．

長期人工呼吸管理からの離脱に当たっては，1日1回の鎮静中止，自発呼吸テストなどを経てから抜

管を試みる．また，訓練されたスタッフがプロトコルに従い行うと人工呼吸期間ならびに離脱のための期間を短縮するとされている．

治療：薬物療法

現状では生存率の改善に寄与できる確立した薬物療法はない[1]（薬剤の各論は稿末のCQ13も参照）．

広く行われてきた急性期のメチルプレドニゾロン短期大量療法（1g，3日間）は行うべきでない．発症後2週間以内の症例に対するグルココルチコイド少量療法（メチルプレドニゾロン1mg/kg/日）は使用を考慮してもよい治療法であるが，発症2週間以降に新規にグルココルチコイドは開始すべきではない．好中球エラスターゼ阻害薬は，使用を考慮してもよい薬剤であるが，使用する場合は，発症早期の使用が有用である．

敗血症性ARDSのように急性かつ重篤な病態では薬剤感受性の検査結果を待つことなく経静脈的に原因菌を広くカバーする抗菌薬を経験的治療（empiric therapy）で開始する．原因菌が同定され薬剤感受性が判明した時点で可及的速やかに狭域の薬剤へと変更し（de-escalation）治療を継続する．ARDS患者では，ARDSでない人工呼吸器装着患者に比し，人工呼吸関連肺炎（ventilator-associated pneumonia；VAP）の発生率が高いとされている．VAPが疑われた場合には，経験的治療を開始し，原因菌，薬剤感受性判明後にde-escalationする．一方で，VAPの予防としての抗菌療法は，耐性菌出現の問題があるため行うべきではないとされている．

治療：その他

経静脈栄養より可及的速やかな経腸栄養の開始が勧められる．ただし，適切な栄養剤の種類やカロリー量など，未だに明確となっていない点が多い．魚油組成呼吸不全用栄養剤は，肺酸素化能の改善から人工呼吸日数の短縮と死亡率の改善をもたらし，早期投与が支持される可能性があるが，現時点で一定した有効性は示されていない．また，循環が安定しショックサインのない症例においては水分制限を行い，水分バランスをドライサイドに保つべきであるが，肺動脈カテーテルを用いて水分管理を行う必要はないとされている．

近年開発されているECMOは保護的人工呼吸を含めた通常の呼吸管理で対応できない重症ARDSのみが適応となる．ECMO管理には，熟練した医師，看護師，臨床工学技士などの高度なチーム医療が必要である．

ARDS患者に対するPMX-F使用は，敗血症患者の経過におけるARDS発症率や，生存期間に対する有用性を立証したRCTの報告はなく，今のところ推奨されない．また，腎不全を合併したARDS患者を対象とする以外に，持続的血液濾過透析（continuous hemodiafiltration；CHDF）を積極的に推奨する根拠も乏しいとされている．

予後

ARDSの死亡率は，近年改善傾向にあるものの，30〜58%と依然として高い．直接死因は，呼吸不全より敗血症などの感染症や，多臓器不全によることが多い．種々のバイオマーカーが検討されているが，予後を正確に予測しうる適切なバイオマーカーは確立していないのが現状である．後遺症として，呼吸機能障害だけでなく，神経筋障害，精神認知機能障害や，健康関連QOLの低下がみられることがある．

おわりに

ARDSに関して，現在種々の臨床試験が進行中である．詳細に関しては最近のreviewに詳しいので参照されたい[40]．2016年の本邦ガイドライン[1]では，種々のClinical Questionに対するGRADEシステムを用いた推奨が記載されている．詳細は原本をご参照いただきたい．

文献

1) 一般社団法人日本集中治療医学会，一般社団法人日本呼吸療法医学会，一般社団法人日本呼吸器学会 3 学会・2 委員会合同：ARDS 診療ガイドライン 2016.2016, Available from：http://www.jsicm.org/ARDSGL/ARDSGL2016.pdf
2) Ranieri VM, Rubenfeld GD, Thompson BT, et al：Acute respiratory distress syndrome：the Berlin Definition. JAMA 307：2526-2533, 2012
3) Singer M, Deutschman CS, Seymour CW, et al：The Third International Consensus Definitions for Sepsis and Septic Shock (Sepsis-3). JAMA 315：801-810, 2016
4) Thompson BT, Chambers RC, Liu KD：Acute Respiratory Distress Syndrome. N Engl J Med 377：562-572, 2017
5) Piantadosi CA, Schwartz DA：The acute respiratory distress syndrome. Ann Intern Med 141：460-470, 2004
6) Wei Y, Wang Z, Su L, et al：Platelet count mediates the contribution of a genetic variant in LRRC16A to ARDS risk. Chest 147：607-617, 2015
7) Wei Y, Tejera P, Wang Z, et al：A Missense Genetic Variant in LRRC16A/CARMIL1 Improves Acute Respiratory Distress Syndrome Survival by Attenuating Platelet Count Decline. Am J Respir Crit Care Med 195：1353-1361, 2017
8) Lefrancais E, Ortiz-Munoz G, Caudrillier A, et al：The lung is a site of platelet biogenesis and a reservoir for haematopoietic progenitors. Nature 544：105-109, 2017
9) Dickson RP, Singer BH, Newstead MW, et al：Enrichment of the lung microbiome with gut bacteria in sepsis and the acute respiratory distress syndrome. Nat Microbiol 1：16113, 2016
10) Kao KC, Hu HC, Chang CH, et al：Diffuse alveolar damage associated mortality in selected acute respiratory distress syndrome patients with open lung biopsy. Crit Care 19：228, 2015
11) Thille AW, Esteban A, Fernandez-Segoviano P, et al：Comparison of the Berlin definition for acute respiratory distress syndrome with autopsy. Am J Respir Crit Care Med 187：761-767, 2013
12) Palakshappa JA, Meyer NJ：Which patients with ARDS benefit from lung biopsy? Chest 148：1073-1082, 2015
13) Tomashefski JF Jr：Pulmonary pathology of acute respiratory distress syndrome. Clin Chest Med 21：435-466, 2000
14) Kang D, Nakayama T, Togashi M, et al：Two forms of diffuse alveolar damage in the lungs of patients with acute respiratory distress syndrome. Hum Pathol 40：1618-1627, 2009
15) Ware LB, Matthay MA：The acute respiratory distress syndrome. N Engl J Med 342：1334-1349, 2000
16) Fukuda Y, Ishizaki M, Masuda Y, et al：The role of intraalveolar fibrosis in the process of pulmonary structural remodeling in patients with diffuse alveolar damage. Am J Pathol 126：171-182, 1987
17) Saito H, Minamiya Y, Nanjo H, et al：Pathological finding of subclinical interstitial pneumonia as a predictor of postoperative acute respiratory distress syndrome after pulmonary resection. Eur J Cardiothorac Surg 39：190-194, 2011
18) Thille AW, Esteban A, Fernandez-Segoviano P, et al：Chronology of histological lesions in acute respiratory distress syndrome with diffuse alveolar damage：a prospective cohort study of clinical autopsies. Lancet Respir Med 1：395-401, 2013
19) Fukuda Y, Ferrans VJ, Schoenberger CI, et al：Patterns of pulmonary structural remodeling after experimental paraquat toxicity. The morphogenesis of intraalveolar fibrosis. Am J Pathol 118：452-475, 1985
20) Lakshminarayan S, Stanford RE, Petty TL：Prognosis after recovery from adult respiratory distress syndrome. Am Rev Respir Dis 113：7-16, 1976
21) Gajic O, Dabbagh O, Park PK, et al：Early identification of patients at risk of acute lung injury：evaluation of lung injury prediction score in a multicenter cohort study. Am J Respir Crit Care Med 183：462-470, 2011
22) Hudson LD, Steinberg KP：Epidemiology of acute lung injury and ARDS. Chest 116：74s-82s, 1999
23) Calfee CS, Delucchi K, Parsons PE, et al：Subphenotypes in acute respiratory distress syndrome：latent class analysis of data from two randomised controlled trials. Lancet Respir Med 2：611-620, 2014
24) Zompatori M, Ciccarese F, Fasano L：Overview of current lung imaging in acute respiratory distress syndrome. Eur Respir Rev 23：519-530, 2014
25) Ichikado K：High-resolution computed tomography findings of acute respiratory distress syndrome, acute interstitial pneumonia, and acute exacerbation of idiopathic pulmonary fibrosis. Semin Ultrasound CT MR 35：39-46, 2014
26) Calfee CS, Ware LB, Glidden DV, et al：Use of risk reclassification with multiple biomarkers improves mortality prediction in acute lung injury. Crit Care Med 39：711-717, 2011
27) Ware LB, Koyama T, Billheimer DD, et al：Prognostic and pathogenetic value of combining clinical and biochemical indices in patients with acute lung injury. Chest 137：288-296, 2010
28) Calfee CS, Janz DR, Bernard GR, et al：Distinct molecular phenotypes of direct vs indirect ARDS in single-center and multicenter studies. Chest 147：1539-1548, 2015
29) Forel JM, Guervilly C, Hraiech S, et al：Type Ⅲ procollagen is a reliable marker of ARDS-associated lung fibroproliferation. Intensive Care Med 41：1-11, 2015
30) Meyer NJ：Future clinical applications of genomics for acute respiratory distress syndrome. Lancet Respir Med 1：793-803, 2013
31) Famous KR, Delucchi K, Ware LB, et al：Acute Respiratory Distress Syndrome Subphenotypes Respond Differently to Randomized Fluid Management Strategy. Am J Respir Crit Care Med 195：331-338, 2017
32) Fan E, Del Sorbo L, Goligher EC, et al：An Official American Thoracic Society/European Society of Intensive Care Medicine/Society of Critical Care Medicine Clinical Practice Guideline：Mechanical Ventilation in Adult Patients with Acute Respiratory Distress Syndrome. Am J Respir Crit Care Med 195：1253-1263, 2017
33) Dellinger RP, Levy MM, Carlet JM, et al：Surviving Sepsis Campaign：international guidelines for management of severe sepsis and septic shock：2008. Intensive Care Med 34：17-60, 2008
34) Slutsky AS：Consensus conference on mechanical ventilation--January 28-30, 1993 at Northbrook, Illinois, USA. Part I. European Society of Intensive Care Medicine, the ACCP and the SCCM. Intensive Care Med 20：64-79, 1994
35) Antonelli M, Conti G, Esquinas A, et al：A multiple-center survey on the use in clinical practice of noninvasive ventilation as a first-line intervention for acute respiratory distress syndrome. Crit Care Med 35：18-25, 2007
36) Guérin C, Reignier J, Richard J-C, et al：Prone Positioning in Severe Acute Respiratory Distress Syndrome. N Engl J Med 368：2159-2168, 2013
37) Beitler JR, Shaefi S, Montesi SB, et al：Prone positioning reduces mortality from acute respiratory distress syndrome in the low tidal volume era：a meta-analysis. Intensive Care Med 40：332-341, 2014
38) Gattinoni L, Taccone P, Carlesso E, et al：Prone position in acute respiratory distress syndrome. Rationale, indications, and limits. Am J Respir Crit Care Med 188：1286-1293, 2013
39) Guerin C, Baboi L, Richard JC：Mechanisms of the effects of prone positioning in acute respiratory distress syndrome. Intensive Care Med 40：1634-1642, 2014
40) Matthay MA, McAuley DF, Ware LB：Clinical trials in acute respiratory distress syndrome：challenges and opportunities. Lancet Respir Med 5：524-534, 2017

特集 呼吸器救急診療ブラッシュアップ―自信をもって対応できる―
主な疾患からみた救急マネージメント

重症肺炎・胸膜炎

三木 誠

Point

- 重症肺炎は，予後不良の肺炎であり，死亡のリスクが高い肺炎群を指す．
- 重症肺炎に対して，広域の抗菌薬でエンピリック治療を開始し，免疫調節薬（ステロイドやマクロライド系抗菌薬）の適応を検討する．
- 重症肺炎の進行を止められない場合には，薬剤・宿主・細菌側の問題や非感染性疾患である可能性について再検討すべきである．
- 胸膜炎は，原因疾患を鑑別し，適した治療を選択する．

重症肺炎

重症肺炎の定義

重症肺炎は，予後不良の肺炎と定義され，例えば短期死亡率（1カ月後の死亡率）が高い肺炎群を意味するが，明確な基準（criteria）はない．病態としてはvital organ（生命の維持に必要不可欠な重要な臓器）である肺において広範囲に過剰な炎症が生じた結果，呼吸不全が進行し，acute respiratory distress syndrome（ARDS）や重症敗血症を合併して全身状態が悪化し，ICUまたはそれに準ずる場所で管理されなければならない肺炎が該当する．また，肺炎が基礎疾患の増悪を誘発して生命の危機を来すことがあり，COPDや間質性肺炎などの慢性肺疾患，悪性腫瘍，免疫抑制状態，高齢者，耐性菌感染なども重症化のリスクに挙げられる．

予後を完璧に予測可能なスコアリング・システムは存在しないため，A-DROP（表1）[1]，I-ROAD（図1）[1]，PSI（pneumonia severity index，表2）[2]などの重症度分類が臨床現場では使用されている．また，ATS-IDSAのガイドラインでは，重症市中肺炎の診断基準を表3[3]のように提案している．各分類に長所・短所があるため，成人肺炎診療ガイドラインでは，市中肺炎と医療・介護関連肺炎に対してはA-DROPを，院内肺炎に対してはI-ROADを使用することを提案しており，診療アルゴリズム（図2）[1]においては下段のICU入室患者群（市中肺炎）とde-escalation多剤治療群（院内肺炎ならびに医療・介護関連肺炎）が重症群に該当する．なお，原因菌としては，肺炎球菌，レジオネラ属，黄色ブド

表1 市中肺炎と医療・介護関連肺炎の重症度判定に用いるA-DROPスコア（文献[1]より引用）

A（Age）：男性70歳以上，女性75歳以上
D（Dehydration）：BUN 21 mg/dl以上または脱水あり
R（Respiration）：SpO_2 90%以下（PaO_2 60 torr以下）
O（Orientation）：意識変容あり
P（Blood Pressure）：血圧（収縮期）90 mmHg以下

軽　症：上記5つの項目のいずれも満たさないもの．
中等度：上記項目の1つまたは2つを有するもの．
重　症：上記項目の3つを有するもの．
超重症：上記指標の4つまたは5つを有するもの．
　　　　ただし，ショックがあれば1項目のみでも超重症とする．

みき　まこと　仙台赤十字病院呼吸器内科（〒982-8501 宮城県仙台市太白区八木山本町2-43-3）

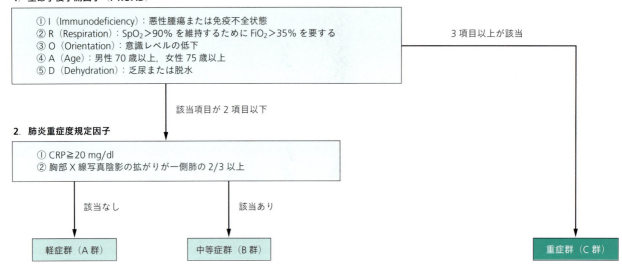

図1 院内肺炎の重症度判定に用いるI-ROADスコア（文献1)より引用）

表2 PSI（pneumonia severity index）スコア（文献2)より引用改変）

特性	ポイント
背景	
年齢：男性（50歳を超えた）	年齢数
女性（　〃　　　　）	年齢数−10
ナーシングホーム居住者	＋10
合併症	
悪性腫瘍	＋30
肝疾患	＋20
うっ血性心不全	＋10
脳血管障害	＋10
腎疾患	＋10
身体所見	
精神状態の変化	＋20
呼吸数≧30/分	＋20
収縮期血圧＜90 mmHg	＋20
体温＜35℃または≧40℃	＋15
脈拍数125/分	＋10
検査値	
pH7.35未満	＋30
BUN≧10.7	＋20
Na＜130	＋20
Glu≧139	＋10
Ht＜30%	＋10
PaO$_2$＜60またはSpO$_2$＜90%	＋10
胸水の存在	＋10

クラス	点数	重症度	死亡率
I	0	軽症	0.1%
II	0〜70	軽症	0.6%
III	71〜90	軽症	2.8%
IV	91〜130	中等症	8.2%
V	130〜	重症	29.2%

表3 重症市中肺炎の診断基準（ATS-IDSA）（文献3)より引用）

Minor criteria[a]
　Respiratory rate[b] ≧30 breaths/min
　PaO$_2$/FiO$_2$ ratio[b] ≦250
　Multilobar infiltrates
　Confusion/disorientation
　Uremia（BUN level, ≧20 mg/dl）
　Leukopenia[c]（WBC count, ＜4,000 cells/mm^3）
　Thrombocytopenia（platelet count, ＜100,000 cells/mm^3）
　Hypothermia（core temperature, ＜36℃）
　Hypotension requiring aggressive fluid resuscitation

Major criteria
　Invasive mechanical ventilation
　Septic shock with the need for vasopressors

NOTE. BUN : blood urea nitrogen, PaO$_2$/FiO$_2$: arterial oxygen pressure/fraction of inspired oxygen, WBC : white blood cell.

[a] Other criteria to consider include hypoglycemia (in nondiabetic patients), acute alcoholism/alcoholic withdrawal, hyponatremia, unexplained metabolic acidosis or elevated lactate level, cirrhosis, and asplenia.

[b] A need for noninvasive ventilation can substitute for a respiratory rate＞30 breaths/min or a PaO$_2$/FiO$_2$ rate＜250.

[c] As a result of infection alone.

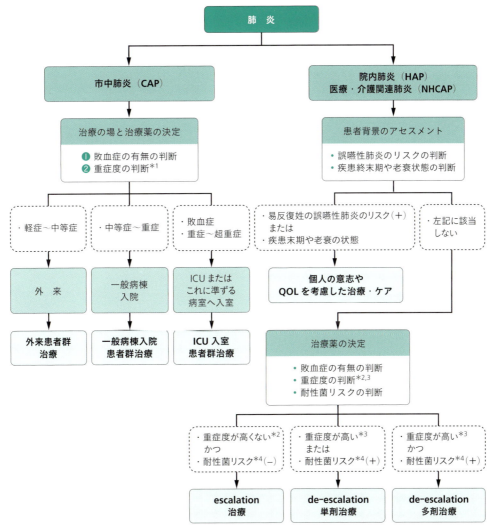

図2 成人肺炎診療のフローチャート
＊1：市中肺炎の重症度判定：市中肺炎ではA-DROPにより重症度を判定する．
＊2：敗血症の状態ではなく，医療・介護関連肺炎ではA-DROPで中等症以下，院内肺炎ではI-ROADで軽症．
＊3：敗血症の状態，または，院内肺炎ではI-ROADで中等症以上，医療・介護関連肺炎ではA-DROPで重症以上．
＊4：耐性菌リスクあり：①過去90日以内の経静脈的抗菌薬の使用歴，②過去90日以内に2日以上の入院歴，③免疫抑制状態，④活動性の低下，のうち2項目を満たす．
（文献1）より引用）

ウ球菌，グラム陰性桿菌（緑膿菌などの日和見菌）などが該当する（表4）[3]．

なお，初期には軽症〜中等症であっても短時間で重症化する症例もあるので，常にバイタルサインの変化には留意し，重症肺炎の範疇に入っていないかどうかを確認する必要がある．

典型的な症例

88歳女性．
10日前より咳・痰・鼻汁あり．元気がなくボーっとしているため家族に連れられ近医を受診．胸部X線にて両肺に異常陰影が認められた．肺炎疑いで当科へ紹介され，入院となった．

意識やや混濁．血圧133/88 mmHg，脈拍104回/分（整），呼吸数22回/分，SpO_2 78％（室内気），体温37.7℃．喀痰グラム染色では（肺炎球菌とブドウ球菌らしき）グラム陽性球菌を認めた．尿中抗原で肺炎球菌陽性，レジオネラ属陰性．

血液検査：WBC 14,530/μl（桿状核球22.0％，分葉核球67.0％），CRP 22.0 mg/dl，PCT 0.21 ng/

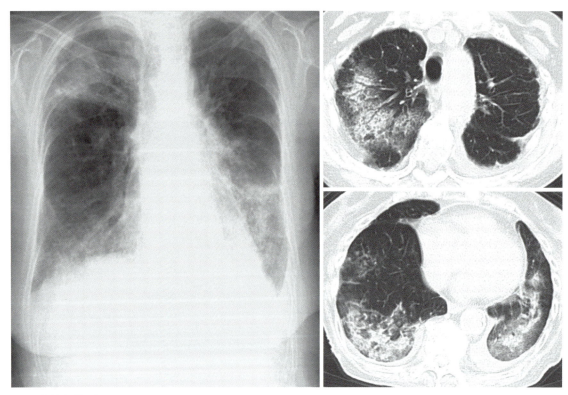

図3 胸部画像所見

表4 市中肺炎の重症度（治療の場）と頻度の高い原因微生物（文献[3]より引用・翻訳）

患者種別	病原菌
外来	肺炎球菌 肺炎マイコプラズマ インフルエンザ菌 肺炎クラミドフィラ
入院（ICU以外）	肺炎球菌 肺炎マイコプラズマ 肺炎クラミドフィラ インフルエンザ菌 レジオネラ属菌
入院（ICU）	肺炎球菌 黄色ブドウ球菌 レジオネラ属菌 グラム陰性桿菌 インフルエンザ菌

ml，BNP 136 pg/ml，KL-6 197 U/ml，SP-D 281 ng/ml．

胸部画像（図3）：X線単純写真で両側肺に浸潤陰影やすりガラス陰影を認める．左肋骨横隔膜角は鈍．CTで浸潤陰影，すりガラス陰影，胸水貯留（右≪左）を認める．

心臓超音波検査ではLVEF 62％，IVC径10.7 mmでうっ血性心不全は否定的．

A-DROP＝3点，PSI＝Ⅳ（118点）

酸素吸入（リザーバーマスク10 L/分），抗菌薬（スルバクタム・アンピシリン＋レボフロキサシン：図4の集中治療室入室患者群D法）とステロイド（mPSL 125 mg/日）で治療を開始した．その後呼吸不全がさらに悪化し，酸素マスクからnon-invasive positive pressure ventilation（NPPV）（S/Tモード，FiO_2 0.8，IPAP 10，EPAP 4，f 15，IT 1.0）に切り替えた．呼吸状態・全身状態・炎症所見は徐々に改善し，第7病日にステロイド療法を，第10病日に酸素療法を，第14病日に抗菌薬治療を終了し，第18病日に軽快退院した．

症状・徴候

肺炎の症状である，咳・痰・発熱に加え，呼吸困難が著明である．バイタルサインも異常を示すことが多く，特にSpO_2の低下が著しい．

外来患者群	一般病棟入院患者群	集中治療室入室患者群
内服薬 ・β-ラクタマーゼ阻害薬配合ペニシリン系薬[*1] ・マクロライド系薬[*2] ・レスピラトリーキノロン[*3, *4] 注射薬 ・セフトリアキソン ・レボフロキサシン[*4] ・アジスロマイシン	注射薬 ・スルバクタム・アンピシリン ・セフトリアキソン or セフォタキシム ・レボフロキサシン[*4] ※非定型肺炎が疑われる場合 ・ミノサイクリン ・レボフロキサシン[*4] ・アジスロマイシン	注射薬 A法： カルバペネム系薬[*5] or タゾバクタム・ピペラシリン B法： スルバクタム・アンピシリン or セフトリアキソン or セフォタキシム C法： A or B法+アジスロマイシン D法： A or B法+レボフロキサシン[*4, *6] E法： A or B or C or D法+抗MRSA薬[*7]

図4 市中肺炎に対するエンピリック治療

＊1：細菌性肺炎が疑われる場合：スルタミシリン，アモキシシリン・クラブラン酸（高用量が望ましく具体的な投与量はガイドライン巻末を参照）．
＊2：非定型肺炎が疑われる場合：クラリスロマイシン，アジスロマイシン
＊3：慢性の呼吸器疾患がある場合には第一選択薬：ガレノキサシン，モキシフロキサシン，レボフロキサシン，シタフロキサシン，トスフロキサシン
＊4：結核に対する抗菌力を有しており，使用に際しては結核の有無を慎重に判断する．
＊5：メロペネム，ドリペネム，ビアペネム，イミペネム・シラスタチン
＊6：代替薬：シプロフロキサシン[*4] or パズフロキサシン[*4]
＊7：MRSA肺炎のリスクが高い患者で選択する：リネゾリド，バンコマイシン，テイコプラニン，アルベカシン
（文献[1]より引用改変）

身体診察所見

聴診では，必ずしも呼吸副雑音を聴取できるわけではない．ARDSや心不全を合併すると，coarse crackleを聴取する確率が増加する．背側肺底部にfine crackleを聴取した際には鑑別疾患の間質性肺炎を疑う．また，低酸素血症のため室内気吸入下ではチアノーゼを呈する．検査値よりも，バイタルサイン，performance status（PS），食事摂取の可否，見た目の状態の悪さが状態把握に重要である．

鑑別疾患

肺結核，肺真菌症，ニューモシスチス肺炎，サイトメガロウイルス肺炎，ARDS，間質性肺炎（特発性肺線維症，非特異性間質性肺炎，器質化肺炎，急性間質性肺炎など），好酸球性肺炎，過敏性肺炎，薬剤性肺障害，放射線肺臓炎，肺胞出血，肺癌，リンパ増殖性疾患（リンパ腫も含む），肺アミロイドーシス，心不全，尿毒症肺，肺血栓塞栓症，を初診時ならびに抗菌薬反応不良時に鑑別する（表5）[1]．

検査

通常の肺炎の検査（白血球数，CRP，喀痰塗抹・染色，喀痰一般細菌培養・同定，尿中抗原検出，遺伝子検査，血清抗体価検査，胸部X線）に加え，菌血症を疑い血液培養，血清プロカルシトニン（PCT）検査を行う．特に迅速検査で重症化原因菌を検出可能な尿中抗原検査（肺炎球菌，レジオネラ属），喀痰グラム染色，インフルエンザウイルス抗原検査が重要である．

鑑別診断のためには，喀痰抗酸菌検査，血液検査〔BNP，KL-6，SP-D，D-dimer，腫瘍マーカー，可溶性IL-2レセプター，β-D-グルカン，アスペルギルス抗原，サイトメガロウイルス抗原（アンチジェネミア法）など〕，胸部CT検査，心臓超音波検査なども適宜行う．

診断

肺炎は「肺実質の，急性の，感染性の，炎症」であり，その診断は前述の問診，診察所見，検査所見，胸部X線所見より総合的に判断する．

表5 抗菌薬の反応が悪い（進行性）重症肺炎の鑑別疾患（文献[1]より引用・作成）

病態	具体例
A）細菌側の要因	
1. 抗菌薬がカバーしない範囲の病原体の関与	ウイルス，真菌，抗酸菌
2. 一般病原体に由来する肺炎	
1）非定型病原体（β-ラクタム系薬無効）	マイコプラズマ，レジオネラ，クラミジア
2）抗菌薬耐性菌	MRSA，PRSP，BLNAR，緑膿菌，ESBL産生菌
3）改善に時間のかかる病原体	ノカルジア，放線菌
3. 日和見病原体などによる入院後の二次感染	
4. 重症感染症による急速な病状悪化	敗血症性ショック，劇症型肺炎（肺炎球菌，レジオネラ，クレブシエラ）
B）宿主側の要因	
1. 抗菌薬移行不良な病巣の形成	膿胸，肺膿瘍，ブラ内感染
2. 肺外感染巣の形成	心内膜炎，骨関節炎，カテーテル感染，脳髄膜炎
3. 気道ドレナージの障害	中枢型肺癌，気道異物，反復性の誤嚥，去痰不全，慢性呼吸器疾患（気管支拡張症，副鼻腔気管支症候群）
4. 基礎疾患による全身免疫機能の低下	HIV，免疫抑制薬投与，血液系悪性腫瘍
5. 医療機関受診の遅れによる重症化	
C）薬剤側・医療側の要因	
1. 抗菌薬の不適切投与	投与量不足，投与経路や回数が不適切
2. 治療介入開始の遅れによる重症化	
3. 抗菌薬に由来する有害事象	薬剤熱
D）非感染性疾患	
1. 循環動態などが関与	心不全，ARDS，尿毒症肺，肺塞栓，肺胞出血
2. 間質の炎症性変化	急性間質性肺炎，好酸球性肺炎，器質化肺炎，肺線維症，膠原病肺，過敏性肺臓炎，薬剤性肺障害，放射線肺臓炎など
3. 悪性疾患	肺癌，リンパ増殖性疾患

初期治療

重症市中肺炎のエンピリック治療は，カルバペネム系抗菌薬またはタゾバクタム・ピペラシリン ± アジスロマイシンまたはレボフロキサシンが推奨される（図4）[1]．ただし，緑膿菌と非定型肺炎の可能性が低い場合にはスルバクタム・アンピシリンまたはセフトリアキソン単独投与で構わない．

重症の医療・介護関連肺炎や院内肺炎に対しては，（カルバペネム系抗菌薬またはタゾバクタム・ピペラシリンまたは第4世代セフェム系抗菌薬）±（シプロフロキサシン ± アミノグリコシド系抗菌薬）が推奨される（図5）[1]．

いずれの場合も，MRSA肺炎が強く疑われる際には抗MRSA薬を併用する．

その後の管理

細菌培養検査，同定検査，薬剤感受性試験の結果が得られたら，エンピリック治療で用いていた抗菌薬が適正かどうかを検討する．緑膿菌やMRSAが検出され，それが原因である可能性が高い場合には，感受性のある抗菌薬への速やかな変更・追加を要する．

重症患者では死亡が懸念されるため，過度な炎症をコントロールする目的でマクロライド系抗菌薬やステロイド薬の経静脈的な投与を行うとよい．

副腎皮質ステロイド薬の役割としては，解熱および全身状態の改善，ガス交換能の改善，抗ショック作用，過剰なサイトカインの産生抑制作用，肺の線維化防止などの作用が期待される．治癒傾向がみら

Escalation 治療	De-escalation-単剤治療	De-escalation-多剤治療
・敗血症[*1](−)で，重症度が高くない[*2] かつ ・耐性菌リスク[*3](−)	・敗血症[*1](+)，または，重症度が高い[*2] または ・耐性菌リスク[*3](+)	・敗血症[*1](+)，または，重症度が高い[*2] かつ ・耐性菌リスク[*3](+)
内服薬（外来治療が可能な場合） ・β-ラクタマーゼ阻害薬配合ペニシリン系薬[*4]＋マクロライド系薬[*5] ・レスピラトリーキノロン[*6,*7] **注射薬** ・スルバクタム・アンピシリン ・セフトリアキソン[*8]，セフォタキシム[*8] 　　非定型肺炎が疑われる場合 ・レボフロキサシン[*7,*9]	**注射薬**（単剤投与） ・タゾバクタム・ピペラシリン ・カルバペネム系薬[*9] ・第4世代セフェム系薬[*8,*10] ・ニューキノロン系薬[*7,*8,*11]	**注射薬**（2剤併用投与，ただしβ-ラクタム系薬の併用は避ける） ・タゾバクタム・ピペラシリン ・カルバペネム系薬[*9] ・第4世代セフェム系薬[*8,*10] ・ニューキノロン系薬[*7,*8,*11] ・アミノグリコシド系薬[*8,*12,*13] 　MRSA感染を疑う場合[*14] 　　＋ ・抗MRSA薬[*15]

図5 医療・介護関連肺炎や院内肺炎のエンピリック治療抗菌薬（入院）

＊1：qSOFA，SOFAで判定する．
＊2：重症度が高い：NHCAPではA-DROPで重症以上，HAPではI-ROADで中等症（B群）以上．
＊3：表5参照．
＊4：スルタミシリン，アモキシシリン・クラブラン酸（いずれも高用量が望ましい．具体的な投与量は巻末を参照）．
＊5：クラリスロマイシン，アジスロマイシン．
＊6：ガレノキサシン，モキシフロキサシン，レボフロキサシン，シタフロキサシン，トスフロキサシン．
＊7：結核に対する抗菌力を有しており，使用に際しては結核の有無を慎重に判断する．
＊8：嫌気性菌感染を疑う際には使用を避けるか，クリンダマイシンまたはメトロニダゾールを併用する．
＊9：メロペネム，ドリペネム，ビアペネム，イミペネム・シラスタチン．
＊10：セフォゾプラン，セフェピム，セフピロム．
＊11：レボフロキサシン，シプロフロキサシン，パズフロキサシン（高用量が望ましい．具体的な投与量はガイドライン巻末を参照）．
＊12：アミカシン，トブラマイシン，ゲンタマイシン．
＊13：腎機能低下時や高齢者には推奨されない．
＊14：以前にMRSAが分離された既往あり，または，過去90日以内の経静脈的抗菌薬の使用歴あり．
＊15：リネゾリド，バンコマイシン，テイコプラニン，アルベカシン．
（文献[1]より引用）

れない重症肺炎では，生体側の過剰な炎症反応（"サイトカイン・ストーム"）を来し，さらに病態が悪化する傾向にある．副腎皮質ステロイド薬は，サイトカインなどの炎症を起こすタンパク質分子の放出を抑制して，炎症も免疫も調節する．

市中肺炎に対するステロイド治療のエビデンスを検証するため，今回われわれ日本呼吸器学会肺炎ガイドライン作成委員会はRCT10編のメタ解析を行った[4]．抗菌薬単独群と比較して副腎皮質ステロイド薬・抗菌薬併用群は，全体でみると生命予後を改善しなかったが，重症例だけに限定したサブ解析ではオッズ比（OR）が0.41（95%CI 0.19〜0.90）と改善を認めた．しかし，適切な副腎皮質ステロイド薬の種類・一日投与量・投与期間は不明であり，現在のところヒドロコルチゾン200〜300 mg/日，プレドニゾロン20〜50 mg/日，メチルプレドニゾロン1 mg/体重kg/日，デキサメタゾン5 mg/日のいずれかを3〜7日間連日投与することが妥当と思われる．

また，β-ラクタム系薬にマクロライド系薬を併用することは，RCT 2編と観察研究12編の定量的メタアナリシスでORが0.8と生命予後の改善を認め，特に重症例でORが低い傾向（0.75）にあった[5]ことから，ステロイドと同様に重症肺炎の予後改善に寄与すると考えられる．

なお，各種治療に反応せず，鑑別診断を要する症例に対しては，気管支鏡検査の適応を検討すべきである．

表6 胸水の鑑別疾患

〈滲出性胸水の原因〉
頻度の高いもの
- 肺炎随伴性胸膜炎，膿胸
- 癌性胸膜炎
- 結核性胸膜炎

時々みられるもの
- 関節リウマチ
- SLE
- アスベスト関連胸膜炎
- 膵炎
- 食道穿孔
- 肺血栓塞栓症
- 好酸球性多発血管炎性肉芽腫症
- 心臓障害後症候群

稀なもの
- 真菌感染
- 寄生虫
- 薬剤性
- 尿毒症
- 良性石綿胸水
- 乳糜胸
- 横隔膜下膿瘍

〈漏出性胸水の原因〉
頻度の高いもの
- うっ血性心不全
- ネフローゼ症候群
- 低アルブミン血症
- 肝硬変

時々みられるもの
- 甲状腺機能低下症
- ネフローゼ症候群
- 僧帽弁狭窄症
- 肺血栓塞栓症

稀なもの
- 拘束性心外膜炎，心内膜炎
- 上大静脈閉塞
- Meigs症候群

胸膜炎

胸膜炎の定義と肺炎に併発する胸膜炎の病態

胸膜炎とは肺と胸壁の間に位置する胸膜（胸壁の最内側に位置する壁側胸膜と肺を覆う臓側胸膜）に種々の原因で炎症が起きた病態であり，多くは胸水が貯留する．

なお，肺炎の20〜57％で胸水を認め，①Exudative stage（肺炎から胸膜に炎症が波及し，炎症性サイトカインにより血管透過性が亢進して胸水が貯留），②Fibrinopurulent stage（細菌が胸腔内へ浸潤し，フィブリン隔壁が形成されて被包化胸水貯留を認める），Organizational stage（フィブリンにより胸膜肥厚が起こり拘束性肺障害を合併する）の3段階でステージが進む[6]．

症状・徴候

咳，胸痛を認める．特に細菌性では発熱を伴う．胸水が急速・大量に貯留した場合には，呼吸困難と呼吸不全状態が出現する．

身体診察所見

聴診で呼吸音減弱・消失が，打診にて濁音が認められることが多い．また，非対称性胸郭拡大，音声振盪低下，胸膜摩擦音を認めることがある．

検査[7]

胸部X線写真正面像では，胸水が300 ml以上貯留した場合に肋骨横隔膜角の鈍化として認められる．胸膜炎や少量胸水の存在診断のため，デクビタス撮影（側臥位撮影），胸部CT，胸部超音波検査を行う．

胸水が貯留していれば採取し，各種胸水検査（pH，蛋白，LDH，グルコース，細胞分画，細胞診，腫瘍マーカー，グラム染色，細菌培養検査，抗酸菌塗抹・培養・PCR検査，ADA，ヒアルロン酸，アミラーゼ，中性脂肪，総コレステロールなど）を行う．

診断[7]

前述した検査を総合して，診断を行う．

胸水の性状が血性であれば，悪性腫瘍，外傷，肺塞栓症，重症炎症を疑う．白濁していれば，乳糜胸を疑い，中性脂肪＞110 mg/dl で診断する．悪臭であれば嫌気性菌による膿胸を疑い，食物残渣を認めれば食道破裂を疑う．

pH が 7.30 未満の場合，またはグルコースが 60 mg/dl 以下または胸水・血清比が 0.5 未満の場合には，膿胸，関節リウマチ，SLE，結核，悪性疾患，食道破裂の可能性を強く疑う．

胸水中の蛋白濃度（胸水・血清比）≧0.5，または LDH（胸水・血清比）≧0.6，または胸水 LDH が血清正常上限の 2/3 以上であれば，滲出性胸水であり，該当しなければ漏出性胸水と判定し，さらなる鑑別診断（表 6）を進める．滲出性胸水症例で，多核白血球優位であれば肺炎随伴性胸膜炎，膿胸を，単核球優位であれば癌性胸膜炎，結核性胸膜炎，膠原病性胸膜炎などを疑い鑑別診断を進める．好酸球増多は，寄生虫，真菌症，気胸，血胸，肺梗塞，薬剤性，悪性疾患で認める．

ADA が 50 mg/dl 以上であれば結核性胸膜炎を最も疑うが，他疾患でもリンパ球の活動性が上がっていれば該当してしまうため注意が必要である．

ヒアルロン酸が 10 万 ng/ml 以上であれば悪性中皮腫と考える（感度 44.5％，特異度 98.2％）[8]．なお，3 万 ng/ml 以上でも悪性中皮腫を疑い胸腔鏡の適応を検討すべきである．

初期治療

呼吸不全を認める場合は，適切な量の酸素投与を行う．

滲出性胸水が大量に貯留している症例に対しては，胸腔ドレナージを開始して呼吸状態の改善を図り，排液が 50 ml/日になるまでドレナージチューブを留置しておく．

肺炎随伴性胸膜炎，膿胸であればグラム染色で胸水検体から起因菌を推定し，抗菌薬を 4～6 週間投与する．原因菌は複数であることが少なくなく，必ずしもグラム染色で完璧に推定できるわけではない．抗菌薬は嫌気性菌をカバーする必要があり，軽症～中等症であればスルバクタム・アンピシリンを，重症であればタゾバクタム・ピペラシリンまたはカルバペネム系抗菌薬を第一選択とすることが多い．クリンダマイシンは嫌気性菌に対して耐性化が進んでいるので推奨できない．抗菌薬を投与していても増悪傾向の場合には，たとえ胸水が少量でも胸腔ドレナージの適応となる．

その後の管理

胸水に対する治療は原因疾患に応じた治療を行う．前述の検査で診断が確定しない場合には，胸腔鏡検査を行い，胸膜生検を実施する．

胸腔内に隔壁ができて胸水が被包化され難治化する症例では，線維素溶解療法（ウロキナーゼ，ストレプトキナーゼなどを胸腔内に注入）を行う．

悪性胸水に対する胸膜癒着術では，生体反応修飾物質（OK-432，タルク），抗菌薬（ミノサイクリン），抗癌剤（カルボプラチン，シスプラチン，ブレオマイシン）を用いる．

文献

1) 日本呼吸器学会肺炎診療ガイドライン作成委員会：成人肺炎診療ガイドライン 2017．日本呼吸器学会，東京，pp 1-175, 2017
2) 日本呼吸器学会呼吸器感染症に関するガイドライン作成委員会：成人市中肺炎診療ガイドライン．日本呼吸器学会，東京，pp 1-85, 2007
3) Mandell LA, Wunderink RG, Anzueto A, et al：Infectious Diseases Society of America/American Thoracic Society consensus guidelines on the management of community-acquired pneumonia in adults. Clin Infect Dis 44 Suppl 2：S27-72, 2007
4) Horita N, Otsuka T, Haranaga S, et al：Adjunctive Systemic Corticosteroids for Hospitalized Community-Acquired Pneumonia：Systematic Review and Meta-Analysis 2015 Update. Sci Rep 5：14061, 2015
5) Horita N, Otsuka T, Haranaga S, et al：Beta-lactam plus macrolides or beta-lactam alone for community-acquired pneumonia：A systematic review and meta-analysis. Respirology 21：1193-1200, 2016
6) Sahn SA：Diagnosis and management of parapneumonic effusions and empyema. Clin Infect Dis 45：1480-1486, 2007
7) Light WR：Pleural diseases, 6th ed. Lippincott Williams & Wilkins, Philadelphia, 2013
8) 藤本伸一，青江啓介，大泉聡史，他：胸膜中皮腫を中心とした胸水ヒアルロン酸に関する症例調査．肺癌 54：767-777, 2014

特集 呼吸器救急診療ブラッシュアップ—自信をもって対応できる—
主な疾患からみた救急マネージメント

急性肺血栓塞栓症

塚原健吾

Point
- 急性肺血栓塞栓症の早期診断と重症度評価，迅速で適切な治療が重要である．
- 本疾患を念頭に置いて診療することで，異常所見を見逃さないようにする．
- 診断を疑うポイントは低酸素血症，右室負荷所見，凝固能亢進の存在である．

はじめに

急性肺血栓塞栓症（pulmonary embolism；PE）は致死的になりうる疾患である．死亡の50%は発症1日以内に，80%が7日以内と発症後早期に発生する．その死亡のうち90%がPE再発によるものである[1]．右心負荷を有するPEでは，近位（膝窩静脈より近位）の下肢静脈に残存した血栓が遊離し残存する肺動脈の血管床を閉塞する（second attack）と致死的な状態に悪化しうる．したがってPEの診療では近位の深部静脈血栓症（deep vein thrombosis；DVT）の存在の有無をチェックする必要がある．PEとDVTは1つの連続した病態と捉えられ，併せて静脈血栓塞栓症（venous thromboembolism；VTE）と総称される．PEの早期診断と重症度評価および，迅速で適切な治療が救命率の向上に不可欠である．ここではまず診断に時間を要したPEの症例を提示し，続いて診断のポイントと急性期治療を中心に総論的に解説する．

症例提示

【症例】79歳 女性
【主訴】労作時息切れ
【現病歴】下肢痛あり杖歩行でADLは低下していた．3カ月前からゴミ捨てなどの際に労作時息切れ，動悸を自覚，休み休み行動していた．2カ月前に近医を受診した．SpO_2 94%と低下，喘鳴は聴取しないが，咳嗽や時に湿性痰もみられた．気管支喘息が疑われ，吸入ステロイド薬/β_2刺激薬の投与が開始された．しかし労作時息切れが改善しないため当院救急外来を受診した．
【既往歴】高血圧症，脂質異常症，脳梗塞
【家族歴】特記事項なし
【嗜好歴】喫煙歴なし，機会飲酒
【内服薬】クロピドグレル75 mg，アムロジピン5 mg，アトルバスタチン20 mg，フルチカゾン/ホルモテロール2吸入2回
【現症】意識清明，血圧93/66 mmHg，脈拍89回/分 整，呼吸数18回/分，体温36.3℃，SpO_2 94%（室内気）
【胸部】正常肺胞音，心雑音なし，Ⅱp亢進あり
【下肢】腫脹なし，把握痛なし
【胸部X線（図1）】CTR 59%，肺野うっ血なし，右肺動脈下行枝の拡張（knuckle sign陽性）
【12誘導心電図（図2）】心拍数86回/分，洞調律，S1Q3T3，Ⅲ，aV_F，$V_{1\sim4}$で陰性T波あり
【血液ガス分析（室内気）】pH 7.47，$PaCO_2$ 28.4

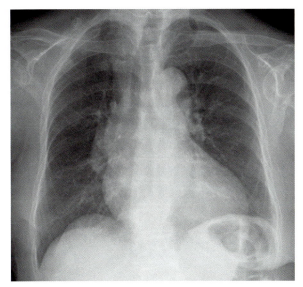

図1 入院時胸部X線写真

表1 PEの可能性予測（PEに対するWellsスコア）（Wells PS, et al. Thromb Haemost 83：416-420, 2000より引用改変）

項目	点数
DVTの臨床的徴候	3
PE以外の可能性が低い	3
DVT/PEの既往	1.5
心拍数≧100 bpm	1.5
4週間以内の手術または長期臥床	1.5
血痰	1
活動性悪性腫瘍	1

PEの可能性	スコア
低い	0〜1
中等度	2〜6
高い	≧7

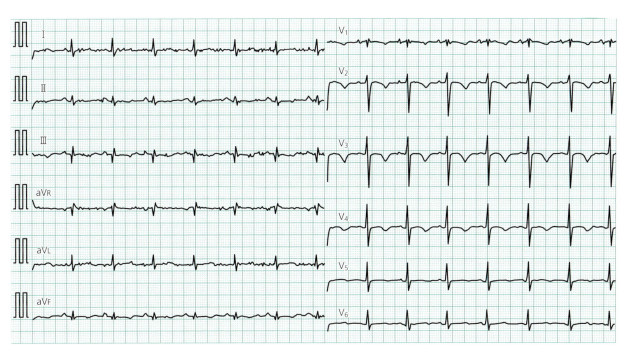

図2 入院時心電図

Torr，PaO_2 53.1 Torr，BE −2.4 mmol/L

　PEに対するWellsスコア（表1）は3点（「PE以外の可能性が低い」のみが該当）で，PEの可能性は中等度と判断された．Dダイマー6.7 μg/mlと上昇あり，造影CTを実施した（図3a）．造影CTでは両側肺動脈内に透亮像を指摘され，右室と右房の拡張を認め，PEと診断された．the pulmonary embolism severity index（PESI）class Ⅳ（109点），simplified PESI 1点で高リスクと層別化された（表2）．経胸壁心エコーで右室と右房の拡張，左室が右室に圧排され（D-shape），三尖弁逆流波のドプラ法による推定肺動脈圧が65 mmHgで肺高血圧症と考えられた．血液検査データではN末端プロ脳性ナトリウム利尿ペプチド（NT-proBNP）9,217 pg/ml，トロポニンT 0.030 ng/mlと上昇を

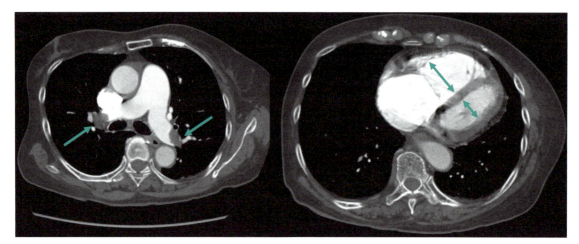

図 3a　入院時造影 CT
左：矢印は肺動脈内血栓を示す．
右：右室短径は左室短径より大きく，右室負荷所見を示唆する．

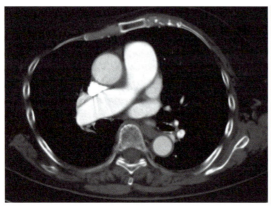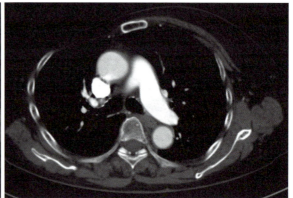

図 3b　3 カ月後造影 CT

認めた．CT および下肢静脈エコーでは近位下肢静脈に血栓はなく，左腓骨静脈に血栓を認めるのみであった．以上より臨床重症度分類（表 3a）は sub-massive（亜広範型）で，早期死亡リスクに従ったリスク層別化（表 3b）は中-高リスクと分類された．

5 日間ヘパリンナトリウムを持続静注した後，経口抗凝固療法へ移行した．14 日間のリバーロキサバン 30 mg により両側肺動脈の血栓像は縮小し右室負荷所見は軽減したため，第 20 病日に退院した．退院後はリバーロキサバン 15 mg に減量して継続し，3 カ月後の CT では肺動脈の血栓は消失していた（図 3b）．血栓性素因は明らかでないが ADL は低く，以降も抗凝固療法を継続し VTE の再発を認めていない．

総論

1・症状・徴候

急性 PE の自覚症状で特異的なものはない．症状のみでは診断は難しく，基礎疾患や誘因，発症状況を加味して判断をすると診断精度は向上する．最も頻度の高い症状は呼吸困難で，手術や骨折など長期臥床後に初めて歩行したときに突然の呼吸困難を訴えるのが典型例である．突然発症や増悪する呼吸困難，ほかの疾患では説明できない場合，危険因子がある場合，低酸素血症や頻呼吸など疑わしい所見があれば，本疾患を見落とさないように積極的に検査を進める．次に多い症状は胸痛である．胸膜痛は末梢肺動脈の閉塞による肺梗塞が原因と考えられ，狭心症様の胸痛は右室虚血に伴う症状と考えられてい

表2 ショックでない肺塞栓症に用いる重症度指数（文献15, 16）より引用改変）

指標	PESI	simplified PESI
年齢	年齢	1点（＞80歳の場合）
男性	10点	なし
悪性腫瘍	30点	1点
慢性心不全	10点	いずれかで1点
慢性肺疾患	10点	
脈拍数≧110 bpm	20点	1点
収縮期血圧＜100 mmHg	30点	1点
呼吸数＞30回/分	20点	なし
体温＜36℃	20点	なし
精神疾患	60点	なし
酸素飽和度＜90%	20点	1点

		PESI	simplified PESI
低リスク	Class Ⅰ：＜66点（0〜1.6%）		0点（1.0%）
	Class Ⅱ：66〜85点（1.7〜3.5%）		
高リスク	Class Ⅲ：86〜105点（3.2〜7.1%）		≧1点（10.9%）
	Class Ⅳ：106〜125点（4.0〜11.4%）		
	Class Ⅴ：＞125点（10.0〜24.5%）		

PESI : pulmonary embolism severity index. （ ）内は30日死亡率を示す．

表3a 急性PEの臨床重症度分類〔肺血栓塞栓症および深部静脈血栓症の診断，治療，予防に関するガイドライン（2009年改訂版）より引用改変〕

	血行動態	右室負荷	30日死亡率*
Cardiac arrest/Collapse	心停止/循環虚脱	あり	52.4%
Massive（広範型）	ショック/低血圧	あり	15.6%
Submassive（亜広範型）	安定	あり	2.7%
Non-massive（非広範型）	安定	なし	0.8%

* Sakuma M, et al. Circ J 68 : 816-821, 2004

表3b 急性PEの早期死亡リスクに従ったリスク層別化（文献12）より引用改変）

早期死亡率リスク		リスク指標			
		ショック/低血圧	PESI class Ⅲ〜Ⅴ/sPESI≧1	右室負荷画像所見	心筋逸脱酵素
高リスク群		あり	（あり）	あり	（あり）
中リスク群	中-高リスク	なし	あり	両方ともあり	
	中-低リスク	なし	あり	一方のみあり	
低リスク群		なし	なし	（なし）	

る．咳嗽や血痰を認める場合があり，血痰は肺梗塞の合併を示唆する．重症例では失神，ショック，心肺停止に至る．失神は中枢肺動脈閉塞による心拍出量低下に伴い生じるため高リスク例と考えられるが，受診時には血行動態が安定していることも多い．初発の失神で入院した患者の17%がPEと診断されたとの報告もあり，原因不明の失神では本疾患の存在を疑う必要がある[2]．一方，労作時の息切

れが徐々に増悪する慢性経過を辿る場合やCT検査で偶発的に発見される無症状の場合もあり，症例によって臨床経過が大きく異なる．

2 ▪ 身体診察所見

身体所見としては頻呼吸，頻脈が高率にみられる．ショックや低血圧を認めることがある．肺高血圧症の所見としてはⅡp亢進，右室拍動の触知が挙げられる．右心不全を呈すると頸静脈怒張や右心性Ⅲ音，Ⅳ音を認める．左心不全の場合と異なり通常は肺ラ音を聴取しない．下肢深部静脈血栓症に起因する症状としては下肢の急速な腫脹や疼痛，赤紫色の色調変化，Homans 徴候が認められ，片側性のことが多い．

3 ▪ 鑑別診断

PE に対する Wells スコアが急性 PE の臨床的可能性を評価するために用いられる（表1）．呼吸困難や胸痛を訴える場合には気胸，肺炎，胸膜炎，慢性閉塞性肺疾患，肺癌，急性冠症候群（acute coronary syndromes ; ACS），心不全，急性大動脈解離などを鑑別する必要がある．急性 PE では心電図変化やバイオマーカーが上昇する場合が多く，ACS との鑑別が困難な症例がある．ACS としては低〜中等度リスクで PE や急性大動脈解離を疑う場合に，胸痛の鑑別診断として冠動脈 CTA を含む CT 検査を駆使した triple rule out protocol が有用な場合がある[3]．

4 ▪ 検査

1) 胸部 X 線写真

心陰影拡大，右肺動脈下行枝の拡張（knuckle sign 陽性），肺野の透過性亢進などが挙げられるが，診断に直結する特異的な所見はない．

2) 心電図

重症例では右室負荷を示す所見として V_1〜V_4 誘導での陰性 T 波，V_1 誘導での QR パターン，S1Q3T3 パターン，右脚ブロックを示す．しかし 40％ もの症例では洞性頻脈のみが唯一の異常所見である[4]．S1Q3T3 パターンよりもⅢ誘導と V_1 誘導での陰性 T 波の存在が診断精度に優れると報告されている[5]．

3) 動脈血ガス分析

低酸素血症が典型的であるが約 40％ の症例では酸素化は正常に保たれる．低二酸化炭素血症がしばしば存在する．

4) D ダイマー

D ダイマー上昇は凝固能と線溶能の亢進を示すため急性の血栓症の存在を示唆する．陰性的中率が高く，D ダイマーが陰性の場合には急性 VTE は否定的である．メタ解析では PE が疑われた症例の約 40％ が D ダイマーによって除外され，3 カ月での PE のリスクは 0.1％ であった[6]．D ダイマーは高齢者ほど高くなるため，最近では D ダイマーのカットオフ値を年齢で調節する試みがなされている[7]．一方フィブリンは癌，炎症，出血，外傷，手術，壊死など様々な病態でも産生され，これらの疾患でも D ダイマーは上昇する．D ダイマーの陽性的中率は低いため VTE の確定診断には有用でない．

5) 経胸壁心エコー

閉塞血管床が広範な場合には右室拡大，三尖弁逆流波のドプラ法により推定される肺動脈圧が上昇する．血行動態が不安定な患者では速やかに心エコーで右室負荷の有無を評価するべきである．心エコーはショックの鑑別診断にも有用である．しかし心エコーで肺動脈内の血栓自体を検出することは稀であり，確定診断のための画像検査は CT 検査である．

6) CT 検査

近年 MDCT（multi-detector CT）が導入され空間分解能が向上し，少なくとも肺動脈の segmental level までは十分に可視化可能であり画像診断の中心となっている．主に 4 列の MDCT を用いた PIOPED Ⅱ 研究では診断の感度が 83％，特異度が 96％ と良好であった．PE の臨床的可能性が中等度または高い症例では CT の陽性的中率は 92〜96％ と高い．一方 PE の臨床的可能性が低い症例では CT の陽性的中率は 58％ と低い．また下肢深部静脈の所見も取り入れた評価が肺動脈単独の評価よりも感度が 83％ から 90％ に上昇し，特異度は 95％ で同等であった[8]．さらに CT 画像から右室負荷所見の有

無が評価可能で，四腔断面で右室短径と左室短径の比が0.9～1.0以上であれば右室拡大と診断される．

7) 肺シンチグラフィ

典型的なPEでは換気シンチグラフィで異常所見のない部位に血流シンチグラフィで楔状の欠損像を示す．PIOPED II 研究では診断の感度が77％，特異度が98％であったが，非診断的な中等度リスク例が26％存在した[9]．肺シンチグラフィはCTに比べてアレルギーが少なく被曝量が少ない．このためPEの臨床的可能性が低く胸部X線写真が正常な症例，特に若年者，妊婦，造影剤アレルギーの既往や腎機能低下例では良い適応である．

8) 肺動脈造影

肺動脈造影はPEの診断のgold standardであったが，死亡0.5％，致死的でない重篤な合併症1％と侵襲的な検査である[10]．このため現在では低侵襲で診断精度が同等であるCT検査に取って代わられており，ショックなどの重症例で肺動脈血栓吸引・破砕術を実施する際に限られる．

9) バイオマーカー

右室負荷に伴いBNPやNT-pro BNPが上昇する．来院時BNP＞75～100 pg/ml またはNT-pro BNP＞600 pg/ml の上昇が予後不良と関連する．PEでは右室の心筋傷害を生じうることが知られており心筋逸脱酵素が上昇する．来院時高感度トロポニンT＜14 pg/ml が予後良好な患者群を識別するのに有効であることが示されている[11]．

10) 静脈エコー

急性PEの90％以上は下肢DVTを血栓源としており，PE診断時には同時に下肢DVTの有無も必ず検索する必要がある．静脈エコーでは血栓の性状から病期を推測可能である．特に膝窩静脈より近位部における浮遊血栓やモヤモヤ像は塞栓症リスクが高い不安定な状態と判断される．

11) 血栓性素因のスクリーニング

基礎疾患としてVTEの誘因となる凝固線溶系の異常を有する症例は少なくない．日本人では先天性血栓性素因としてプロテインC欠乏症，プロテインS欠乏症，アンチトロンビンⅢ欠乏症が多く，後天性血栓性素因として抗リン脂質抗体症候群，悪性腫瘍などが挙げられる．基礎疾患の有無によって抗凝固療法の実施期間が異なるため，特に若年例や院外発症例ではスクリーニングする必要がある．

5 ▪ 診断の手順，重症度評価と治療方針[12]

ショックや血圧低下例では，経胸壁心エコーで右室負荷所見があればPEと判断し速やかにヘパリン投与を行う（図4）．CT検査でPEの診断が確定すれば血栓溶解療法を検討する．ショックで出血リスクが高い場合には肺動脈血栓吸引・破砕術などのカテーテル治療を考慮する．心停止や循環虚脱の場合はPCPSを導入する．

ショックでなく血行動態が安定している場合には臨床的可能性の評価，Dダイマー，CT検査を用いて診断する．臨床的可能性が低いまたは中等度の症例ではまずDダイマーを測定し陰性であればCT検査は不要で，3カ月でのVTE発症は1％未満と予後は良好であると考えられる[13]．臨床的可能性が低いまたは中等度の症例でDダイマーが陽性の場合と臨床的可能性が高い症例ではCT検査を実施する．CTで肺動脈血栓を認める場合には抗凝固療法を開始する．

急性PEを念頭に置いて診療することで，異常所見を見逃さないようにする．急性PEの診断を疑うポイントは低酸素血症，右室負荷所見，凝固能亢進の存在である．右室負荷所見を評価可能な画像検査は経胸壁心エコーとCTである．

本邦ではこれまで心エコーでの右室負荷所見の有無で分けた重症度分類が用いられてきた．広範型（massive）は血行動態不安定（ショックまたは収縮期血圧90 mmHg未満あるいは40 mmHg以上の低下が15分以上持続するもの）で右室負荷所見のある症例，亜広範型（submassive）は血行動態が安定かつ右室負荷所見がある場合，非広範型（non-massive）は血行動態が安定しかつ右室負荷所見のないものである（表3a）[14]．ESCのガイドラインでは早期死亡に影響を与える因子によって重症度分類が提唱されている（表3b）[12]．ショックや血圧低下例では高リスク群と判断され，血栓溶解療法などの再疎通療法を実施する．また予後評価として

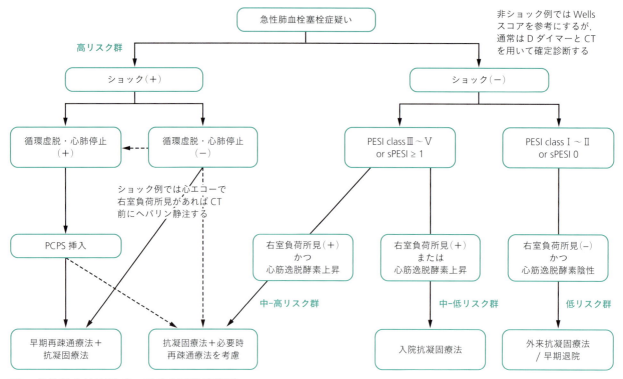

図4 急性肺血栓塞栓症の重症度別治療戦略
抗血栓療法が禁忌の場合や，右室負荷所見かつ近位部の巨大浮遊静脈血栓を認める例では下大静脈フィルター留置を検討する．
再疎通療法は血栓溶解療法，カテーテル的血栓破砕・吸引術，外科的血栓摘除術を含む．（文献[12]より引用改変）

広く用いられているスコアはPESIである（表2）[15]．ショックや低血圧でない症例のうちPESI class Ⅲ～Ⅴまたは簡便化したスコアであるsimplified PESI[16]を代用して1点以上であれば中等度リスク群と評価され，入院にて抗凝固療法を開始する（図4）．中リスク群は右室負荷所見と心筋傷害マーカー（トロポニン）で中-高リスク群と中-低リスク群に分けられる．ショックや低血圧でない症例のうちPESI class Ⅰ～Ⅱまたはsimplified PESIが0点であれば30日死亡が低率で，低リスク群と同定される（図4）．

6 ▪ 急性期治療

1) 循環と呼吸管理

ショックや血圧低下例ではカテコラミン投与を行う．呼吸不全に対して酸素投与を行い，必要に応じて人工呼吸管理を考慮する．心停止や循環虚脱の場合はPCPSを導入する．

2) 抗凝固療法

早期死亡とVTEの再発防止のために抗凝固療法が推奨される．本邦では従来，初期に非経口抗凝固薬（未分画ヘパリン静脈内投与またはフォンダパリヌクス皮下注射）を行い，その後ワルファリンに切り替えていた．近年ワルファリンの代用として新規経口抗凝固薬が登場し，最初にエドキサバンの使用が可能となった．リバーロキサバンとアピキサバンについては初期治療から内服治療も可能で，初期3週間（リバーロキサバン）または7日間（アピキサバン）は高用量を用いる．大規模臨床試験ではこれらの新規経口抗凝固薬はワルファリンに比べて出血性合併症の発現が低率で，VTEの再発については非劣性が証明されており，重度の腎機能障害でなければclass ⅠBとして推奨されている[12]．

3) 再疎通療法

肺動脈閉塞の再開通は肺動脈圧の低下および右室機能の改善につながる．血栓溶解療法は早期の血栓溶解効果による速やかな肺循環の改善を目的としたものであり，血行動態的に不安定な症例では禁忌例を除いて血栓溶解療法を第一選択とする（図4）．血栓溶解療法の重大な合併症は出血で，頭蓋内出血

が1.9〜2.2％の頻度で報告されている．血圧が保たれ右室負荷所見を伴う広範なPEでは血栓溶解療法により循環虚脱は減少するが予後改善効果は証明されておらず[17]，効果と出血リスクを評価して血栓溶解療法を選択するべきである．出血リスクが高く血栓溶解療法の使用できない血行動態が不安定な症例ではカテーテル的血栓破砕・吸引術や外科的血栓摘除術を検討する．

4) 下大静脈フィルター

本邦ではVTE症例の約40％で下大静脈フィルターがPE再発予防として用いられている[18]．しかし最近の大規模試験では抗凝固療法を実施可能な急性PE例において下大静脈フィルター使用はPE再発リスクを減少しなかった[19]．さらにフィルター内の血栓閉塞，感染，フィルター移動，下大静脈穿孔など合併症を生じるリスクが稀ではない．下大静脈フィルターの良い適応は抗凝固薬の禁忌例や適切な抗凝固療法下でのPE再発例である．近位の下肢静脈に浮遊血栓を認める場合や血栓溶解療法施行時における下大静脈フィルターの有用性は示されていない．

5) 早期退院と当初からの外来治療

ESCのガイドラインではショックや低血圧でない症例のうちPESI class Ⅰ〜Ⅱまたはsimplified PESIが0点は低リスク群に分類される．低リスク群では妥当な症例と判断されれば早期退院あるいは当初から外来治療を考慮してよい[12]（図4）．しかし本邦ではこの治療戦略に関するデータは乏しい．

7 ■ その後の管理

手術や安静など可逆的な誘因が明らかであれば3カ月間の抗凝固療法を実施する．血栓素因を有する場合や誘因が不明の場合には，少なくとも3カ月間の抗凝固療法を実施し，その後の抗凝固薬の延長はリスクとベネフィットを勘案して決定する．悪性腫瘍が併存する患者や複数回のVTEを発症した患者では長期の抗凝固療法を考慮する．

おわりに

急性PEの早期診断はしばしば困難である．他の疾患では説明できない呼吸困難を訴える例では，非特異的な臨床所見しか得られなくても本疾患の存在を疑う必要がある．また他の呼吸器疾患や心疾患を併存している場合は診断が難しいが，予備能が低いので重症化しやすい．呼吸器疾患や心疾患に対する治療への反応が不良の場合や否定的な場合には本疾患を鑑別するべきである．

文献

1) Carson JL, Kelley MA, Duff A, et al : The clinical course of pulmonary embolism. N Engl J Med 326 : 1240-1245, 1992
2) Prandoni P, Lensing AW, Prins MH, et al : Prevalence of Pulmonary Embolism among Patients Hospitalized for Syncope. N Engl J Med 375 : 1524-1531, 2016
3) Burris AC, 2nd, Boura JA, Raff GL, Chinnaiyan KM : Triple Rule Out Versus Coronary CT Angiography in Patients With Acute Chest Pain : Results From the ACIC Consortium. JACC Cardiovasc imaging 8 : 817-825, 2015
4) Geibel A, Zehender M, Kasper W, et al : Prognostic value of the ECG on admission in patients with acute major pulmonary embolism. Eur Respir J 25 : 843-848, 2005
5) Kosuge M, Ebina T, Hibi K, et al : Differences in negative T waves between acute pulmonary embolism and acute coronary syndrome. Circ J 78 : 483-489, 2014
6) Wells PS, Anderson DR, Rodger M, et al : Excluding pulmonary embolism at the bedside without diagnostic imaging : management of patients with suspected pulmonary embolism presenting to the emergency department by using a simple clinical model and d-dimer. Ann Intern Med 135 : 98-107, 2001
7) Righini M, Van Es J, Den Exter PL, et al : Age-adjusted D-dimer cutoff levels to rule out pulmonary embolism : the ADJUST-PE study. JAMA 311 : 1117-1124, 2014
8) Stein PD, Fowler SE, Goodman LR, et al : Multidetector computed tomography for acute pulmonary embolism. N Engl J Med 354 : 2317-2327, 2006
9) Sostman HD, Stein PD, Gottschalk A, et al : Acute pulmonary embolism : sensitivity and specificity of ventilation-perfusion scintigraphy in PIOPED II study. Radiology 246 : 941-946, 2008
10) Stein PD, Athanasoulis C, Alavi A, et al : Complications and validity of pulmonary angiography in acute pulmonary embolism. Circulation 85 : 462-468, 1992
11) Lankeit M, Friesen D, Aschoff J, et al : Highly sensitive troponin T assay in normotensive patients with acute pulmonary embolism. Eur Heart J 31 : 1836-1844, 2010
12) Konstantinides SV, Torbicki A, Agnelli G, et al : 2014 ESC guidelines on the diagnosis and management of acute pulmonary embolism. Eur Heart J 35 : 3033-3069, 3069a-3069k, 2014
13) Righini M, Aujesky D, Roy PM, et al : Clinical usefulness of D-dimer depending on clinical probability and cutoff value in outpatients with suspected pulmonary embolism. Arch Intern Med 164 : 2483-2487, 2004
14) JCS Joint Working Group : Guidelines for the diagnosis, treatment and prevention of pulmonary thromboembolism and deep vein thrombosis

（JCS 2009）. Circ J 75 : 1258-1281, 2011
15) Aujesky D, Obrosky DS, Stone RA, et al : Derivation and validation of a prognostic model for pulmonary embolism. Am J Respir Crit Care Med 172 : 1041-1046, 2005
16) Jimenez D, Aujesky D, Moores L, et al : Simplification of the pulmonary embolism severity index for prognostication in patients with acute symptomatic pulmonary embolism. Arch Intern Med 170 : 1383-1389, 2010
17) Meyer G, Vicaut E, Danays T, et al : Fibrinolysis for patients with intermediate-risk pulmonary embolism. N Engl J Med 370 : 1402-1411, 2014
18) Nakamura M, Miyata T, Ozeki Y, et al : Current venous thromboembolism management and outcomes in Japan. Circ J 78 : 708-717, 2014
19) Mismetti P, Laporte S, Pellerin O, et al : Effect of a retrievable inferior vena cava filter plus anticoagulation vs anticoagulation alone on risk of recurrent pulmonary embolism : a randomized clinical trial. JAMA 313 : 1627-1635, 2015

呼吸器ジャーナル

▶ 2017年8月号 [Vol.65 No.3 ISBN978-4-260-02884-4]

1部定価：本体4,000円+税
年間購読 好評受付中！
電子版もお選びいただけます

特集 呼吸器感染症治療薬の上手な使い方 症例から紐解く達人の技

企画：門田 淳一
（大分大学医学部呼吸器・感染症内科学講座）

主要目次

■ I. 総論
呼吸器感染症の分類と治療薬の選択をどのようにするか？／門田淳一

■ II. 気道感染症
急性上気道炎に対する抗菌薬をどう使うか？／保富宗城
急性気管支炎に対して抗菌薬を投与していいの？／山本善裕
インフルエンザウイルス感染症に対する
　抗インフルエンザウイルス薬の使用法は？／三木 誠、渡辺 彰
慢性気道感染症に対する治療薬をどのように使用すればよいか？／山谷睦雄
慢性気道感染症の急性増悪にはどのような抗菌薬が有効なのか？
　／前田光一、三笠桂一

■ III. 肺炎
市中肺炎の外来治療ではどのような治療薬を選択すればよいのか？
　／浦上宗治、濵田洋平、青木洋介
市中肺炎の入院治療（中等症～重症）では
　重症度に応じて抗菌薬を選択すべきか？／宮下修行
ICU入院の市中肺炎の予後を改善するための治療戦略は？
　／井手昇太郎、今村圭文、迎 寛

医療・介護関連肺炎に対する抗菌薬をどのように選択し使うか？／丸山貴也
院内肺炎は重症度に応じて抗菌薬を選択すべきか？／関 雅文
MRSA肺炎の抗菌薬はどれが有用なのか？／川波敏則、矢寺和博
レジオネラ肺炎に対する抗菌薬の選択をどうするのか？／比嘉 太

■ IV. 抗酸菌症
肺結核症の治療法と治療期間をどのように決定するか？／永井英明
肺非結核性抗酸菌症の治療と治療開始時期・終了時期は？／鈴木克洋

■ V. 肺真菌症
侵襲性肺アスペルギルス症の第一選択薬は？／掛屋 弘、山田康一、藤本寛樹
慢性進行性肺アスペルギルス症の治療にはどの抗真菌薬が有用か？
　／伊藤裕也、宮崎泰可
肺クリプトコックス症の治療薬と治療期間は？／前﨑繁文
ニューモシスチス肺炎の治療薬と治療のタイミングは？／藤井 毅

■ VI. 寄生虫症
肺吸虫症の治療薬と治療期間は？／西田千夏、迎 寛

● Dr. 長坂の身体所見でアプローチする呼吸器診療
スターリング曲線とスターリングの式（equation）／長坂行雄

● 症例で学ぶ非結核性抗酸菌症
喀血を伴う肺非結核性抗酸菌症の治療戦略／八木一馬、他

医学書院

〒113-8719　東京都文京区本郷1-28-23　　[WEBサイト] http://www.igaku-shoin.co.jp
[販売部] TEL：03-3817-5650　　FAX：03-3815-7804　　E-mail：sd@igaku-shoin.co.jp

特集　呼吸器救急診療ブラッシュアップ―自信をもって対応できる―
主な疾患からみた救急マネージメント

急性心不全の合併

鈴木　昌

Point
- 慢性心不全と慢性呼吸不全とは合併していることが多いので，両者の急性増悪は常に念頭に置く．
- BNPとFEV$_{1.0}$%で分類することは理にかなっている．

はじめに

　75歳の男性．呼吸困難を主訴に搬入された．1週前から労作時呼吸困難と倦怠感とを自覚していた．徐々に増悪し，前日には日常生活動作で呼吸困難が出現するようになった．当日の朝から安静時にも呼吸困難が出現し，体動困難のため来院した．

　このような患者を想定した場合，もし，既往歴に慢性閉塞性肺疾患（COPD）があれば，慢性呼吸不全の急性増悪として入院加療が行われるであろう．その際に，断層心エコーなどを行って心機能が評価されることは多いとは言えない．また，COPD患者では断層心エコーの評価の難易度は高い．一方，もし，この患者の既往歴に慢性心不全があれば，心機能の評価を行い，慢性心不全の急性増悪として入院加療が行われるであろう[1]．

　急性呼吸不全，あるいは慢性呼吸不全の急性増悪は救急外来におけるありふれた症候の一つである．これらの患者の評価において，心機能の評価は必ずしも全例に行われるわけではないが，呼吸器疾患，特にCOPDには右心不全のみならず左心不全が合併することは稀ではなく，むしろ頻度が高いといわれる．また，慢性心不全のために入院した患者においてCOPDの頻度は約10%と報告されている．さらにCOPD患者は非COPD患者と比較して慢性心不全のリスクが4倍以上と報告されている[1〜3]．

　このように，急性呼吸不全患者の診療では慢性呼吸不全の急性増悪や慢性心不全の急性増悪がほとんどである一方，これらが合併することは稀ではなく，むしろ一般的でさえある．また，慢性心不全の急性増悪が呼吸器感染症のために起こることも多い．このために，これらが合併している場合には，循環器内科医が診療するのか，あるいは呼吸器内科医が診療するのか，といった管理上の議論が延々と続いてもいる．

　本稿では，急性心不全の一般的管理について，診療の際に有用と考えうる図表を多用して概説し，次に，急性心不全と呼吸器疾患との合併についての考察を行う．

急性心不全とは

　急性心不全は心ポンプ機能の破綻に伴う諸臓器への灌流不全によって症候が生じた状態である．心ポンプ機能の破綻原因には器質的異常の場合と機能的異常の場合とがあり，代償機転の破綻が，心室拡張末期圧の上昇や諸臓器への灌流不全の原因となる．したがって，心不全の診断と治療において，ポンプ

すずき　まさる　東京歯科大学市川総合病院救急科（〒272-8513　千葉県市川市菅野5-11-13）

表1 急性心不全の原因疾患（文献5)より引用・邦訳改変）

1. 慢性心不全の急性増悪
   心筋症，特定心筋症，陳旧性心筋梗塞など
2. 急性冠症候群
   ・心筋梗塞，不安定狭心症：広範囲の虚血による機能不全
   ・合併症：僧帽弁閉鎖不全，心室中隔穿孔
   ・右室梗塞
3. 高血圧症
4. 不整脈の急性発症
5. 弁逆流症：心内膜炎，腱索断裂，既存の弁逆流症の増悪，大動脈解離
6. 大動脈弁狭窄
7. 急性心筋炎（劇症型）
8. たこつぼ型心筋症
9. 心タンポナーデ，収縮性心膜炎
10. 先天性心疾患：心房中隔欠損症，心室中隔欠損症
11. 大動脈解離
12. 肺塞栓症
13. **肺高血圧症**
14. 産褥性心筋症
15. 高心拍出量症候群
    ・**敗血症**
    ・甲状腺中毒症
    ・貧血
    ・短絡疾患
    ・脚気心
    ・Paget病

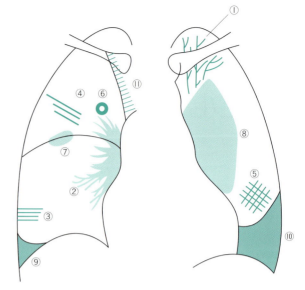

図1 心不全の胸部X線写真（文献4)より引用）
①cephalization（角出し像）：肺尖部への血流の再分布所見（肺静脈圧15〜20 mmHg）
②perivascular cuffing（肺血管周囲の浮腫）：間質性肺水腫所見（肺静脈圧20〜30 mmHg）
③Kerley's B：間質性肺水腫所見（肺静脈圧20〜30 mmHg）
④Kerley's A：間質性肺水腫所見（肺静脈圧20〜30 mmHg）
⑤Kerley's C：間質性肺水腫所見（肺静脈圧20〜30 mmHg）
⑥peribronchial cuffing（気管支周囲の浮腫）：間質性肺水腫所見（肺静脈圧20〜30 mmHg）
⑦vanishing tumor（一過性腫瘤状陰影）：肺胞性肺水腫所見（肺静脈圧30 mmHg以上）
⑧butterfly shadow（蝶形像）：肺胞性肺水腫所見（肺静脈圧30 mmHg以上）
⑨⑩costophrenic angle（肋骨横隔膜角）の鈍化：胸水
⑪上大静脈の突出

表2 心不全の急性増悪因子（文献5)より引用・邦訳改変）

急性冠症候群
血圧の過剰な上昇
感染症（肺炎を含む）
徐脈性不整脈・頻脈性不整脈
塩分・水分過剰
薬物などの中毒（アルコールを含む）
処方薬（NSAIDs，ステロイド，陰性変力作用のある薬物，心毒性のある薬物など）
喘息，COPDの増悪
肺塞栓症
周術期と外科的手技に伴う合併症
交感神経緊張
内分泌・代謝性異常（甲状腺機能亢進，妊娠，糖尿病性ケトーシスなど）
脳血管障害
心臓の解剖学的異常（弁膜疾患，外傷など）
急性大動脈疾患（大動脈解離を含む）

機能不全の原因，ポンプ機能の状態，ならびに代償機転破綻の原因検索と治療とが欠くことのできない要素となる[4,5)]．

1・原因

急性心不全の原因疾患と増悪因子の把握は適切な介入を図るために必須である（表1，2）．原因への治療と増悪因子への是正によって，急性心不全は改善し，再発や重症化が防止できる．

2・症候

急性心不全の症状は，前述の通り，心室拡張末期圧の上昇や諸臓器への灌流不全が原因であり，うっ滞による後方障害と，心拍出量低下による前方障害と換言しうる[4,5)]．これら前方と後方障害とは，左心系と右心系とで異なるので，その症候をもとに診断と治療とを考慮することが必要になる（表3）．なお，近年のレジストリー研究によれば，本邦では，ラ音（78%），起坐呼吸（69%），夜間発作性呼吸困難（55%）が多く，肺野のうっ血に伴う所

表3 心不全の症状と所見（文献5)より引用・邦訳改変）

	左心系	右心系
後方障害 （うっ滞）	**易疲労性** 労作時/安静時呼吸困難 **起坐呼吸** 発作性夜間呼吸困難 喘　鳴 ピンク泡沫状痰	肝腫大・うっ血肝・肝機能障害 末梢浮腫 頸静脈怒張 肝頸静脈逆流 腹部膨満 腹　水
前方障害 （心拍出量低下）	易疲労性 尿量低下・急性腎障害 便　秘 不穏・意識障害 脈圧低下 血圧低下・ショック	ショック

表4 身体所見（文献5)より引用・邦訳改変）

診　察	所　見
視　診	**顔面蒼白** **起坐呼吸** **冷汗** **チアノーゼ** **頸静脈怒張**
触　診	四肢冷感 脈拍減弱 頻脈 交互脈 浮腫 肝腫大 肝叩打痛 左室拡大（LV heave） 右室拡大（RV tap）
聴　診	**ギャロップ** **心雑音** **湿性ラ音**

表5 診断のために推奨される検査（文献5)より引用・邦訳改変）

心不全の疑われる患者と呼吸困難を訴える患者に対して行う
BNP 12誘導心電図 胸部単純X線写真（**図1**参照） BUN，Cr，電解質，血糖値，血算，肝機能，TSH

表6 BNP値上昇の原因（文献5)より引用・邦訳改変）

心原性	心不全 急性冠症候群 **肺塞栓症** 心筋炎 左室肥大 肥大型心筋症 弁膜症 先天性心疾患 上室性・心室性頻拍 心筋挫傷 電気ショック 開心術 **肺高血圧症**
非心原性	**高齢** 脳梗塞 くも膜下出血 腎機能障害 肝機能障害（腹水を伴う肝硬変） 悪性腫瘍 **COPD** **重症感染症** 重症熱傷 貧　血 重症内分泌・代謝障害

見や呼吸困難が主たる症候である[6]．

3 ▪ 身体所見

　基本的身体診察によって多くの特徴的所見を見出すことができる（**表4**）．これらの所見を得れば心不全を疑い，かつ，診断することは容易である．

4 ▪ 検査と診断

　身体所見から心不全を疑えば，基本的な検査項目として**表5**を参考に検査を行う．特にBNPの役割は様々な鑑別や重症度の評価に際して必須となっている（**表6**）．また，病態にあわせて，動脈血ガス分析，心筋特異的トロポニン定量，心エコーを加える．上記の症候，身体所見，ならびに検査結果に基づいて総合的判断を行って心不全と診断する．うっ

表7 うっ血性心不全診断基準（Framingham criteria）（文献6)より引用改変）

大項目	小項目
起坐呼吸/発作性夜間呼吸困難	下腿浮腫
頸静脈怒張	夜間咳嗽
肺野ラ音聴取	労作時呼吸困難
心拡大	肝腫大
急性肺水腫	胸水貯留
心音Ⅲ音聴取	腹水貯留
静脈圧上昇（≧16 cmH$_2$O）	肺活量最大値から1/3低下
循環時間延長（≧25秒）	頻脈（≧120/分）
肝頸静脈逆流	

大項目2つ，または大項目1つと小項目2つ

表8 NYHA分類（文献6)より引用改変）

Ⅰ度	心疾患はあるが身体活動に制限はない．日常的な身体活動では著しい疲労，動悸，呼吸困難あるいは狭心痛を生じない．
Ⅱ度	軽度の身体活動の制限がある．安静時には無症状．日常的な身体活動で疲労，動悸，呼吸困難あるいは狭心痛を生じる．
Ⅲ度	高度な身体活動の制限がある．安静時には無症状．日常的な身体活動以下の労作で疲労，動悸，呼吸困難あるいは狭心痛を生じる．
Ⅳ度	心疾患のためいかなる身体活動も制限される．心不全症状や狭心痛が安静時にも存在する．わずかな労作でこれらの症状は増悪する．

血性心不全ではFramingham criteriaが汎用される（表7）[4, 5]．

5 ▪ 分類

重症度や病態の評価に用いる様々な分類が行われてきた．

自覚症状から判断するNYHA分類（表8）は慢性心不全の状態や急性増悪の状態を把握しやすく，病歴聴取や経時的変化を観察する場合の指標として有用である．なお，呼吸器疾患ではHugh-Jones分類が汎用され，NYHA分類に類似するが，循環器領域でHugh-Jones分類が表現されることは稀である．Killip分類は汎用されるものの，本来は急性心筋梗塞における他覚所見に基づく分類であり，急性冠症候群以外の心不全で利用されることが少なくないものの，正しい用い方ではない．

病態の評価は，以前からForrester分類が有名であった．この分類は治療法の選択に有用だが，血行

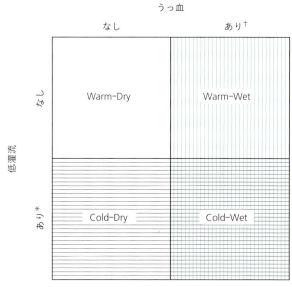

図2 Nohria-Stevenson分類（文献5)より引用・邦訳改変）
低灌流あり*：四肢が冷たく湿潤，乏尿，意識障害/譫妄，めまい，脈圧減少
うっ血あり†：肺うっ血，起坐呼吸・夜間発作性呼吸困難，両側性浮腫，外頸静脈怒張，うっ血肝，腸管浮腫，腹水，肝頸静脈逆流（hepatojugular reflux）

動態計測を行う必要があるので，近年は，末梢循環状態と肺野聴診所見とで同様の分類を行うNohria-Stevenson分類（図2）が汎用されている[4, 5]．

6 ▪ 初期対応

急性心不全の初期対応は診断と治療とが同時に進行する．当該施設において利用可能な医療資源に応じた対応を行うには，あらかじめその医療資源についての把握を欠くことはできない．救急外来からICU/CCUなどへの搬入までに，気道・呼吸・循環のいわゆるABCを安定化させることが最重要とな

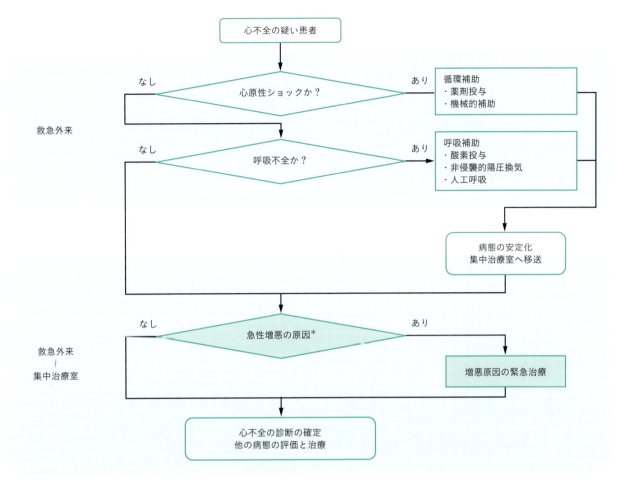

図3 急性心不全の初期対応（文献5）より引用・邦訳改変）

る（図3，表9）．これを実現するために，Nohria-Stevenson分類（図2）に基づいて治療方針を決定する（図4）．なお，近年，クリニカルシナリオが汎用され，分類と治療方針決定とが行われるが[4]，血圧値を主たる根拠として治療方針を決定していることに留意を要する．呼吸器疾患を合併する心不全の治療に型通りの治療が有用とはいえないため，本稿では省略する．

心不全と呼吸器疾患との合併

COPDをはじめとした急性呼吸不全を来す呼吸疾患は主たる死因の一角を占める．これらのうち，最も重要視される合併症・併発症は心血管疾患である．その心血管疾患は，虚血性心疾患，心房細動，心不全を含む．COPDでは心不全の合併は20〜30％に及ぶと報告されている[1〜3]．一方，心不全

表9 急性心不全における呼吸管理（文献6）より引用改変）

- 酸素投与（SpO_2＞95％，PaO_2＞80 torrを維持）
- 酸素投与が無効の場合はNPPV
- NPPV抵抗性または実施できない場合，意識障害，喀痰排出困難場合は気管挿管による人工呼吸管理

のために通院中の患者にスパイロメトリーを施行した結果，COPD合併は27％に認められ，それらの88％がCOPDの診断を受けていなかったという[7]．このように，COPDをはじめとした呼吸器疾患と心不全は合併頻度が高く，さらに，未診断・未治療であることが少なくない．しかし，これらの合併は死亡率を高めており，適切な診断と管理とが求められる．

なお，慢性期の両病態の合併では，心不全において$β$遮断薬が，呼吸器疾患において$β$刺激薬が使用されるものの，これらの使用は臓器選択的薬剤において許容されており，制限は一般的でないことを

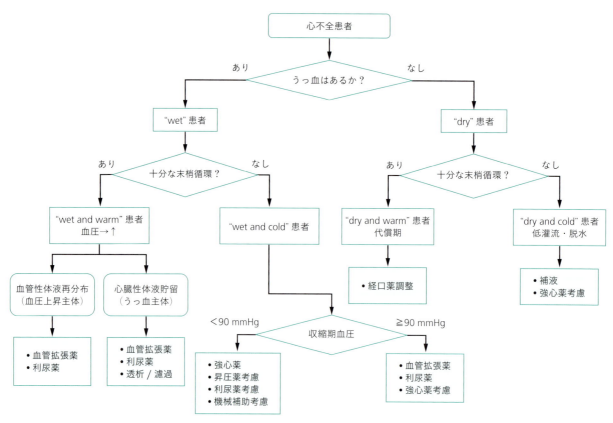

図4 Nohria-Stevenson分類に基づく治療方針（文献[5]より引用・邦訳改変）

付言する[5].

1 ▪ 合併の病態生理

両者の病態における共通したリスクファクターは，喫煙と加齢とが挙げられる[1〜3,5,7].殊に喫煙は，慢性炎症を惹起し，酸化ストレスの負荷を増大させる．これらは，動脈硬化や虚血性心疾患の胸痛リスクであることはいうまでもない．また，喫煙や呼吸器異常，低酸素に伴い，交感神経緊張や心拍数増加が起これば，それ自体が心疾患のリスクとなるし，呼吸器疾患に対するβ刺激薬も同様の効果を発揮しうる．病態が進行して労作時呼吸困難を来せば，活動低下に至り，骨格筋の変化，さらなる活動低下，低栄養と悪循環に陥る．メタボリック症候群や糖尿病，あるいは高血圧は，これらが呼吸器疾患に関係せずに心不全の原因となりうるし，呼吸困難に伴う活動低下が悪化に寄与することもありうるであろう．さらに，呼吸不全の進行は肺高血圧や肺の過膨張に伴う心腔圧排に至り，機械的な影響を心機能に及ぼす．このように，呼吸器疾患と心疾患とは同時に進行を来しうる病態生理学的特徴を有すると考えるべきである（図5）．

急性期については，「急性心不全とは」の項の「1）原因」で前述の通り，COPDや喘息，肺炎は慢性心不全の急性増悪の原因である（表2・太字）．実臨床においては，特に高齢患者の増加から，慢性呼吸不全や誤嚥性肺炎の合併がありふれた病態となっている．

2 ▪ 症候

両者の合併の特徴は当然のことながら呼吸困難を呈することにある．ただし，中等症以上のCOPD合併では，後方障害の要素も大きい（表3・太字）．例えば，頸静脈怒張やうっ血肝，腹水，場合によっては胸水貯留が心不全の症候と即断されやすいものの，心疾患のみならず，呼吸器疾患に伴う右心不全によっても起こりうる．

3 ▪ 身体所見

心不全も呼吸器疾患も，基本的身体診察によって

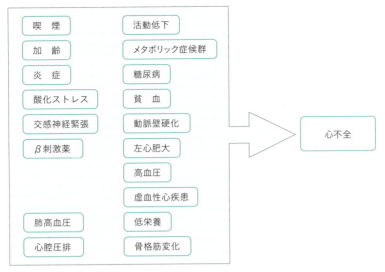

図5 COPDと心不全の合併する病態生理

多くの特徴的所見を見出すことができる（表4・太字）．しかし，これらのうち，COPDでは，肺野の過膨張によって，心音や呼吸音は遠くなり，さらには，肋間陥凹によって聴診自体が困難となりやすい．このため，聴診による判断は修飾される．また，起坐呼吸は呼吸器疾患による呼吸不全でもよくみられる体位であるし，チアノーゼや冷汗も同様である．すなわち，これらは呼吸不全の所見であって，その原因が呼吸器疾患なのか，心疾患なのか，あるいは合併しているかを特異的に示してはいない．

4・検査と診断

心不全を合併するCOPDや気管支喘息の診断は容易でない．症状や徴候が重複し，その解釈によって診断に至らないがためである．心不全診療の立場からみれば，慢性心不全代償期にある安定患者において，スパイロメトリーは行うべき検査の一つである．ただし，肺うっ血があれば，正しい評価が困難なため，あくまで安定し体液過剰の状態でないことが条件となる[5]．

急性期における診断は，表5，6を参照して，BNPを加えた検査を行うことが基本である．心不全の診断基準（表7・太字）は，呼吸器疾患やその合併によって大きく影響を受けることがわかる．

心エコーによる心機能評価はベッドサイドにおいて鑑別や合併の診断に極めて有用であることは間違いない．しかし，COPD患者では，肺野の過膨張，肋間陥凹，そして，滴状心のため経胸壁心エコーによる評価が困難である．筆者は心窩部からのアプローチで左心機能と右心機能をおおよそ評価し，下大静脈の観察を行うことが多い．

近年，肺野のベッドサイドエコーによる診断が可能との報告が出ている[8]．今後，安定した評価が行われるようになることを期待したい．

5・分類と鑑別

救急外来において呼吸困難を主訴に来院する患者ではBNPのレベルの評価が重要になることは前述の通りである．近年，BNPのレベルによって病態分類を行うことが定着しつつある（図6）．この病態の分類は鑑別やその後の患者の管理を行ううえで有用である[1]．

6・初期対応

図7を参考に，心不全の管理を強力に行うか否かを判断する．呼吸困難に対する初期対応は診断と治療とが同時に進行する[5]．救急外来からICU/CCUなどへの搬入までに，気道・呼吸・循環のいわゆるABCを安定化させることが最重要となるが（図3，表9），心不全合併の場合，呼吸困難自体が増悪の悪循環の一環を占めることに留意を要する（図8）．酸素化や換気の適正化に成功すればその管理は容易

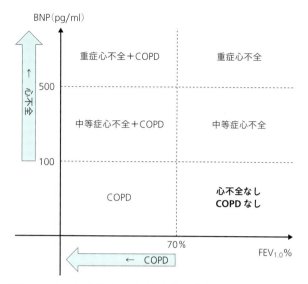

図6 COPDと心不全の合併病態の分類

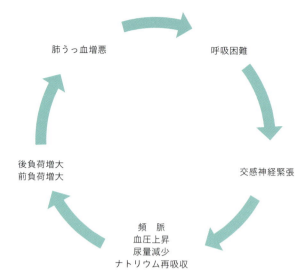

図8 急性心不全の悪循環

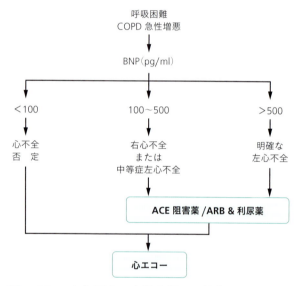

図7 COPDと心不全の合併病態への対応（文献1)より引用・邦訳改変）

表10 EHMRGスコアによる7日死亡リスクスコア
（文献10)より引用・邦訳改変）

項　目	単　位	スコアリング
年　齢	歳	2×年齢
救急車搬送	あり	＋60
収縮期血圧	mmHg	−1×収縮期血圧
心拍数	/分	−1×心拍数
酸素飽和度	％	−2×酸素飽和度
クレアチニン	mg/dl	20×Cr
カリウム	4.0〜4.5 mEq/L ≧4.6 mEq/L ≦3.9 mEq/L	0 ＋30 ＋5
トロポニン	＞正常上限	＋60
活動性の悪性腫瘍	あり	＋45
利尿薬使用	あり	＋60
補　正		＋12
合　計		EHMRGスコア

になる．

予後予測

呼吸困難を訴える患者の急性期診療における重要な判断には，その患者を帰宅させるのか入院させるのか，入院させるとすればどのような病床に入院させるのかといった判断がある．これをdispositionと呼ぶ．心不全では，EHMRG（the Emergency Heart Failure Mortality Risk Grade）が7日後の死亡リスクを判定するために提唱されたスコアで，ど

のような場合に短期予後が不良かを判断できるので[9, 10)]，急性期の判断に有用である（表10）．呼吸器疾患との合併では，BNPを重視するが，このような予後予測スコアによって心不全の急性期死亡リスクを評価することが，心不全治療をどの程度強力に行うべきかを判断するための指針となるはずである．これによって呼吸器内科医が主体に診療するのか，循環器内科医が主体に診療するのかを決定するのが理にかなっていると考える．

呼吸不全のために来院した心不全合併患者への対応例

1 ▪ 酸素化の適正化

主にSpO$_2$モニターを利用し，動脈血ガス分析を併用して，酸素化の適正化を図る．呼吸困難や呼吸不全の進行した心不全では，NPPVや近年一般化しつつある高流量鼻カヌラ酸素療法を早期に用いる．呼吸器疾患のために酸素化が非侵襲的には適正化されない場合には，気管挿管と人工呼吸管理とを要する．その際には，十分な鎮痛と鎮静とを行うことが原則である（例：プロポフォール5 ml/時から，フェンタニル原液2〜3 ml/時，ロクロニウム初回3 ml iv後2〜3 ml/時 div）．

2 ▪ 血圧の適正化

呼吸不全が進行し血圧上昇を来している場合，酸素化が適正化しなければ降圧薬の効果は限定的で後負荷のミスマッチが解消されづらい．酸素化を優先すると同時に血管拡張薬投与を考慮する．なお，前述のごとく，酸素化によって血圧は低下するので過度な降圧に留意する必要がある．硝酸薬が経静脈的に使用されることが多いが，カルペリチドの点滴投与は利尿効果も得られるため理にかなっている．

3 ▪ 利尿

ループ利尿薬の経静脈投与が汎用される．ただし血清電解質のチェックを怠ってはならない．また，原則として膀胱カテーテルの留置を行ってから投与すべきである．膀胱カテーテルの留置は患者の不快感や疼痛を伴うので，酸素化や血圧の適正化が図られてから待機的に行うことも検討すべきである．

4 ▪ 感染症合併の場合の血圧管理

近年，セプシスに対する管理において，循環動態管理を目的に輸液負荷が行われるが，盲目的な輸液負荷は病態を悪化させうることに留意しなければならない．患者の体格，心機能，ならびに血行動態を考慮して適正な補液を行う必要がある．ひとたび，過剰輸液を行えば，溢水をさらに助長することになる．筆者は左室収縮能と下大静脈の呼吸性変動を観察し，懸念があれば，輸液負荷を何回かに分けて行う．また，血圧維持を要する場合には，ノルアドレナリンを低用量から併用する．

文献

1) Le Jemtel TH, Padeletti M, Jelic S : Diagnostic and Therapeutic Challenges in Patients With Coexistent Chronic Obstructive Pulmonary Disease and Chronic Heart Failure. J Am Coll Cardiol 49 : 171-180, 2007
2) Onishi K : Total management of chronic obstructive pulmonary disease (COPD) as an independent risk factor for cardiovascular disease. J Cardiol 70 : 128-134, 2017
3) de Miguel Díez J, Chancafe Morgan J, Jiménez García R : The association between COPD and heart failure risk : a review. Int J Chron Obstruct Pulmon Dis 8 : 305-312, 2013
4) 日本循環器学会：急性心不全治療ガイドライン（2011年改訂版）．http://www.j-circ.or.jp/guideline/pdf/JCS2011_izumi_h.pdf
5) Ponikowski P, Voors AA, Anker SD, et al : 2016 ESC Guidelines for the diagnosis and treatment of acute and chronic heart failure. Eur Heart J 37 : 2129-2200, 2016
6) Sato N, Kajimoto K, Asai K, et al : Acute decompensated heart failure syndromes (ATTEND) registry. A prospective observational multi-center cohort study : rationale, design, and preliminary data. Am Heart J 159 : 949-955, 2010
7) Onishi K, Yoshimoto D, Hagan GW, Jones PW : Prevalence of airflow limitation in outpatients with cardiovascular diseases in Japan. Int J Chron Obstruct Pulmon Dis 9 : 563-568, 2014
8) Perrone T, Maggi A, Sgarlata C, et al : European Journal of Internal Medicine Lung ultrasound in internal medicine : A bedside help to increase accuracy in the diagnosis of dyspnea. Eur J Intern Med, 2017 : in press.
9) Siniorakis EE, Arapi SM, Panta SG, et al : Emergency department triage of acute heart failure triggered by pneumonia ; when an intensive care unit is needed? Int J Cardiol 220 : 479-482, 2016
10) Lee DS, Stitt A, Austin PC, et al : Prediction of Heart Failure Mortality in Emergent CareA Cohort Study. Ann Intern Med 156 : 767-775, 2012

特集 呼吸器救急診療ブラッシュアップ―自信をもって対応できる―
主な疾患からみた救急マネージメント

Oncologic Emergency

草野暢子

> **Point**
> - Oncologic Emergency とは，がん患者において，早急に対応しなければ重篤かつ不可逆的な機能障害を来したり致命的な状況になりうる病態を指す．
> - がん患者の診療においては，このような病態になりうることを常に念頭に置いて，早期発見・早期治療ができるように注意しておく必要がある．

　Oncologic Emergency とは，がんに関連した病態やがん治療において容態が急激に変化し，時に極めて重篤な状態に陥り緊急治療が必要になる状況を指す．その病態は特定の臓器に偏らず，電解質代謝異常から血液凝固因子異常，循環不全や呼吸不全など，通常の救急診療と同様に非常に幅広い内科診療を基盤にした救急治療が要求される．がん以外の患者では日常的な医療上の問題であっても，がん患者にとっては違う意味合いや異なる原因があり，より重篤で緊急性の高い治療を必要とする可能性がある．
　Oncologic Emergency は，通常，がん治療に関連した事象とがんの進行に伴う事象に分けられる（表 1）が，本稿では，呼吸器科医が扱うことの多い肺がんなどの胸部腫瘍で高頻度にみられる事象と，症状から呼吸器疾患を疑われてコンサルトされることの多い事象を中心に述べる．

上大静脈症候群（superior vena cava syndrome ; SVCS）

1) 病態
　上大静脈（superior vena cava ; SVC）が高度に狭窄または閉塞されることで血流が途絶ないし減少し，その血流障害による症状が顔面や両上肢，中枢神経に生じる症候群である．肺がんや縦隔リンパ節転移，上・前縦隔発生の悪性リンパ腫でみられることが多く，血栓でも生じる．

2) 所見・症状
　発症時点で多くの症例は重症ではないが，喉頭浮腫や血行動態不良となっている例では緊急処置を要する．
① 上半身血流障害：顔面の紅潮，頸静脈怒張，上半身の浮腫，咳嗽，呼吸困難，喉頭浮腫，嗄声，失神

表 1 Oncologic Emergency

がん治療に関連した事象	がんの進行に伴う事象
発熱性好中球減少症	上大静脈症候群
過敏症	脊髄圧迫
インフュージョン リアクション	心タンポナーデ
腫瘍崩壊症候群	頭蓋内圧亢進
電解質異常	電解質異常
急性肺障害	静脈血栓塞栓症
急性腎障害	腫瘍出血（喀血・下血など）
	気道狭窄
	消化管狭窄・穿孔

くさの のぶこ　藤沢市民病院呼吸器内科・外来化学療法室（〒251-8550 神奈川県藤沢市藤沢 2-6-1）

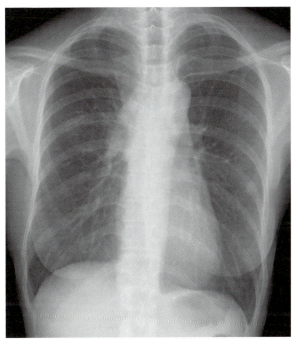
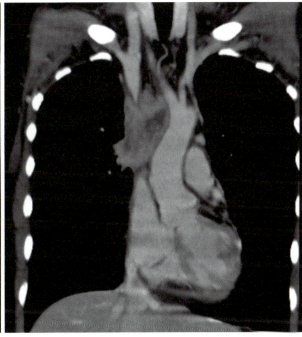

図1 SVCS
52歳女性．半年前からの咳嗽・顔面紅潮で受診．
胸部X線写真で上縦隔の右方への突出，胸部造影CTで腫瘍性病変によるSVCの閉塞が認められた．
CT下腫瘍生検の結果，胸腺癌（正岡分類sIVb）の診断となった．

②頭蓋内圧亢進：頭痛，眩暈，意識障害など
③側副血行路の形成：上半身の表在静脈の拡張（数週間の経過で目立ってくる）

3）診断

上記所見・症状と画像所見から診断する（図1）．
①胸部X線写真：上前縦隔陰影の拡大
②胸部造影CT：上前縦隔の腫瘍性病変や血栓によるSVCの高度狭窄・閉塞など

4）治療

原疾患の診断が未確定の場合，原疾患の治療反応性によって長期予後を期待できる場合もあり，可及的速やかな確定診断と原疾患に対する治療開始に努める．一方で既に何らかの治療が行われている過程でSVCSを発症した症例では，その治療状況や全身状態により緩和的対処に限定されることもある．
①放射線療法
②抗がん化学療法：小細胞肺がんや悪性リンパ腫などの抗がん化学療法に感受性の高いがん腫に有効．
③血管内ステント留置：①②による抗腫瘍効果が現れるには数週間を要することが多いため，重症例で考慮する．
④対症療法：頭部挙上，酸素投与など．副腎皮質ステロイドや利尿薬の投与は症状の改善を明確に示すデータに乏しいが，頭痛などの頭蓋内圧亢進症状を伴う場合には試す価値はある．

脊髄圧迫（spinal cord compression）

1）病態

主に脊椎転移の病的骨折や腫瘍の硬膜外腔への進展によって，脊髄が直接圧迫されるとともに，血管（硬膜外静脈叢）の圧迫から血流がうっ滞し硬膜外腔から脊髄にかけて血管原性浮腫が生じ，脊髄の神経機能が障害される．さらに虚血状態が持続すれば不可逆的な脊髄麻痺が生じるため，骨転移に伴う骨関連事象（skeletal related event；SRE）のなかでも高Ca（カルシウム）血症とともに緊急対応が必要な事象である．脊髄圧迫の原発腫瘍としては，脊椎転移を起こしやすい肺がんや乳がんのほかに原発不明がんが高頻度であるといわれており，脊椎転移の10〜20％で脊髄圧迫に移行するとされる．脊椎

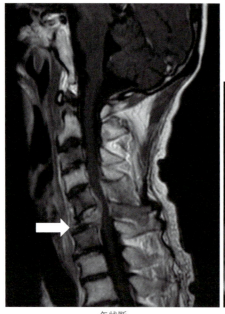
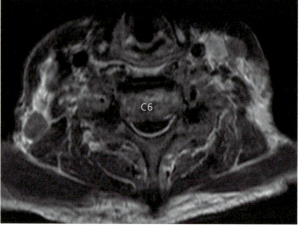

図2 脊髄圧迫
63歳男性．肺腺癌（Ⅳ期）の診断で2次治療中に両側上肢の運動麻痺・後頸部痛が出現した．
緊急頸椎造影MRI（T1強調画像）でC3・5・6・7の椎体骨転移を認めた．C6（白矢印）は圧迫変形し，脊柱管内硬膜外に
進展し，脊髄を前方から圧排しており，脊椎転移による頸髄圧迫と診断した．

領域別の脊髄圧迫の発生頻度は胸椎70％，腰椎20％，頸椎10％である．

2) 所見・症状

障害される部位や程度により，様々なタイプの疼痛や神経症状が認められる．
①疼痛：脊椎局所の疼痛，関連痛，放散痛
②神経症状：運動障害（筋力低下→麻痺），感覚障害，膀胱直腸障害

椎体から硬膜外前方圧迫により症状を来すことが大半であり，脊髄の両側前方から分枝する前根（運動シグナルの出力）の障害や脊髄の前皮質脊髄路の障害を来しやすく，感覚障害よりも運動系障害が先に認められることが多い．感覚障害は，障害部位の皮膚分節以下に起こる．

3) 診断

麻痺の出現から24〜48時間で不可逆的な障害になるといわれており，疑わしい場合には即時検査と診断を行う．なお，脊椎転移から脊髄圧迫を発症する場合には運動麻痺が出現する約3カ月前から疼痛を，2カ月前から神経症状を自覚していることが一般的ともいわれており[1]，背部痛や下肢の脱力感・筋力低下などの症状を見落とさないように心がける．
①X線写真：椎体骨の破壊，椎弓根の消失などを認める．
②脊椎造影MRI（図2）：最も診断感度が高いとされる．椎体骨の破壊，硬膜外腔への腫瘍浸潤と脊髄圧迫の有無や程度などを評価できる．
③造影CT：椎体骨の破壊や腫瘍の進展の評価，骨転移のスクリーニングとして有用．
④PET：全身の骨転移の把握に有用．ただし造骨性骨転移では正診度が低い．
⑤骨シンチグラム：全身の骨転移の把握に有用．造骨反応が乏しいと検出されにくい．

原因病巣は1カ所とは限らないため，状況により③〜⑤などを利用し他の椎体骨病変の把握に努める．

4) 治療

診断直後から速やかに対症療法（下記①，②）を開始する．病状評価と予後予測などからの総合的な判断で脊髄圧迫部位に対しての治療（③〜⑥）を選択する．
①副腎皮質ステロイド：脊髄圧迫部位の浮腫の軽減

目的．デキサメタゾンが勧められるが投与量に一定の見解はない．

②鎮痛薬：がん性疼痛のステップラダー方式に従い，NSAIDs やオピオイドなどを投与する．

③ゾレドロン酸・デノスマブ：骨折の予防や病変拡大抑制目的に投与する．

④放射線療法：除痛・病的骨折予防・脊髄圧迫症状改善の目的に行われる．完全麻痺例の機能改善は 15％ 程度と低く，発症後速やかな治療開始が望まれる．

⑤手術療法：除圧による歩行機能維持や疼痛緩和が目的で，機能改善に有効とされている[2]．術式としては椎弓切除による除圧および固定術が行われることが多いが，まだ一定の見解はない．手術は完全麻痺に至る前に行われるべきであるが，固形がんにおいては根治が見込めない進行度であるため，通常は 6 カ月以上の生存を見込める場合に考慮されるのが一般的であり[3]，脊髄圧迫症状を呈する転移性脊椎腫瘍患者への手術療法の適否の判断には，新片桐スコアなどによる評価も用いられている[4]．

⑥経皮的椎体形成術：骨セメント注入など．圧迫骨折を来した脊椎転移で，外固定を行っても体動時痛が持続し QOL が低下している場合などに考慮される．

心タンポナーデ

1) 病態

悪性腫瘍が心膜へ転移・浸潤するとがん性心膜炎が生じ，心嚢液が貯留する．線維性心膜の進展が限界に達すると心膜腔内圧が上昇し，心房心室の拡張障害による循環動態障害を生じる．原因としては肺がんが最も多く，次いで乳がん，食道がん，白血病や悪性リンパ腫などで認められる．

2) 所見・症状

がん性心嚢液貯留は比較的緩徐に進行するため症状を呈しにくく，定期的な CT 検査で初めて見つかることも多い．

①Kussmaul 徴候，②収縮期血圧低下，③脈圧低下，④頻脈，⑤ショック，⑥心音減弱，⑦呼吸困難，⑧咳嗽・胸痛　など

拡張障害は心筋壁の薄い心腔から起こりやすく，右心系の拡張障害による症状所見から来しやすい．通常，吸気では胸腔内圧低下から静脈還流が増加し，これを右心系の拡張により受け入れるが，右心系の拡張障害が起こる病態下では吸気に伴い増加した静脈還流を受け入れることができず，吸気下で頸静脈が怒張する①がみられる．また，右心系拡張障害がさらに進むと右室拍出血液量が減少し，左室の流入血液量も減少し，左室からの心拍出量も減少し②，③を来す．血圧低下を補うため④になるが，この代償機構も限界を迎えると循環不全＝⑤に至る．心嚢液貯留が進むことにより⑥心音は減弱する．ほか，⑦，⑧などもみられる．

3) 診断

上記所見・症状と検査所見から診断する．

①胸部 X 線写真：心陰影拡大

　心嚢液が 200 ml 以上貯留すると陰影の拡大につながり，巾着型の心陰影になる．

②心エコー：echo free space，心腔の圧迫・虚脱所見

③12 誘導心電図：洞性頻脈，QRS 低電位，電気的交互脈

④胸部 CT：心嚢液の局在を評価するのに有効である．

4) 治療

①心膜穿刺

②心嚢液ドレナージ

エコーガイド下に行う．心嚢液が少量であれば経過観察することもあるが，その後の臨床経過を慎重に観察する．

一度ドレナージしても再貯留する可能性があり，原疾患が悪化傾向にある場合や抗がん化学療法などの適応がない場合には，再貯留を抑制する手段として薬物（シスプラチン，ブレオマイシン，ミノサイクリン，OK-432 など）の心膜内注入が検討されることもあるが，その有用性は確立していない．

頭蓋内圧亢進

1) 病態

　脳内や髄膜の疾患あるいは全身性疾患によって頭蓋内圧が正常域を超えて上昇した状態を指す．頭蓋内は一定の容積であり，その内部に脳と脳脊髄液と血液が存在している．腫瘍の発生や血腫の形成ないし浮腫などによる脳実質部分の増大や，髄膜炎などによる髄液の産生亢進や循環障害による排泄遅延が起こることにより，頭蓋内圧は上昇する．腫瘍が発生した場合，初めは代償作用により髄液量や血液量を減少させることで圧を一定に保つように努めるものの，限界を超えると圧は急速に上昇し，頭蓋内の血流不足から低酸素脳症を生じて意識障害に至ったり，脳幹部が圧排されて徐脈や血圧上昇，呼吸数の減少を来し，生命の危機へとつながる．悪性腫瘍患者における頭蓋内圧亢進は，主に転移性脳腫瘍やがん性髄膜炎により生じ，いずれも肺がん・乳がんに多い．

2) 所見・症状

①頭痛，悪心・嘔吐，視力低下（乳頭浮腫），意識障害

　頭蓋内圧の亢進により，視神経鞘内圧も亢進し網膜中心静脈血流のうっ滞から視神経乳頭部の浮腫（うっ血乳頭）が生じる．

②脳神経症状：外転神経麻痺（複視）など

③脳ヘルニア症状：徐脈，血圧異常，呼吸数減少など

3) 診断

①頭部造影 MRI

②頭部造影 CT

　転移性脳腫瘍では，腫瘍性病変と脳室圧排や mid line shift，脳溝の狭小化が，がん性髄膜炎では脳室拡大や脳溝狭小化などを認める．

③髄液検査：がん細胞の検出，髄液圧亢進

　頭蓋内圧亢進が高度な場合，腰椎穿刺は脳ヘルニアを引き起こす危険性がある．また髄液検査で偽陰性の場合がある．

④眼底検査：乳頭浮腫（うっ血乳頭）

4) 治療

①対症療法：酸素投与，頭部挙上，副腎皮質ステロイド，濃グリセリンの投与

②腫瘍摘出：単発ないし少数の脳腫瘍で予後の改善が期待できる場合に行うことがある．

③放射線療法：全脳照射，定位照射

④薬物療法：血液がんでは抗がん薬の髄腔内投与が効果がある場合もある．

　転移性脳腫瘍，がん性髄膜炎とも進行がんであり，全身状態やそれまでの治療歴，予後を考慮しながら治療方法を選択する．病状病態により緩和的治療に限定されることがある．

電解質異常

　悪性腫瘍の経過や治療の過程で起こりやすく緊急の対応を要する電解質異常として，低 Na（ナトリウム）血症と高 Ca（カルシウム）血症がある．

1 ▪ 低 Na 血症

1) 病態

　低 Na 血症は相対的に水分量よりも Na が減少している状態であり，

①体液量減少かつ Na 喪失＞水喪失：脱水（下痢，食事摂取不良，利尿薬投与）

②体液量増加かつ Na 貯留＜水貯留：浮腫・溢水（うっ血性心不全，低アルブミン（Alb）血症，腎不全，不適切な輸液，心因性多飲症）

③体液量正常：抗利尿ホルモン不適合分泌症候群（syndrome of inappropriate secretion of ADH；SIADH），甲状腺機能低下症

に分類される．

　細胞内と細胞外の浸透圧は細胞膜を介して等しくなっており，また血漿浸透圧は細胞外液の浸透圧と等しい．Na は H_2O を引き込む浸透圧物質の一つとしての機能を有している．低 Na 血症では血漿浸透圧も低下することが多く，このとき相対的に高くなった細胞内液の浸透圧との差を解消するために，細胞外から細胞内に H_2O が移動し細胞内浮腫が生じる．脱水を生じている患者でこの水分移動が起き

ると循環血漿量がさらに低下し循環不全に陥りやすい．またこの細胞内浮腫が頭蓋内で起こると頭蓋内圧が亢進する．

がんの領域の低 Na 血症は③の SIADH が多く，その原因として小細胞肺がん，頭頸部がん，悪性リンパ腫，脳腫瘍などが高頻度であり，その他ビンカアルカロイド系などの抗がん薬，オピオイド系鎮痛薬や鎮痛補助薬としても用いられる抗うつ薬，抗痙攣薬などの薬剤，さらに不安疼痛などのストレスでも発症する．

一方で，低 Na 血症に伴う脳浮腫・頭蓋内圧亢進が起こると，脳細胞に備わる「適応反応」が作動し，細胞内の浸透圧物質である K^+，Cl^-，有機物が細胞外に順次放出され，それとともに細胞内から細胞外に H_2O が流出することになり細胞浮腫が軽減する．この反応が低 Na 血症が始まってから約 2 日で完了するため，低 Na 血症の補正を考えるに当たって，発症 2 日以内を急性，それ以降を慢性と考える．

2）所見・症状

無症候性のことも多い．急速に低下した場合や，慢性であっても高度（120 mmol/L 以下）になった場合に以下の症状が出現する．
①頭蓋内圧亢進：頭痛，悪心，嘔吐，傾眠，痙攣，意識障害
②循環不全：倦怠感，頻拍，血圧低下，皮膚ツルゴール低下

3）診断

身体所見や検査所見，臨床経過と併せて行う．
①血液生化学検査：血清 Na，BUN，血糖，血漿浸透圧（Posm）
②尿検査：尿浸透圧（Uosm），尿中 Na 排泄量

4）治療

①低 Na 血症が高度（115 mmol/L 以下）ないし頭蓋内圧亢進症状を伴う場合
　→3% 高張食塩液点滴
【注意】・初期目標は血清 Na 125 mmol/L 以下ないし中枢神経症状消失まで．
　　　・治療開始から 24 時間で血清 Na 上昇度は 10 mEq/L を超えない．
　　　・急性で 1 mEq/L/時，慢性ないし経過不明で 0.5 mEq/L/時の補正速度で開始する．
　　　・投与速度は目安であり，1～3 時間ごとに血清 Na 値を測定し，補正速度を調整する．
　急速な Na の是正は，脳細胞内から細胞外への水移行を来し，脳細胞を萎縮させ，橋中心脱髄症候群（central pontine myelinolysis；CPM）を生じる恐れがある．慢性の低 Na 血症の場合には，前述の通り既に脳の細胞内浮腫が軽減されているためより注意が必要である．CPM は過剰な血清 Na 是正の 1～数日後に構音障害や麻痺を生じ予後不良の転帰をたどる．
②中枢神経症状を伴わない場合
　→生理食塩液点滴
【注意】・0.5 mEq/L/時の補正速度，24 時間での Na 上昇度は 8～10 mEq/L を超えない．
③SIADH の場合
　a．原因疾患に対する治療
　b．原因薬剤の中止
　c．水分制限（1 日 800 ml 程度）
　d．塩化ナトリウムの摂取＋適宜フロセミド投与（水分制限でうまくいかない場合）
　e．モザバプタン：腎集合管の ADH（バソプレシン V_2）受容体を特異的に阻害し水排泄を増加させる効果が期待される．ただしモザバプタンの現在の保険適応は既治療で効果が不十分な異所性抗利尿ホルモン産生腫瘍による SIADH に限定されている．

2・高 Ca 血症

1）病態

Ca は，生体内において副甲状腺ホルモン（parathyroid hormone；PTH）の作用により，破骨細胞による骨吸収・腎尿細管での Ca 再吸収・腎尿細管におけるビタミン D の活性化がバランスをとってその血中濃度を維持している．悪性腫瘍に伴う高 Ca 血症は，腫瘍細胞から放出された副甲状腺ホルモン関連蛋白（parathyroid hormone related protein；PTHrP）が破骨細胞による骨吸収と腎尿細管における Ca 再吸収を亢進させることで生じる場合

や，多発骨転移病変部の腫瘍細胞から分泌される破骨細胞活性化因子が周囲の骨に作用して骨吸収が盛んになることで生じる場合などがある．乳がん，肺がん，多発性骨髄腫によく認められる．

2) 所見・症状

初期には無症状のことも多い．口渇，悪心，倦怠感，多尿，便秘などがみられ，進行すると筋力低下，振戦，意識障害などを呈する．

進行がん患者に意識障害を認めた場合には転移性脳腫瘍をまず疑うが，脳血管障害のほか，高Ca血症を含めた電解質異常を必ず鑑別する．

3) 診断

高Ca血症に特異的な症状はなく，疑いがある場合には迅速に血液検査を行う．

①血清Ca濃度：必ずAlb値も同時に測定し，低Alb血症でCa値の補正が必要な場合には下記補正式を用いて補正値を算出する．

補正Ca濃度（mg/dl）＝実測血清Ca濃度＋〔4.0－血清Alb値（g/dl）〕

②その他の電解質異常
③腎機能
④PTHrP濃度

4) 治療

無症状の場合は経過観察でも可能．血清Ca＞12 mg/dlの場合や症状を有する場合には以下の治療を行う．

①補液：初期治療として，脱水の補正とCaの排泄を促進させる．200～300 ml/時で開始し，尿量毎時100～150 mlが確保できるように補液を続ける．生理食塩液が望ましいが，低心機能・高齢患者では過剰なNa負荷になり心不全の誘発に注意が必要である．適宜フロセミドなど利尿薬を使用する．

②カルシトニン

③ビスホスホネート製剤

④Ca摂取の中止：Caを含有した食品の摂取をさせないように指導することや，他院で処方された薬剤も含め，Ca製剤を摂取していないか確認する．

上記の治療は対症療法であり，原疾患の治療を行わなければやがて高Ca血症は再燃する．しかし高Ca血症を生じるのはほとんどが進行がん患者であり，原疾患に対しての治療が行えない状況においては，患者の自覚症状の有無も考慮したうえで，治療介入をしないという選択肢もあると思われる．

発熱性好中球減少症 (febrile neutropenia ; FN)

1) 病態

好中球が500/μL未満，または1,000/μL未満で48時間以内に500/μL未満に減少すると予測される状態で，かつ腋窩温37.5℃以上の発熱を生じた場合を指す．担がん患者は免疫能の低下を起こしており，弱毒微生物にも感染するリスクが高い．抗がん化学療法を施行されている場合は，造血機能が抑制され，末梢血中への血球の供給が減少する．好中球の寿命は赤血球・血小板と比較して短く，治療開始から約7～14日で最低値を迎える．好中球減少の持続期間が長いほどFNを起こす頻度が高くなる．

2) 所見・症状

発熱以外に，感染巣を同定すべく丁寧な病歴聴取・身体診察を行う．好中球減少時の感染は局所の炎症も軽微になり，特定の臓器症状を呈さないことが多いことを念頭に置いておく．

3) 診断

担がん患者において，特に抗がん化学療法中に発熱を認める際は，常にFNを疑って検査を行う必要がある．

①末梢血血液検査：白血球数が基準値内に留まっていても，好中球の割合が著減していることもあるため，必ず白血球分画も測定する．時間外・夜間の受診時に，白血球分画がわからない場合には白血球の半数が好中球であると仮定して判断を行う．白血病などの血液疾患では，好中球数の低下は著しくなくてもその機能（貪食能や殺菌能）に異常があることがあるので，注意が必要である．

②血液生化学検査：肝腎機能，電解質などを測定する．

③細菌学的検査：治療開始前に必ず血液培養検体を2セット以上異なる部位から採取する．中心静脈

表2 MASCC スコア

項目	スコア
臨床症状（下記＊印の3項の内1項を選択） ＊無症状 ＊軽度の症状 ＊中等度の症状	5 5 3
血圧低下なし	5
慢性閉塞性肺疾患なし	4
固形がんである，あるいは造血器腫瘍で真菌感染症の既往がない	4
脱水症状なし	3
外来管理中に発熱した患者	3
60歳未満（16歳未満には適応しない）	2

スコアの合計は最大26点．21点以上を低リスク症例，20点以下を高リスク症例とする．

カテーテルが留置されている場合には，カテーテル内腔から1セット採取する．症状と所見から感染を疑う部位に関しても培養検体を採取する[5]．

④画像検査：FNには必須ではないが，呼吸器症状がある場合には胸部X線写真を検討する．

また，担がん患者は多数の薬剤を使用していることが多く抗がん薬を含めた薬剤熱の可能性や，原疾患による腫瘍熱の可能性も考慮し，発熱の開始時期や熱型なども含め丁寧な病歴聴取を心がける．

4）治療

MASCC（Multinational Association of Supportive Care in Cancer）score（表2）[6]などを利用して重症化のリスクを評価し，治療の場と内容を検討する．

Scoreが21点以上＝低リスクの場合には，抗菌薬＋解熱鎮痛薬の処方で帰宅とし，悪化がなければ3～4日後の外来で対応することも可能である．ただし状態に悪化があれば早期に再受診するように説明しておくことは重要である．

Scoreが20点以下＝高リスクの場合には緊急入院とし，グラム陰性桿菌を抗菌スペクトラムに含む広域抗菌薬を早期に投与開始する．なお，FN発症当日にはCRPなどが上昇しない例もあることから，CRP陰性でも抗菌薬を開始する[5]．

なおFNを発症すると全身状態が悪化し，回復までに時間を要し次の抗がん化学療法の延期や減量を余儀なくされることから，抗がん化学療法を開始する際には予防策を徹底する．治療レジメンごとのFN発症リスクなども考慮し，必要に応じてG-CSFの一次予防投与も検討すべきである．また，発熱時の速やかな受診などの患者への説明も重要である．

文献

1) 中根 実：がんエマージェンシー化学療法の有害反応と緊急症への対応．医学書院，東京，2015
2) 日本臨床腫瘍学会：骨転移診療ガイドライン．南江堂，東京，2015
3) Patchell RA, Tibbs PA, Regine WF, et al : Direct decompressive surgical resection in the treatment of spinal cord compression caused by metastatic cancer : a randomized trial. Lancet 366 : 643-648, 2005
4) Katagiri H, Okada R, Takagi T, et al : New prognostic factors and scoring system for patients with skeletal metastasis. Cancer Med 3 : 1359-1367, 2014
5) 日本臨床腫瘍学会：発熱性好中球減少症（FN）診療ガイドライン．南江堂，東京，2012
6) Klastersky J, Paesmans M, Rubenstein EB, et al : The Multinational Association for Supportive Care in Cancer risk index : a multinational scoring system for identifying low-risk febrile neutropenic cancer patients. J Clin Oncol 18 : 3038-3051, 2000

特集 呼吸器救急診療ブラッシュアップ―自信をもって対応できる―
主な疾患からみた救急マネージメント

気胸・縦隔気腫

阿南英明

Point
- 胸部X線写真以外に超音波検査や胸部単純CT検査を適切に組み合わせて診断する．
- 気胸の程度を判断して，中等症以上の場合には基本的初期治療である胸腔ドレナージや胸腔穿刺を実施する．さらに，適応に基づく根治療法としての外科治療を選択する．
- 気胸と緊張性気胸の違いとして呼吸異常だけでなく循環異常の存在を意識して適切な身体所見の把握に努めることが重要．

疾患概要

1・気胸

特別な外力がなく発生する自然気胸と外傷に伴って発症する外傷性気胸がある．肺の一部が破れて臓側胸膜と壁側胸膜の間に空気が漏れ出ることにより肺が虚脱して起きる．

1) 自然気胸

特に基礎疾患がない若年者に発生する原発性自然気胸と肺気腫を有する高齢者に発生する続発性自然気胸とがある．前者はやせて長身体型の若年によくみられ，原因として普段は何ら問題にならない肺胸膜直下にあるブレブが破れて肺が潰れることで発症すると考えられる．ブレブは先天的に臓側胸膜に生じる約1cm以下の異常な空気の溜まりである．正常の肺胞構造がない空気の溜まりであり，構造が脆弱なため破れやすい．高齢者の肺気腫も同様に肺胞構造が破壊されてブラと呼ばれる1cm以上の大きさの病変を生じるために，時に破れて気胸を生じる．いずれにしても，何の前触れもなく発症することも多いが，怒責，咳嗽，運動など圧力がかかるときや，航空機搭乗，ダイビングなどにより気腔内と外気圧との差が急に生じることで発生しうる．

2) 外傷性気胸

押し潰されるような強い外力が肺にかかった際や，肋骨骨折による骨の断端，刃物などの異物などが肺実質に刺さり気漏が生じることで発症する．

3) 緊張性気胸

胸膜損傷によって生じた穴から胸腔内への空気流入が継続した場合に肺の虚脱が進展する．通常は大気圧に比して陰圧に保たれた胸腔内圧によって吸気運動が行われる．しかし胸腔内への空気の流入が継続することにより陽圧に転じ，健側を圧迫するに至る．これは陽圧換気を実施する人工呼吸では容易に起こりうるので注意が必要である．また航空機搭乗のように大気圧が低下する環境になると通常の気胸が緊張性気胸に転じることがある．陽圧になった胸腔・縦隔内にある心臓への静脈還流は著しく妨げられるため，心臓は「空打ち」状態になり心拍出量が

あなん ひであき 藤沢市民病院救命救急センター（〒251-8550 神奈川県藤沢市藤沢2-6-1）

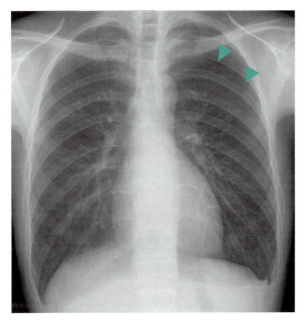

図1 症例の胸部X線写真①

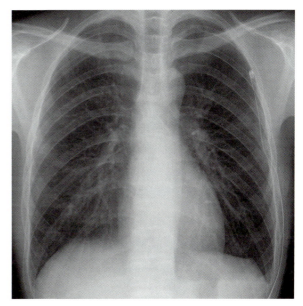

図2 症例の胸部X線写真②

激減する．閉塞性ショックと呼ばれる循環不全に至り，生命的危機に陥る．気胸の重症度は呼吸障害程度に依存するが，緊張性気胸では呼吸不全に加えて循環不全が合併した切迫した病態であると認識する必要がある．

2・縦隔気腫

両側の肺の間である縦隔内に空気が漏れ出た状態を指す．主に外傷が原因で気管や気管支が損傷して生じるが，気管支中枢側に近い部位の気胸でも縦隔内に進展して合併することがある．よって空気の広がりによって上述の気胸を合併することがある．縦隔から頸部は粗な結合織で連続しているので，頸部への進展により頸部皮下気腫として現れることがある．

症例提示：26歳 男性

朝，通勤中に急に左の胸痛と呼吸困難感を自覚して受診した．

バイタルサイン：呼吸数 24/分，SpO_2 95%（room air），心拍数 82/分，血圧 112/68 mmHg，体温：36.4℃，身長 176 cm，体重 60 kg

顔色：良好．頸部：頸静脈怒張なし，呼吸補助筋使用なし．胸部：胸郭変形なし．聴診上左右とも異常肺胞音は認めないが，左呼吸音やや減弱．心音は純．触診上皮下気腫なし．打診 鼓音・濁音なし．腹部：特に異常なし．

胸部X線写真：左肺に虚脱を認める（図1）．

Ⅱ度気胸と診断し左第5肋間より胸腔ドレナージを施行した（図2）．

症状・徴候

突然の呼吸困難や胸痛，乾性の咳嗽で発症する．運動時より安静時のほうが改善する傾向がある．緊張性気胸に至ると呼吸困難は改善することなく，ショックになり，意識混濁する．

虚脱が高度では頻呼吸になり呼吸を代償しようとする．

身体診察所見

- SpO_2：軽度の気胸では低下がみられないこともあるが，高度の気胸（肺の虚脱が大きい）ではSpO_2低下がみられる．
- 視診：虚脱が高度になると頻呼吸になり，低酸素や呼吸困難感を改善するために上胸部や頸部の筋

（胸鎖乳突筋など）を使用した呼吸をする（正常呼吸では横隔膜や胸壁の下部を使用した呼吸で，上胸部や頸部の筋肉を使用した呼吸はみられない）．緊張性気胸では胸腔内圧の上昇により静脈還流が妨げられ，両側頸静脈が怒張する．さらに病側が高度に陽圧になるため，胸壁が膨隆して呼吸性の上下動が消失する．
- 聴診：病側の肺が虚脱により胸壁から離れるため呼吸音が低下して，左右差を認める．
- 触診：気胸の一部では皮下に漏れた空気が進展して皮下気腫を生じ，握雪感（皮膚を押すとぐずぐずとした感触があり，新鮮な雪を握りしめたときの感触に似る）や捻髪音（ぷつぷつと空気の小さな泡がはじける音で，髪の毛の束を指先でつまんで捻じった感覚に似る）を感じ取ることができるケースがある．胸壁に損傷を来す外傷性気胸において胸壁損傷部から筋層，皮下へ漏れた空気が進展して生じる．また気管支の損傷の場合には気管支壁に沿って縦隔から頸部皮下まで進展して頸部皮下気腫が出現することがある．緊張性気胸では，終末期に病側の陽圧が高じて健側へ縦隔組織が押されて偏位するため，頸部の触診で健側への気管偏位を認めることがある．
- 打診：病側では虚脱した肺と胸壁との間に漏れた空気層が存在するために鼓音と呼ばれる高く響く音がする．

＊緊張性気胸ではショックの徴候を示す．手指冷汗，脈拍微弱になり頻脈になることが多い．CRT〔capillary refilling time（毛細血管再充満時間）：爪を5秒以上圧迫後に解除したときに血色が回復するまでの時間でショックでは回復に時間がかかる〕2秒以上に延長し，血圧測定では低下または測定不能に至る．

鑑別診断

1 ▪ 緊張性気胸の鑑別が最優先！：気胸と緊張性気胸の違い

気胸には軽症から重症まである．重症の気胸は低酸素血症になり呼吸困難が強いが，必ずしも緊張性気胸に至っているわけではない．気胸は呼吸障害を生じる病態であるが，緊張性気胸は呼吸不全に加えて循環不全を併発した状態であり，非常に切迫した危険な状態である．よって，緊張性気胸を疑った場合には胸部X線写真を実施する時間的猶予はないので，身体所見を確認して緊急の脱気処置を実施して救命を図る必要がある．

2 ▪ 心タンポナーデ

緊張性気胸に類似した身体所見を呈する病態として心タンポナーデがある．心嚢と心筋の間に血液または心嚢液が貯留して心臓を圧迫するために心臓の拡張障害を生じる．心臓への静脈還流が妨げられてポンプ機能が低下することでショックになる．ショック所見と頸静脈怒張を生じる点が似る．基本的に呼吸不全は生じないが，ショックのため頻呼吸になったり，SpO_2が測定できないなど紛らわしいケースがある．

3 ▪ 血胸や胸水貯留

気胸では漏れ出た空気が胸腔内に貯留するが，胸水や血液が貯留した場合にも，肺を圧迫して低酸素血症，呼吸障害が出現するので鑑別が必要である．気胸に比べると症状の出現が緩徐であることが多い．身体所見では聴診上病側の呼吸音が低下することは似るが，打診では気胸の鼓音とは逆に低調音である濁音になり，皮下気腫の出現はない．

検査

1 ▪ 超音波検査

1) sliding sign の消失

Bモードで胸壁にエコープローベを当てる（コンベックスプローベの長軸と身体長軸を同方向に当てる）と正常では胸壁層の下で壁側胸膜と臓側胸膜の接触面が高輝度に描出される．この臓側胸膜が呼吸性に移動するため，チラチラ粒が移動するのでアリの行進のように見え，sliding sign と呼ぶ．気胸で

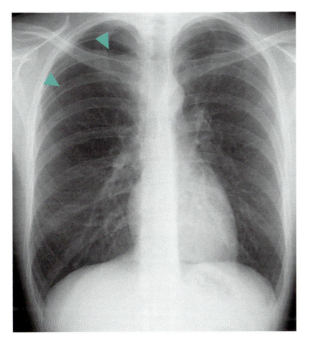

図3 右Ⅰ度気胸

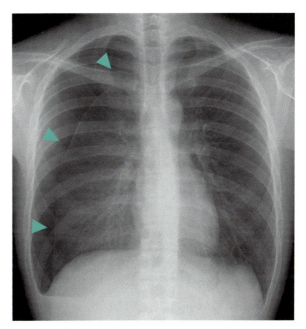

図4 右Ⅱ度気胸

は胸壁層の下に漏れ出た空気の層が存在する．この部位は呼吸性に移動することがないのでチラチラした粒の移動が見られないので sliding sign は消失する．

2) seashore sign の消失

Mモードで観察した場合，正常では呼吸性の動揺がない胸壁（皮膚，皮下，筋層など）は平行線が多数認められるが，その深部は肺の内部構造が多重反射を生じてさらに呼吸性の動揺によって砂浜に打ち寄せる波のように見える．これを seashore（海辺）sign と呼ぶ．気胸では漏れ出た空気の層によりこの動揺する内部構造が見えなくなるので seashore sign は消失する．

2 ▪ 胸部 X 線写真

1) 気胸

一般には立位で吸気時に正面位で撮影する．
- 軽度（Ⅰ度）：肺尖が鎖骨レベルまたはそれより頭側にある（図3）．
- 中等症（Ⅱ度）：軽度と高度の中間程度（図4）．
- 高度（Ⅲ度）：全虚脱またはそれに近いもの（図5）．

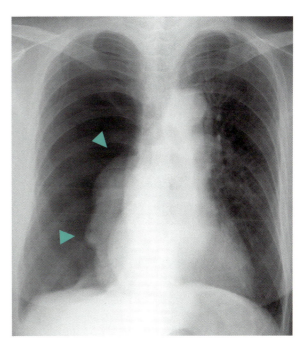

図5 右Ⅲ度気胸

2) 縦隔気腫

- 胸部 X 線写真では気管壁，気管支壁や心嚢に沿って漏れ出た空気が広がりコントラストを形成する（図6）．多くは外傷に伴い発生し，胸部単純 CT 検査で判明する微小なものも多い．

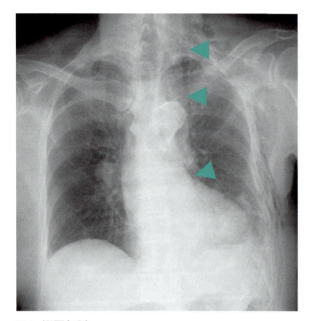

図6 縦隔気腫

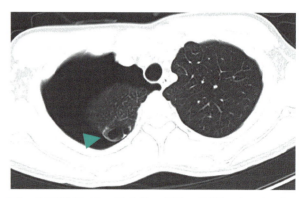

図8 胸部単純CT：肺尖部に気胸の原因になったブラを認める（矢頭）

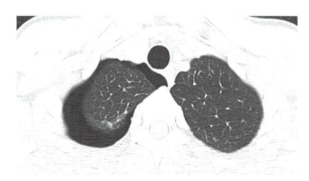

図7 胸部単純CT：右肺尖部主体の気胸

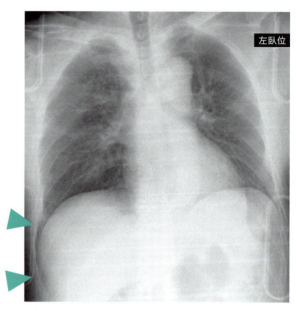

図9 右 deep sulcus sign（矢頭）を示す気胸

3 ▪ 胸部単純CT検査

　胸部X線写真では見出しにくい虚脱を判別することができる（図7）．自然気胸の原因となるブラやブレブの描出も可能になることがある（図8）．さらに縦隔気腫の描出が優れている．胸部X線写真では一見気胸が明確に指摘できないか，または軽度に見える虚脱でも，前後径では著明な虚脱や，複雑な癒着による部分的な気胸を判読できる（図9, 10）．しかし胸部X線写真でも横隔膜に沿って深く漏れ出た空気の層が見えることがあり deep sulcus sign と呼ばれる（図9）．

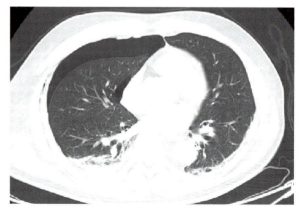

図10 胸部単純CT検査で前後方向への肺虚脱が明確に判明する

診断

　特発性自然気胸は従来健康で特徴的な体型の若年男子に好発するので，急に発症したエピソードとあわせて疑うことができる．特にブレブの破裂は再発するので患者自ら気胸の発生を疑って受診することも少なくない．身体所見と胸部X線写真によって多くは診断可能である．一部に胸膜の癒着などによって胸部X線写真では肺の虚脱程度の判定を誤るケースや発症そのものを見逃すことがあるので注意が必要である．外傷において臥位の胸部X線写真で指摘できず，胸部CTで検出される気胸をoccult pneumothoraxと呼び，外傷性気胸の50％程度に存在するとの報告もある．

　前述したように緊張性気胸は非常に生命の危機が切迫した状態なので，画像検査による確認の時間的猶予がない．頸部および胸部の特徴的な身体所見（頸静脈怒張，患側胸壁膨隆・呼吸性上下動消失，打診上鼓音，聴診上患側呼吸音の低下）とショック徴候（速脈，脈拍微弱，血圧低下など）から診断して緊急救命処置を実施する．

初期治療

　Ⅰ度の気胸で進展がない場合には経過観察して自然な治癒を目指すことが多い．Ⅱ度以上または低酸素など呼吸障害が生じている場合には，胸腔内に貯留した空気を抜き取ることが唯一絶対の治療である．

■ 胸腔ドレナージ

　気胸の場合には10〜32 Frのドレナージチューブを選択する．事前に胸部X線写真や胸部単純CT検査が実施されていた場合にはそれを参考に適切な位置を決めるが，多くの場合第4〜6肋間の中腋窩線上を選択する．消毒後に局所麻酔を実施後に2〜3 cmの皮切をおき，肋骨上縁を滑らせるようにペアンで皮下組織と筋層を鈍的に剥離する．胸腔内へ到達したら頭側へ向けてチューブを挿入する．チューブが胸腔内にある場合には内面に曇りを認めるのでそれを確認したらクランプする．水封式陰圧持続吸引器に無菌的に接続してクランプを解除する．水面が呼吸性に上下移動し，エアリークを認めたらチューブが胸腔内にあることを示している．陽圧換気中など必要時には持続陰圧吸引を行う．最終的なチューブ位置確認のために胸部X線写真を実施して確認する[3]．

＊再膨張肺水腫の発生に注意：虚脱が高度である場合や虚脱期間が長い場合に，急速に肺が再膨張すると肺内血流の増加と血管透過性亢進などにより肺水腫を発症する．急速な脱気を避け，水封で緩徐に肺の再膨張を図る．

＊緊張性気胸での注意：緊急の脱気が必要なので，胸腔ドレナージの準備や挿入の時間も惜しまれる．短時間で脱気をするために前胸部の鎖骨中線第2，3肋間に16〜18Gの点滴用留置針を穿刺して時間を稼ぎ，引き続きドレナージを実施する．

＊外傷に伴う緊張性気胸の場合の注意：血胸を伴うことが多いので凝血による閉塞を回避する観点から28 Fr以上の太いドレナージチューブが選択される．画像による評価を省いて実施することもあるので，必ずopen methodと呼ばれる手法を選択する必要がある．挿入部位は中腋窩線・第4，5肋間を選択する．大きく皮膚を切開し，ペアンで鈍的に皮下および筋層を剥離した後に，手指を胸腔内へ挿入してチューブ挿入方向を探り癒着がないことを確認する．内筒を抜去した柔らかいチューブを曲がりペアンで把持して，気胸にも血胸にも対応するために愛護的に肺尖背側方向へ誘導する．

＊縦隔気腫に対して基本的に治療は不要であるが，広範囲に進展して他の臓器を圧迫する場合や，皮下気腫が広がり患者が痛みを強く自覚する場合には，頸部や胸部の皮膚を乱切（皮下まで適宜切開して漏れ広がった空気を体外へ開放）する．

その後の管理

　胸腔ドレナージによって自然気胸の約半数は自然に破れた穴が塞がり回復する．しかし残り半数は，難治再発性である．ドレナージをしていても空気の

漏出が自然に止まらない場合や，一時的に塞がってもブレブ破裂は繰り返しやすく再発する場合がある．そのために，poor risk症例や手術非適応例でない限りは外科的治療を考慮する．

1 ▪ 外科的治療

前述したように，ブレブやブラが破れて発症するので，外科的にブレブなどの異常な病変を切除する．ブレブは肺尖部に小さな風船のように見えるのでその部位を切除する．過去には10 cm程度の開胸手術を実施し侵襲が大きかった．現在はほとんどのケースで胸腔鏡手術を実施しており，1 cm前後の穴を3カ所程度設けるだけで傷は小さく痛みも少ない．若年者の自然気胸はブレブ切除するだけでは，縫合部近傍にブレブが再発する率が高いので，再生酸化セルロースメッシュなど吸収される材料による被覆法が併用されることもある．気管支断裂による縦隔気腫や気胸は胸腔ドレナージだけによる自己の回復は望めないので外科的な修復が必要になる．

2 ▪ 保存的治療

poor risk症例や手術非適応例に対してシリコン製塞栓子などにより，責任気管支を閉塞する気管支鏡下気管支塞栓術が選択されることがある．

3 ▪ 胸膜癒着術

poor risk症例や手術非適応例に対して癒着剤を胸腔内へ注入してあえて臓側胸膜と壁側胸膜を癒着させて肺の虚脱を防ぐ方法である．注入する物質はテトラサイクリン系抗菌薬，OK-432，フィブリン糊，自己血などを選択するが，保険適用外である．

文献

1) 阿南英明：救急実践アドバンス解剖・生理・病態から治療まで．永井書店，大阪，2012
2) 亀田 徹，藤田正人，伊坂 晃，他：外傷性気胸の超音波診断．日救急医会誌 23：131-141, 2012
3) 太田祥一，鈴木 昌，西川正憲：専門医部会シリーズ：内科医に必要な救急医療手技：胸腔穿刺およびドレナージ．日内会誌 102：1243-1247, 2013

特集 呼吸器救急診療ブラッシュアップ―自信をもって対応できる―
主な疾患からみた救急マネージメント

アナフィラキシーショック

久田剛志

Point
- アナフィラキシーショックは，「アレルゲンなどの侵入により，複数臓器に全身性にアレルギー症状が惹起され，生命に危機を与え得る過敏反応であるアナフィラキシーに，血圧低下や意識障害を伴う場合」と定義される．
- アナフィラキシーに関しては国際的なガイドラインが存在し，わが国の実情に合わせた日本のアナフィラキシーガイドラインがある．
- アナフィラキシーショックの初期対応において用いられる薬物として，アドレナリンの筋注が第一選択薬である．
- プレホスピタルケアとして，アドレナリン自己注射製剤は保険適用となっている．

はじめに

アナフィラキシーに関するガイドラインは，世界アレルギー機構（World Allergy Organization；WAO）が2011年に公開している[1,2]．それまでは，わが国ではアナフィラキシーに関するガイドラインが存在しなかったが，社会の要請なども含めて日本アレルギー学会（Japanese Society of Allergology；JSA）がAnaphylaxis対策特別委員会を立ち上げ，2014年11月に完成し公開している[3]．日本のガイドラインは，WAOアナフィラキシーガイドラインを基にJSAが日本の実情に合わせたアナフィラキシーガイドラインとして作成した．本稿では，JSA Anaphylaxis対策特別委員会が編集したアナフィラキシーガイドラインに沿って解説し，症例を考察する．

アナフィラキシーの定義と診断基準

アナフィラキシーとは，「アレルゲンなどの侵入により，複数臓器に全身性にアレルギー症状が惹起され，生命に危機を与え得る過敏反応」である．アナフィラキシーショックとは，「アナフィラキシーに血圧低下や意識障害を伴う場合」と定義されている．臨床的な診断基準（図1）としては，世界標準である3つのパターンが採用されている．すなわち，図1に示される3項目のうちいずれかに該当すればアナフィラキシーと診断する．知っておくべきことは，皮膚および粘膜の症状（血管性浮腫，全身の発疹，瘙痒感，紅潮など）はアナフィラキシー患者の80～90％に発現し，呼吸器症状・気道症状（鼻閉，呼吸困難，チアノーゼ，喘鳴，喉頭浮腫など）は最大70％，消化器症状（下痢，嘔吐，腹痛など）は最大45％，心血管系症状（血圧低下，頻脈や徐脈，不整脈，動悸など）は最大45％，中枢

ひさだ たけし　群馬大学医学部附属病院呼吸器・アレルギー内科（〒371-8511 群馬県前橋市昭和町3-39-15）

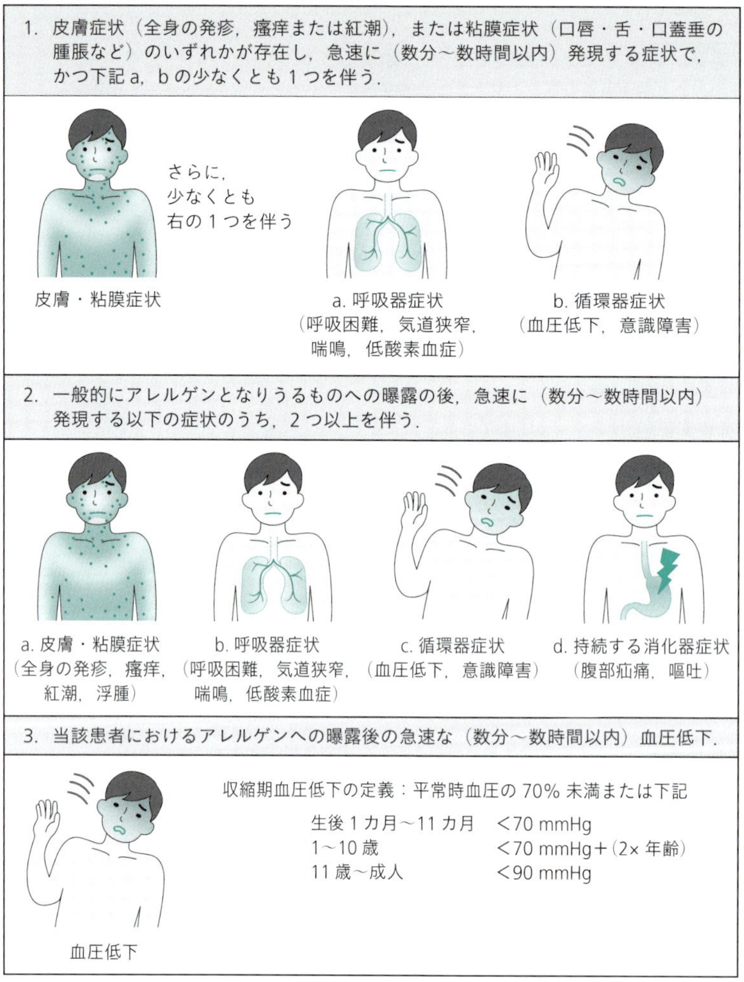

1. 皮膚症状（全身の発疹，瘙痒または紅潮），または粘膜症状（口唇・舌・口蓋垂の腫脹など）のいずれかが存在し，急速に（数分〜数時間以内）発現する症状で，かつ下記a，bの少なくとも1つを伴う．

皮膚・粘膜症状

さらに，少なくとも右の1つを伴う

a. 呼吸器症状
（呼吸困難，気道狭窄，喘鳴，低酸素血症）

b. 循環器症状
（血圧低下，意識障害）

2. 一般的にアレルゲンとなりうるものへの曝露の後，急速に（数分〜数時間以内）発現する以下の症状のうち，2つ以上を伴う．

a. 皮膚・粘膜症状
（全身の発疹，瘙痒，紅潮，浮腫）

b. 呼吸器症状
（呼吸困難，気道狭窄，喘鳴，低酸素血症）

c. 循環器症状
（血圧低下，意識障害）

d. 持続する消化器症状
（腹部疝痛，嘔吐）

3. 当該患者におけるアレルゲンへの曝露後の急速な（数分〜数時間以内）血圧低下．

収縮期血圧低下の定義：平常時血圧の70%未満または下記
生後1カ月〜11カ月　＜70 mmHg
1〜10歳　＜70 mmHg＋（2×年齢）
11歳〜成人　＜90 mmHg

血圧低下

図1 アナフィラキシーの臨床的診断基準（文献[3]より引用）

神経系症状（不安，頭痛，めまいなど）は最大15%であると報告されている，ということである．鑑別すべき疾患として，喘息発作，失神，不安発作/パニック発作などが挙げられるが，喘息発作では瘙痒感，全身の発疹，血管浮腫，血圧低下を生じないこと，不安発作/パニック発作では全身の発疹，血管浮腫，喘鳴，血圧低下は生じないこと，純粋な失神では臥位をとると症状は軽減され，通常は蒼白と発汗を伴い，全身の発疹，皮膚紅潮，呼吸器症状，消化器症状がないことがポイントである．

アナフィラキシーの発生機序と誘因

発生機序は，WAOガイドラインに準拠した4分類（IgEが関与する免疫学的機序，IgEが関与しない免疫学的機序，マスト細胞を直接活性化する場合などの非免疫学的機序，明らかな誘因が存在しない特発性アナフィラキシー）が日本のガイドラインでも採用されている（**表1**）．アナフィラキシーの多くはIgEが関与する免疫学的機序により発生する．多くみられる誘因は食物，刺咬昆虫（ハチ，蟻）の毒，薬剤である．薬剤は，IgEが関与しない免疫学的機序およびマスト細胞を直接活性化することによる非免疫学的機序によってもアナフィラキシーの誘因になりうる．造影剤は，IgEが関与する機序と関与しない機序の両者により，アナフィラキシーの誘因となりうる．

アナフィラキシーの徴候および症状（図2）

アナフィラキシーの発症は，抗原曝露直後〜30分以内に起こる．即時型反応がほとんどであり，早

表1 アナフィラキシーの発生機序と誘因（文献3)より引用）

IgEが関与する免疫学的機序	食物	小児	鶏卵，牛乳，小麦，甲殻類，ソバ，ピーナッツ，ナッツ類，ゴマ，大豆，魚，果物など
		成人	小麦，甲殻類，果物，大豆（豆乳），ピーナッツ，ナッツ類，アニサキス，スパイス，ソバ，魚など
	昆虫		刺咬昆虫（ハチ，蟻）など
	医薬品		βラクタム系抗菌薬＊，NSAIDs＊※2，生物学的製剤＊，造影剤＊，ニューキノロン系抗菌薬など
	その他		天然ゴムラテックス，職業性アレルゲン，環境アレルゲン，食物＋運動，精液など
IgEが関与しない免疫学的機序	医薬品		NSAIDs＊※2，造影剤＊，デキストラン，生物学的製剤＊など
非免疫学的機序（例：マスト細胞を直接活性化する場合）	身体的要因		運動，低温，高温，日光など
	アルコール		
	薬剤＊		オピオイドなど
特発性アナフィラキシー（明らかな誘因が存在しない）			これまで認識されていないアレルゲンの可能性
	マスト（肥満）細胞症		クローン性マスト細胞異常の可能性

＊複数の機序によりアナフィラキシーの誘因となる　※2 NSAIDs（nonsteroidal anti-inflammatory drugs）：非ステロイド性抗炎症薬

期に出現し次第に改善する．即時型＋遅発型反応では，早期にほぼ消退するが数時間後に再発する二相性の経過を示す．遷延型反応は稀であるが，治療に抵抗して持続する．前駆症状は非特異的である．口内違和感，しびれ感，尿意，便意，瘙痒感，悪心・嘔吐，胸部違和感，視野異常，興奮・多弁・無欲といった意識障害などがある．症状（表2）については，皮膚・粘膜症状，呼吸器症状，心血管系症状，消化器症状，中枢神経系症状を来すが，先に述べたように皮膚症状を伴う頻度が高いことが鑑別診断のうえでも重要である．

【**食物依存性運動誘発アナフィラキシー（food-dependent exercise-induced anaphylaxis；FDEIA）**】臨床経過が特徴的である．小麦，エビ，イカなどの摂食後，運動を行ったときにアナフィラキシーを起こす．学童から成人に多く，アナフィラキシーショックに陥る可能性が高い．

診察

診察に当たっては，短時間に以下の事項を手際よく把握していくことが重要である．すなわち，瘙痒感，紅潮感，蕁麻疹，血管性浮腫などの皮膚症状の有無，窒息感，喘鳴などの気道閉塞徴候の有無，血圧・脈拍・心拍などの循環動態の異常の有無，意識

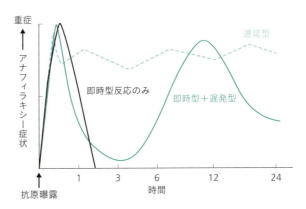

図2 アナフィラキシーの徴候および症状
（日本内科学会認定医制度審議会　救急委員会（編）：日本内科学会内科救急診療指針．杏林舎，東京，p 228, 2011より引用）

障害の有無，嘔気，嘔吐，下痢などの消化器症状の有無の適切な把握である．アナフィラキシーの臨床所見による重症度評価（表3）は，EAACI（European Academy of Allergy and Clinical Immunology）の重症度評価を改変し使いやすくした3段階評価の分類がわが国のアナフィラキシーガイドラインでも取り上げられているので使用する．表中のグレード1（軽症）の症状が複数あるのみではアナフィラキシーとは判断しない．グレード3（重症）の症状を含む複数臓器の症状，グレード2以上の症状が複数ある場合はアナフィラキシーと診断する．重症度（グレード）判定は，表3を参考にして最も高い器官症状によって行う．重症度を適切に評

表2 臨床所見（文献3)より引用）

皮膚・粘膜	紅潮，瘙痒感，蕁麻疹，血管浮腫，麻疹様発疹，立毛，眼結膜充血，流涙，口腔内腫脹
呼吸器	鼻瘙痒感，鼻閉，鼻汁，くしゃみ 咽頭瘙痒感，咽喉絞扼感，発声障害，嗄声，上気道性喘鳴，断続的な乾性咳嗽 下気道：呼吸数増加，息切れ，胸部絞扼感，激しい咳嗽，喘鳴/気管支痙攣，チアノーゼ，呼吸停止
消化器	腹痛，嘔気，嘔吐，下痢，嚥下障害
心血管系	胸痛，頻脈，徐脈（まれ），その他の不整脈，動悸 血圧低下，失神，失禁，ショック，心停止
中枢神経系	切迫した破滅感，不安（乳幼児や小児の場合は，突然の行動変化，例えば，短気になる，遊ぶのを止める，親にまとわりつくなど），拍動性頭痛（アドレナリン投与前），不穏状態，浮動性めまい，トンネル状視野

表3 アナフィラキシーの臨床所見による重症度評価（文献3)より引用）

		グレード1（軽症）	グレード2（中等症）	グレード3（重症）
皮膚・粘膜症状	紅斑・蕁麻疹・膨疹	部分的	全身性	←
	瘙痒	軽い瘙痒（自制内）	強い瘙痒（自制外）	←
	口唇，眼瞼腫脹	部分的	顔全体の腫れ	←
消化器症状	口腔内，咽頭違和感	口，のどのかゆみ，違和感	咽頭痛	←
	腹痛	弱い腹痛	強い腹痛（自制内）	持続する強い腹痛（自制外）
	嘔吐・下痢	嘔気，単回の嘔吐・下痢	複数回の嘔吐・下痢	繰り返す嘔吐・便失禁
呼吸器症状	咳嗽，鼻汁，鼻閉，くしゃみ	間欠的な咳嗽，鼻汁，鼻閉，くしゃみ	断続的な咳嗽	持続する強い咳き込み，犬吠様咳嗽
	喘鳴，呼吸困難	─	聴診上の喘鳴，軽い息苦しさ	明らかな喘鳴，呼吸困難，チアノーゼ，呼吸停止，SpO_2≦92%，締めつけられる感覚，嗄声，嚥下困難
循環器症状	脈拍，血圧	─	頻脈（+15回/分），血圧軽度低下，蒼白	不整脈，血圧低下，重度徐脈，心停止
神経症状	意識状態	元気がない	眠気，軽度頭痛，恐怖感	ぐったり，不穏，失禁，意識消失

血圧低下　　：1歳未満<70 mmHg，1〜10歳<[70 mmHg+(2×年齢)]，11歳〜成人<90 mmHg
血圧軽度低下：1歳未満<80 mmHg，1〜10歳<[80 mmHg+(2×年齢)]，11歳〜成人<100 mmHg

価し，各器官の重症度に応じた治療を行う．

初期対応

アナフィラキシー発症時には体位変換をきっかけに急変する可能性があるため（empty vena cava/empty ventricle syndrome），急に座ったり立ち上がったりする動作を行わない．原則として，立位ではなく仰臥位にし，下肢を挙上させる必要がある．嘔吐や呼吸促迫を呈している場合には，楽な体位にし，下肢を挙上させる．院内支援体制を利用して支援要請を行う．初期対応の手順（図3）を示す．1．バイタルサインの確認，2．助けを呼ぶ，3．アドレナリンの筋肉注射，4．患者を仰臥位にする，5．酸素投与，6．静脈ルートの確保，7．心肺蘇生，8．バイタル測定の項目より構成される．

病院で準備すべき薬剤以外の医療備品[3]

【治療のための医療機器】

酸素（酸素ボンベ，流量計付きバルブ，延長チューブ），リザーバー付きアンビューバッグ（容量：成人700〜1,000 ml，小児100〜700 ml），使い捨てフェイスマスク（乳児用，幼児用，小児用，成人用），経鼻エアウェイ（6 cm，7 cm，8 cm，9 cm，10 cm），ポケットマスク，鼻カニューレ，ラリンジアルマスク，吸引用医療機器，挿管用医療機器，静脈ルートを確保するための用具一式，輸液のため

1 バイタルサインの確認
循環，気道，呼吸，意識状態，皮膚，体重を評価する．

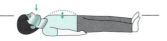

2 助けを呼ぶ
可能なら蘇生チーム（院内）または救急隊（地域）．

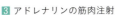

3 アドレナリンの筋肉注射
0.01 mg/kg（最大量：成人 0.5 mg，小児 0.3 mg），必要に応じて 5〜15 分ごとに再投与する．

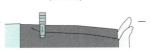

4 患者を仰臥位にする
仰向けにして 30 cm 程度足を高くする．
呼吸が苦しいときは少し上体を起こす．
嘔吐しているときは顔を横向きにする．
突然立ち上がったり座ったりした場合，数秒で急変することがある．

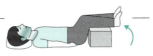

5 酸素投与
必要な場合，フェイスマスクか経鼻エアウェイで高流量（6〜8 L/分）の酸素投与を行う．

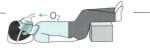

6 静脈ルートの確保
必要に応じて 0.9%（等張/生理）食塩水を 5〜10 分の間に成人なら 5〜10 ml/kg，小児なら 10 ml/kg 投与する．

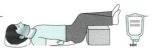

7 心肺蘇生
必要に応じて胸部圧迫法で心肺蘇生を行う．

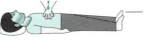

8 バイタル測定
頻回かつ定期的に患者の血圧，脈拍，呼吸状態，酸素化を評価する．

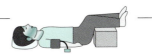

図 3 初期対応の手順（文献[3]より引用）

の備品一式，心停止時，心肺蘇生に用いるバックボード，または平坦で硬質の台，手袋（ラテックスを使用していないものが望ましい）が必要である．

【測定のために必要な機器】

聴診器，血圧計，血圧測定用カフ（乳幼児用，小児用，成人用，肥満者用），時計，心電計および電極，継続的な非侵襲性の血圧および心臓モニタリング用の医療機器，パルスオキシメーター，除細動器，臨床所見と治療内容の記録用フローチャート，アナフィラキシーの治療のための文書化された緊急用プロトコールである．

薬物治療の第一選択薬：アドレナリン

日本のガイドラインにおいて最も強調されているメッセージは，「アナフィラキシーの初期対応において用いる薬物としてアドレナリンの筋注が第一選択薬である」ということである．アドレナリンの適応は，重症度評価表（表 3）のグレード 3（重症）の症状（不整脈，低血圧，心停止，意識消失，嗄声，犬吠様咳嗽，嚥下困難，呼吸困難，喘鳴，チアノーゼ，持続する我慢できない腹痛，繰り返す嘔吐など）としている．また過去に重篤なアナフィラキシーの既往がある場合や症状の進行が激烈な場合はグレード 2（中等症）でも投与することもあるとしている．さらに気管支拡張薬でも改善しない呼吸器症状もアドレナリン筋注の適応としている．具体的な投与に関しては，アナフィラキシーと診断した場合または強く疑われる場合は，大腿部中央の前外側に 0.1% アドレナリン（1:1,000；1 mg/ml）を直ちに筋肉注射する．アドレナリン血中濃度は筋注後 10 分程度で最高になり，40 分程度で半減する[4]．アドレナリンは血管収縮作用が強いため，血管の少ない皮下投与では吸収が遅延するので，アナフィラキシーでは大腿部前外側に筋注することが推奨されている．皮下注に比べて筋注が最高血中濃度および

表4 アドレナリンの薬理学的作用（文献3)より引用）

推奨度*	B〜C
注射投与時の薬理学的作用	α_1アドレナリン受容体 　血管収縮作用の強化および血管抵抗の増加（多くの器官系において） 　血圧上昇 　気道の粘膜浮腫の抑制 β_1アドレナリン受容体 　心収縮力増大 　心拍数増加 β_2アドレナリン受容体 　メディエーターの放出低下 　気管支拡張の促進
臨床的意義	血圧上昇による低血圧およびショックの防止と緩和 上気道閉塞の軽減 蕁麻疹および血管浮腫の軽減 下気道閉塞（あるいは狭窄）の軽減
想定される有害作用	通常の投与時 ・1：1,000（1 mg/ml）0.01 mg/kgの筋肉注射 ・最大量：成人0.5 mg, 小児0.3 mg	蒼白, 振戦, 不安, 動悸, 浮動性めまい, 頭痛. 上記症状は, 薬理作用量が注射されたことを示す.
	アドレナリン過量投与時 ・過度の急速静脈内投与 ・静脈内ボーラス投与 ・1：1,000（1 mg/ml）溶液を希釈せず静脈投与するなどの用量の誤りなど	心室性不整脈, 高血圧, 肺水腫. 心臓自体がアナフィラキシーの標的臓器になりうることに注意. したがって, 既知の冠動脈疾患を有する患者, 無症状の冠動脈疾患が判明した患者, 冠動脈疾患を有しておらず, 一過性の血管攣縮による症状を呈する患者（小児を含む）において, アナフィラキシーの治療を行わない場合であっても, 急性冠動脈症候群（狭心症, 心筋梗塞, 不整脈）が発生しうる.

＊推奨度B：少なくとも1つの非無作為化対照試験または他の種類の準実験的研究の結果によるもの, あるいは, こうした試験や研究から類推によって得られた結果によるもの.
　　　　C：比較研究などの非実験的記述的研究から得られたエビデンス, または無作為化対照試験もしくは準実験的研究からの類推によって得られた結果によるもの.

その到達時間において明らかに大きな差がある．
アドレナリンの薬理学的作用を表4に示す．

第二選択薬（表5）

あくまでも第一選択薬であるアドレナリンが最優先であるが，第二選択薬としては抗ヒスタミン薬，β_2アドレナリン受容体刺激薬，グルココルチコイドが挙げられる．グルココルチコイドは作用発現に数時間を要し，二相性アナフィラキシーを予防する可能性があるが，その効果は立証されていない．

症状別の治療

1・呼吸促迫症例

呼吸促迫を呈し，アドレナリンを複数回投与した全患者に対して，低酸素血症が認められなくてもフェイスマスクまたは経口エアウェイによる流量6〜8 L/分の酸素投与を行うことが望ましい．喘息，喘息以外の慢性呼吸器疾患，または心血管疾患を合併しているアナフィラキシー患者に対しても，酸素投与を検討する．

2・低血圧症例

0.9％（等張/生理）食塩水を初期輸液として5〜10分の間に成人なら5〜10 ml/kg，小児なら10 ml/kg急速補液投与する．その理由は，アナフィラキシーにおける低血圧やショックは，血管拡張による静脈血の末梢への貯留と血管透過性亢進による血漿漏出が原因の血液分布異常性ショックだからである．血管内血漿量は重症時には10分以内に50％低下する．投与速度は，血圧，心拍数，心機能，尿量に応じて漸増または漸減する．注入量については過負荷が生じないようにモニタリングを行う必要がある．以上の初期治療に対して難治性の血圧

表5 アナフィラキシー治療の第二選択薬（文献3）より引用）

薬剤	H₁抗ヒスタミン薬（クロルフェニラミンまたはジフェンヒドラミン*静脈投与，セチリジン経口投与など）	β₂アドレナリン受容体刺激薬（サルブタモール吸入投与など）	グルココルチコイド（ヒドロコルチゾンまたはメチルプレドニゾロン静脈投与，プレドニゾンまたはプレドニゾロン経口投与など）
アナフィラキシーでの使用の推奨度**	C	C	C
薬理作用	H₁受容体においてインバースアゴニストとして作用し，不活性型の受容体を安定．皮膚症状，粘膜症状を軽減．	β₂受容体を刺激して気管支拡張を促進．	炎症促進性タンパク質をコードする活性化遺伝子の転写を阻害．アレルギーの遅発相反応を軽減．
臨床的意義	瘙痒感，紅潮，蕁麻疹，くしゃみ，鼻漏を軽減するが，気道閉塞や血圧低下/ショックを防止，改善できないため救命効果はない．	喘鳴，咳嗽，息切れを軽減するが，上気道閉塞や血圧低下/ショックを防止，改善できないため救命効果はない．	作用発現には数時間を要する．したがって，アナフィラキシー発症後最初の数時間は救命効果はない．遷延性または二相性アナフィラキシーの防止，緩和に使用する．ただし，その効果は立証されていない．
一定の可能性がある有害作用（常用量）	第一世代抗ヒスタミン薬は，眠気，傾眠，認知機能障害をもたらす．	振戦，頻脈，浮動性めまい．びくつき	短時間経過で生じる可能性は低い．
一定の可能性がある有害作用（過量投与）	過度の眠気，錯乱，昏睡，呼吸抑制，奇異性の中枢神経系刺激（乳幼児，小児の痙攣発作など）	頭痛，低カリウム血症，血管拡張	可能性は低い．

＊日本での適応疾患は動揺病，メニエール症候群に限られる．
＊＊推奨度C：比較研究などの非実験的記述的研究から得られたエビデンス，または無作為化対照試験もしくは準実験的研究からの類推によって得られた結果によるもの．

低下またはショックが認められる場合，アドレナリンの静脈投与を行う．状況により，輸液ポンプによる昇圧薬またはその他の薬剤の静脈投与の追加（ドパミン，ドブタミン，ノルアドレナリン，バソプレシン）を要する．

患者がβ遮断薬を服用している場合

アドレナリンに十分な反応を示さない患者には，グルカゴン，アトロピンの投与が必要になる場合がある．グルカゴンの心筋収縮，心拍数に対する陽性効果はカテコラミン系に非依存性であり，β遮断薬による影響を受けない．

3 ▪ 重症例に対する治療

アナフィラキシー患者では，舌および咽頭粘膜が腫脹し，血管浮腫および多量の粘液分泌があると，喉頭や上気道の解剖学的指標がわかりにくく，気管内チューブの挿入が困難になる場合があることや，さらに気管切開や穿刺が必要な場合がある．重症例では救命救急医療または麻酔・蘇生専門チームとの連携も必要な場合がある．

アナフィラキシーのプレホスピタルケア

生活の中で発生するアナフィラキシーへの対応を考えた場合，プレホスピタルケアの重要性が浮かび上がってくる．特に小児科領域では，学校における管理について国を挙げて取り組みが行われている．文部科学省では，2015年2月にガイドラインの要約版として，緊急時対応についてもすぐに参照できるパネルを公開9)している（図4）．アナフィラキシー発現時のプレホスピタルケアとしては，患者自身が自己注射する製剤（エピペン®注射剤0.3 mg・0.15 mg）がある．2003年に「蜂毒に起因するアナフィラキシー反応に対する補助治療薬」として使用可能になり，2005年には「食物および薬物などに起因するアナフィラキシー反応に対する補助治療薬」の効能・効果が追加適応された．2011年から保険適用となっている．

▪ 症例提示（1）

32歳の男性．半年ほど前から食後に蕁麻疹の出

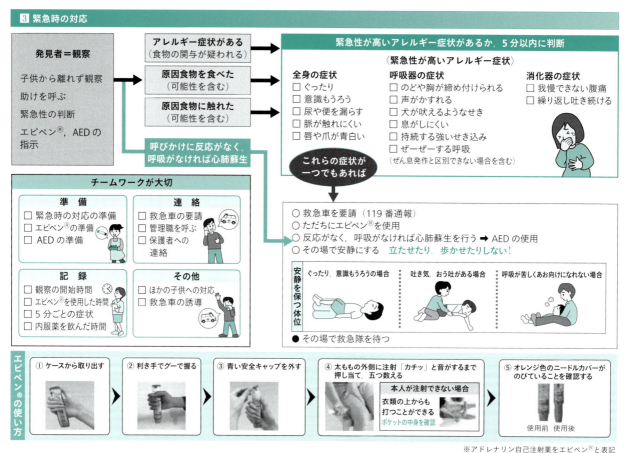

図4 「学校のアレルギー疾患に対する取り組みガイドライン要約版」より（文献9)より引用）

現と自然消退とを不定期に繰り返していたが放置していた．寿司屋でサバ，イカ，マグロおよびハマチを摂取後，30分ほどして全身の蕁麻疹，瘙痒感，悪心，咽頭閉塞感および喘鳴が出現したため搬入された．

現　症：意識は清明．脈拍112/分，整．血圧78/46 mmHg．腹部は平坦で，圧痛を認めなかった．

解　説：アニサキスに対するアナフィラキシーの症例である．本症例では，その後に判明した特異的IgE抗体の結果，サバ（クラス0），アニサキス（クラス6）であった．また，その他の魚介類に対する検査は，陰性であった．アニサキス摂取によるアナフィラキシーと診断した．アニサキスの幼虫が寄生する可能性の高いサバ，アジ，イワシ，サンマ，ハマチ，ニシンおよびイカなどの回避を指導し，アナフィラキシーの再発に備えてエピペン®自己注射の処方をした．

なお，サバ摂取に起因すると思われる本症例のような場合には，生きたアニサキス虫体が消化管に刺入して起こる急性アニサキス症のほかに，サバに対するアレルギー，サバに寄生するアニサキスに対するアレルギー，ヒスタミン食中毒（いわゆるscombroid poisoning）なども鑑別する必要がある[5]．

本症例では血圧低下を認め，アナフィラキシーショックとしての対応が必要であった．遅発型反応もあるので，症状が落ち着いてきたとしても，原則24時間は入院経過観察が望ましい．さらにアドレナリン自己注射薬（エピペン®）の処方をして，アナフィラキシーに対する予防，管理の個別指導をした後に退院となった．

症例提示（2）

17歳の男子．昼食後すぐにサッカーの試合があり，競技中に全身の瘙痒感と膨疹，咳き込みおよび喘鳴が出現した．さらにその後意識レベルの低下を

認めたため保健室で横になって経過観察されていたが，2時間後に改善したため帰宅した．翌日，心配になり家族とともに受診した．普段の食事で同様の症状出現は経験していない．

現症：来院時は意識清明，喘鳴は聴取せず，皮疹を認めなかった．

免疫血清学所見：総 IgE 650 IU/ml（基準 170 以下）．抗原特異的 IgE 抗体；スギ，ヒノキ，ω5-グリアジンが陽性．小麦は陰性．

解説：小麦による食物依存性運動誘発性アナフィラキシー（FDEIA）の症例である．原因食物を摂取することと運動が組み合わさることで発症してくる特殊なタイプの食物アレルギーである．90％の症例が，原因食物を摂取してから2時間以内の運動によって発症する．多くの症例が学童期以降に新規診断される．初発の際の救急対応に注意が必要である．本症例では，横になって休んでいるうちに改善したため帰宅したとあるが，遅発型反応の可能性も考慮して医療機関受診が必要である．その際には，本疾患を念頭に置き，原因食物を精査していく．FDEIA の原因食物は，小麦製品が多くその主要抗原は ω5-グリアジンと HMW グルテニンとされ，エピトープも同定された[6〜8]．

予防と管理

再発予防には特定の誘因の回避，アレルゲン免疫療法が有用である．原因の精査や個別対処法指導などのためには，アレルギー専門医への紹介も必要である．アレルゲン免疫療法はハチ刺傷に対する有効性は高いが，日本では保険適応となっておらず一部の施設のみでしか行われていない．アナフィラキシー発症後の退院時の対応として，アドレナリン自己注射製剤（エピペン®）の処方および使用法や使うタイミングの指導，アナフィラキシーへの対応マニュアルとアレルギーを他人に伝えるもの（財布に入れるカードなど）を渡して症状が出現したときの対応を教育することなどが大切である．わが国では，アナフィラキシー患者は救急外来，内科，小児科などで対処されていると推定されているが，実態に関しては明らかでない．アンケート調査結果[10]によると，アドレナリン自己注射薬を処方する医師がアナフィラキシーの際のアドレナリン投与のタイミングを必ずしも正しく理解していないという報告もある．ガイドラインの普及の推進とアナフィラキシー啓発活動が重要である．

おわりに

アナフィラキシーショックへの対応は，診断，初期治療，予防管理に至るまで適切な知識とそのような症例に対する準備が極めて重要である．特に初期対応に当たる場合，小児科，内科，救急科などにとどまらず各診療科で発症する可能性のある薬物によるアナフィラキシーもあるため，すべての医療者は知識を得ておく必要がある．また，初期診療を担当した医師のみならず各専門家が連携して対応することが求められる．

文献

1) Simons FE, Ardusso LR, Bilò MB, et al；World Allergy Organization：World allergy organization guidelines for the assessment and management of anaphylaxis. World Allergy Organ J 4：13-37, 2011
2) Simons FE, Ardusso LR, Bilò MB, et al：アナフィラキシーの評価および管理に関する世界アレルギー機構ガイドライン．アレルギー 62：1464-1500, 2013
3) アナフィラキシーガイドライン．Anaphylaxis 対策特別委員会（編），2014
4) Simons FE, Roberts JR, Gu X, et al：Epinephrine absorption in children with a history of anaphylaxis. J Allergy Clin Immunol 101：33-37, 1998
5) 中村陽一：日常診療で遭遇する成人アナフィラキシーの最前線．アレルギー 62：673-680, 2013
6) 相原雄幸：食物依存性運動誘発性アナフィラキシー．アレルギー 56：451-456, 2007
7) 近藤直実，他：食物依存性運動誘発性アナフィラキシー疾患予防・治療研究事業「食物等によるアナフィラキシー反応の原因物質（アレルゲン）の確定，予防・予知法の確立に関する研究」海老澤元宏班．厚生労働科学研究 H15 年度研究報告書：65-67, 2004
8) Maulitz RM, Pratt DS, Schocket AL：Exercise-induced anaphylactic reaction to shellfish. J Allergy Clin Immunol 63：433-434, 1979
9) 文部科学省ホームページ：アレルギー疾患対策（http://www.mext.go.jp/a_menu/kenko/hoken/1353630.htm）
10) 今井孝成，杉崎千鶴子，海老澤元宏：アナフィラキシー症状におけるアドレナリン投与のタイミングに関する意識調査．アレルギー 62：1515-1521, 2013

Dr. 長坂の身体所見でアプローチする呼吸器診療

第11回 検診（健診）で発見された症例

長坂行雄　洛和会音羽病院／洛和会京都呼吸器センター所長

検診（健診）は，あまり症状のない疾患の発見に役立つ．結核検診では早期発見で蔓延を防ぎ，がんであれば早期発見，治療を目指す．市町村の住民検診などの対策型検診は集団の死亡率，罹患率の低減，人間ドックのような任意型検診は個人の死亡リスクの低減が目標である．症状がない状態での早期発見を期待するが，京都府の統計では，がん検診の受診理由の約10％が気になる症状があったから，であるという[1]．

少し古い報告[2]だが，1998年には25歳以上の成人の約60％が定期結核検診を受診した．結核発見率は受診者10万人対，学校検診で3，職場検診で6，住民検診で16，うち排菌ありは35％であった．40歳以上では，1名の結核患者の発見コストは440万円であった．2014年の人口10万対の結核罹患率は，全国で15，大阪市が37，あいりん地域では384[3]で地域差が大きい．

がん検診（スクリーニング）の受診者数は，1987年の約270万人から2005年には約750万人に増え，受診率はおおむね20％台，要精検率は約3％，精検受診率は70％，がん発見率は0.05％である（平成17年度地域保健・老人保健事業報告）．都道府県別の罹患率も結核のような何十倍もの地域差はない，数十％以内である．

症例1 ● 検診で胸部X線異常を指摘された30代男性

職場検診で，胸部X線（図1）の異常を指摘された．胸部CT（図2）では，単純写真ではわかりにくかった空洞を伴った小結節や，散布性の小結節陰影[4]も認める．倦怠感や，2kgほどの体重減少があるが，受診はしなかった．仕事は不規則．170cm，52kgと痩せ型．聴診では異常所見なし．結核では，この例のように聴診でクラックルがないのが特徴ではあるが，聴こえる例もある．

抗原特異的インターフェロンγ遊離検査（interferon gamma release assay；IGRA）は陽性，喀痰抗酸菌塗抹陽性（G3号），TB-PCR陽性，喀痰培養陽性

Reference
1) 平成28年度　京都府がん検診受診率調査報告書．京都府ホームページより

Reference
2) 大森正子，和田雅子，内村和広，他：結核検診の現状と課題．結核 77：329-339，2002

Reference
3) 小辻敦子，堀川勝子：あいりん地域における社会医療センターの結核医療体．平成27年度　ストップ結核パートナーシップ関西　第3回ワークショップ　テーマ：あいりん地域の結核の現状と将来の展望．平成28年3月

Reference
4) 伊藤春海：肺結核の画像診断．結核 91：667-676，2016

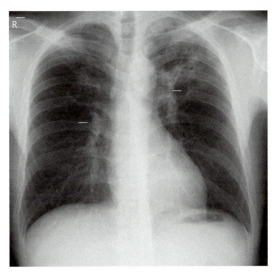

図1 初診時の胸部X線
左右の上肺野に気管支血管束に沿って境界不鮮明な陰影を認める．左上肺野の一部は粒状陰影のようである．左肺門の位置（中心を白い線で示す．正常では左側が右よりも0〜2 cm高い）は右に比べて4 cmほど吊り上がっている．左上肺野の病変が収縮機転をもち，結核の可能性が高いことを示している．右側にも程度は軽いが同様の所見がある．

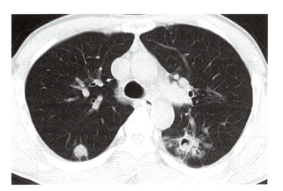

図2 初診時の胸部CT像
左右の上葉，背側に結節陰影を認める．左側は空洞，サテライト，胸膜の反応性肥厚も認める．左S3bの末梢，腹側胸膜直下に小結節陰影の散布を認める．

で，入院治療を行った．

　肺結核の胸部X線像は，肺尖部の結節と空洞，巣門結合（病巣と肺門の間の気管支拡張に伴う陰影）が特徴とされたが，最近では肺炎と見分けにくい例が多い．本例では両側上肺野に気管支血管束に沿った陰影と粒状陰影を認める．また，左肺門の位置が右に比べて高く，左上肺野の病変が収縮機転をもち，結核の可能性が高いことを示している．

　2015年の統計では，結核罹患率は，日本は14で，低蔓延国の水準（10以下）には至らない．しかし，新たな結核登録数は，2014年に初めて2万人を下回り，2015年にはさらに減少して18,280人となった．喀痰抗酸菌塗抹陽性は7,131人で，前年から520人減少した．症状発現から受診までに2カ月以上を要したものは20％だが，30〜59歳で受診が遅れる患者の割合は37％と高い[5]．

　本例のような働き盛り世代は，症状があってもすぐに受診できず，検診で発見される例も多い．2015年には1,360万人が結核の胸部X線検診を受け，約1,000人の患者が発見（結核予防会，結核研究所疫学情報センター）された．検診発見は新規発症の10％に満たないようである．

　第2次世界大戦後，イソニアジド（INH），パラアミノサリチル酸（PAS），ストレプトマイシン（SM）などの抗結核薬が普及する以前の治療は，大気，安静，栄養が3原則とされていた．大都市の郊外に大型の国立療養所がつくられ，十分な休養と栄養で多くの患者が回復した．3原則のなかで，「大気」は隔離の意味が強い．安静と栄養は，今でも大事で，患者には十分な睡眠時間をとり，体重を減らさないように指導する．本例も初回治療の1年後に再発し

Reference
5）平成27年　結核登録者情報調査年報集計結果について．厚生労働省ホームページより

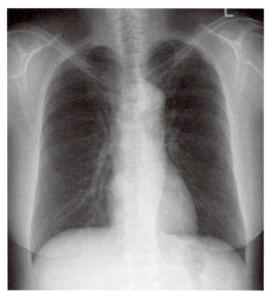

図3 初診時の胸部X線
右2弓の内側，心陰影に重なり楕円状の陰影を認める．心陰影に重なるが辺縁は明瞭で，見落とされる可能性は少ない．

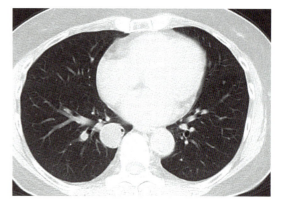

図4 初診時の胸部CT
気管支内（右B6）の腫瘤で，読影では当初，脂肪腫，過誤腫，カルチノイドが疑われた．

た．再治療中に転職し，日中勤務となると体重も増えた．その後3年以上再燃はない．非結核性抗酸菌症でも同様で，体重が増えると経過が良い．

症例2●無症状だが検診で異常を指摘された60代の主婦

市民検診で異常を指摘された．近医で，高血圧，高コレステロール血症で治療を受けていたが，胸部X線の異常を指摘されたことはない．20歳から15本/日の喫煙歴がある．咳，痰はなかったが，検診結果を聴いてから胸が詰まるような感じがする，という．

胸部CT（図4）で気管支内（右B6）の腫瘤が疑われ，胸腔鏡下右肺部分切除を行った．病変は長径約3 cm，内部は液体の囊胞性病変で，病理組織診断は，先天性囊胞状腺腫様形成異常（congenital cystic adenomatoid malformation；CCAM）であった．時に咳嗽もみられるが，検診で発見されることが多い．先天性疾患だが，成人で40歳以降に発見されることも多い．肺癌の合併も多いので注意が必要である[6]．

開業医でも胸部X線の撮影はされていたはずであるが，比較的に低圧で撮影されることが多いので心陰影に重なる陰影は見落とされやすい．検診は高圧撮影で，心陰影に重なる陰影も認めやすい．

症例3●検診で右下肺野の陰影増大を指摘された40代男性

数年前より検診で右下肺野の胸部異常陰影を指摘されていたが自覚症状もなく，放置していた．今回，検診で陰影の増大（図5）を指摘された．幼少時には高熱を出すことが多かった．喫煙：15本/日×26年間．受診時も自覚症状はない．身体所見では，漏斗胸以外，聴診を含め異常なし．ばち指なし．

Reference
6) Casagrande A, Pederiva F : Association between Congenital Lung Malformations and Lung Tumors in Children and Adults : A Systematic Review. J Thorac Oncol 11 : 1837-1845, 2016

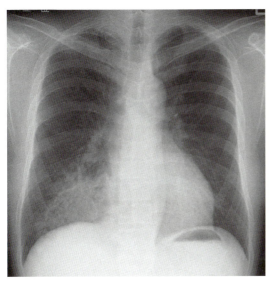

図5 胸部X線
陰影の広がりは右下葉のS9, S10にほぼ合致する．肺門の位置にも異常はないので，無気肺ではなさそうである．肺門リンパ節腫大は明らかではない．

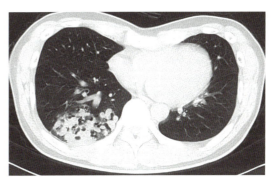

図6 胸部CT像（肺野条件）
右肺S10背側を中心に囊胞様，結節様陰影の集簇がある．動静脈奇形などに炎症性変化を伴った状態が考えられる．

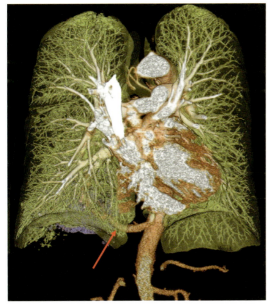

図7 造影CTの3D像
右下葉に，大動脈から太い血管（矢印）が流入している．

　胸部X線（図5）の陰影の広がりは右下葉のS9, S10にほぼ合致する．肺門の位置も異常はなく無気肺はない．浸潤性粘液性腺癌（肺胞上皮癌）や肺リンパ腫も否定できないが，数年前から胸部X線異常を指摘されており経過が長い．

　胸部CT（図6）では，右S10背側を中心に囊胞様，結節様陰影の集簇がある．造影CTの3D（図7）で肺底区動脈大動脈起始症と診断した．本症は，症状が少なく検診発見が多いが，左→左シャントから心不全となる可能性や，肺高血圧症の進行，喀血の可能性があり手術適応とされる．本例でも胸腔鏡下右

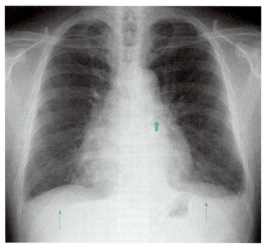

図8 職場検診の胸部 X 線
両側胸水を指摘された．CTR（心胸郭比）は 52％ とわずかに拡大．両側の肋横角が鈍で，胸水貯留面（矢印）がみられる．よく見ると左主気管支が挙上（太い矢印）しており，左房拡大が疑われる．右 2 弓の張り出しも目立ち，右房拡大が疑われたが，心エコーで三尖弁逆流は認めなかった．

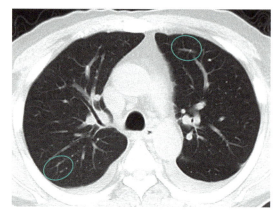

図9 胸部 CT（肺野条件）
両側の胸水を認める．肺野の血管は腹側に向かうほうが太い．これはスライスによっても異なるが，肺門から離れた末梢部位（○）で比べても背側よりも腹側の血管が太いことが，複数のスライスで確認できれば，肺うっ血の指標になる．

肺下葉切除術を行った．従来は肺分画症として扱われてきたが，気管支の走行に異常がなく分画肺を有さないことから，最近では anomalous systemic arterializations of the lung without sequestration[7]（肺底区動脈大動脈起始症）と呼ばれている．

Reference
7) Flisak ME, Chandrasekar AJ, Marsan RE, Ali MM：Systemic arterialization of lung without sequestration. AJR Am J Roentgenol 138：751-753, 1982

症例 4 ● 検診で両側胸水貯留を指摘された 60 代男性

職業は塗装業である．職場検診の胸部 X 線（図8）で両側胸水を指摘された．現場作業で 10 kg 前後の重荷を担ぐが自覚症状はない．階段の上りで若干動悸があるが年齢相応と思う．夜間の息苦しさは感じない．高血圧，高尿酸血症で治療を受け，収縮期血圧は 120～130 mmHg で安定している．30 年以上前に禁煙し，アルコール摂取は毎日アルコール量で 50g ほどである．身体所見では，血圧正常，脈拍 77/min，整．心音：Levine 3/6 の全収縮期雑音（僧帽弁領域）を聴取した．肺音は清でラ音なし．

胸部 X 線（図8）では，両側胸水以外の所見として，CTR は 52％ とわずかに拡大．肺門は，心陰影に重なり評価は困難である．肺門から上（頭側）に伸びる血管は下肺野に向かう血管よりも太く，左房圧上昇を示す．Kerley 線は認めない．心陰影に重なって左主気管支が挙上しており，左房拡大が疑われる．

胸部 CT（図9）でも，両側の胸水を認めるが，小葉間間質や胸膜の肥厚はない．肺野の血管はやはり上方（腹側）が太い．末梢で比べても背側よりも腹側の血管が太いことが複数のスライスで確認できれば肺うっ血の指標になる．

心電図では V_1 の P 波の陰性部分が大きく，左房負荷がある．心エコーでは僧帽弁前尖の逸脱と高度の逆流を認めた．EF＝75％．左房径 54 mm，左室径も Dd/Ds＝64/36 mm と拡大していた．三尖弁逆流はない．BNP は 150 pg/

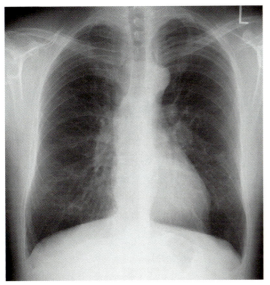

図10 初診時の胸部X線
左肺門の下部がやや目立つが，明らかな異常とはいいにくい．大動脈弓が左鎖骨にかかっているので，高血圧がありそうである．

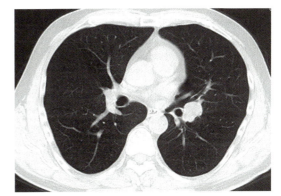

図11 初診時の胸部CT（水平断）
肺門から少し下，左S6入口部レベルのスライスである．左肺門部が血管陰影かもしれないが，右よりもやや大きい．水平断では見過ごしかねない所見である．

ml（この後2年の経過観察中には最高670 pg/ml）と上昇していた．肝機能異常や低アルブミン血症は認めず，利尿薬などで胸水は消失した．胸水は少量で穿刺は行わなかった．僧帽弁逸脱による僧帽弁逆流から心不全になり両側の胸水貯留に至ったと考えられる．安静時には問題にならない心機能があっても強い肉体労働では負荷がかかったためと考えられる．2年後に弁置換術を受け，経過は良好である．

　胸膜は，解剖学的に臓側胸膜はやや厚く，壁側胸膜は薄い．このため心不全の胸水貯留は壁側胸膜からの染み出しが多く[8]，左心不全，右心不全の両方の要素のうち，やや右心の要素が大きい．本例は高度の僧帽弁逆流のため左心系の圧（肺微小血管圧）が高く，右心系も心エコーで三尖弁逆流は認めなかったが，画像では右房の拡大が疑われ，両心の負荷が考えられる．

症例5●喘鳴を自覚していたが，検診で異常なしと言われた50代男性

　36年間40本/日の喫煙者．検診の3カ月ほど前から風邪を引いてゼーゼーしたという．この頃検診を受けたが異常なし．さらに近医でCT撮影もしたが，大丈夫と言われた．爪白癬で当院皮膚科を受診したときに相談して紹介された．胸部X線は図10のようで，左肺門が少し気になる．聴診では異常なし．

　胸部CT（図11，12）とPETでは，左肺門部に腫瘍（4 cm）がリンパ節（#11L）と一塊化しており，フルオロデオキシグルコース（FDG）の集積も認めた．腫瘍は左B8a気管支内を連続的に伸展し7 cmを超えている．しかし，水平断（図11）では腫瘍は肺血管陰影と一体化しており，わかりにくい．腫瘍マーカーはProGRPが380と上昇していた．気管支鏡では左B8の入口部に

Reference
8) Walter JM, Matthay MA, Gillespie CT, Corbridge T : Acute Hypoxemic Respiratory Failure after Large-Volume Thoracentesis. Mechanisms of Pleural Fluid Formation and Reexpansion Pulmonary Edema. Ann Am Thorac Soc 13 : 438-443, 2016

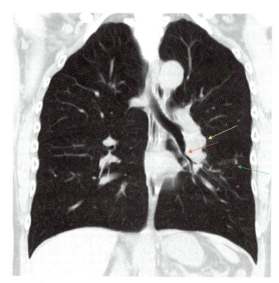

図12 初診時の胸部CT（前額面：左主気管支から下葉枝のレベル）
左上葉枝，下葉枝の分岐部から外側に気管支に沿った腫瘤（黄↓）を認める．下葉枝もB8と思われる分岐の上で狭窄（赤↓）している．肺野にも不整形の小結節陰影（緑↓）を認める．

粘膜肥厚と狭窄を認め，生検で小細胞肺癌と診断した．

前回の「胸部画像と身体所見」で提示した症例1のように，主気管支，葉気管支の気道狭窄であれば，気管支音化やウィーズが聴かれるが，区域気管支以下では異常を認めないことが多い．画像でも，身体所見でも診断が難しい例であった．

● まとめ

症例1：職場検診で発見された結核，**症例2**：無症状で発見された肺腫瘍，**症例3**：腫瘤の増大を認めた肺底区動脈大動脈起始症，**症例4**：無症状で両側胸水を指摘された心不全（僧帽弁逸脱逆流症），**症例5**：検診で見逃された肺門部の肺癌，を提示した．

胸部X線による検診は，症例1，症例2のような例を想定している．しかし，実際には，異常を指摘されていても検診しか受けていない例（症例3）がいたり，心不全（症例4）が見つかったり，症例5のような見逃しもある．CTで精査すると検診の指摘と違う部位で異常を発見することはしばしばある．検診の長所と限界を意識した対応が必要である．

症例で学ぶ 非結核性抗酸菌症　第14回

肺アスペルギルス症合併例での治療戦略

- 聞き手　鈴木翔二[*1]
- 回答者　長谷川直樹[*2]，小川賢二[*3]，佐々木結花[*4]，森本耕三[*4]

症例1　56歳男性（図1）

　X−4年10月の人間ドックで胸部異常陰影を指摘され，他院を受診した．右上葉に空洞形成・気管支拡張病変を認め，喀痰培養から *Mycobacterium avium* complex（MAC）が検出され，肺MAC症と診断した．X−3年6月に当院を紹介受診し，症状が軽度だったため無治療で経過観察していた．その後，時折血痰があり，咳嗽・喀痰も増悪した．右上葉の空洞・気管支拡張病変周囲に不整形陰影が出現し，アスペルギルス症の合併が疑われた．

【血液検査所見】CRP 0.01 mg/dl，ガラクトマンナン抗原1.0，β-D グルカン＜3.5 pg/ml，アスペルギルス沈降抗体陽性．

【喀痰培養】常在菌のみ，抗酸菌やアスペルギルスの検出はなし．

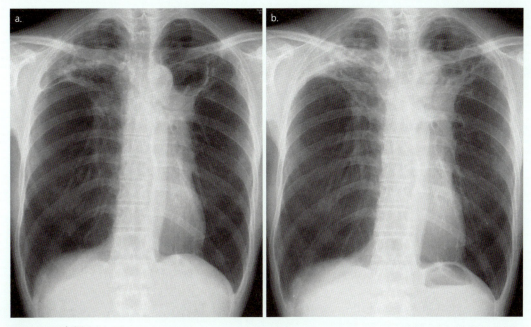

図1a，b　症例1

[*1]：慶應義塾大学医学部呼吸器内科　[*2]：慶應義塾大学医学部感染制御センター
[*3]：国立病院機構東名古屋病院呼吸器内科　[*4]：結核予防会複十字病院呼吸器内科

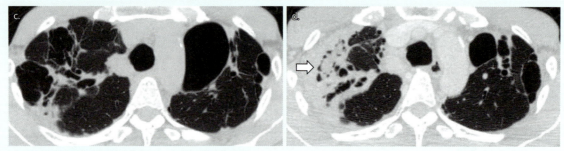

図1c, d 症例1（前頁の続き）
a：初診時，b：3年後，c：CT（初診時），d：CT（3年後）．
dの白抜き矢印は空洞壁の不整形陰影であり，アスペルギルス症の合併を示唆する所見である．

症例2　65歳女性（図2）

　X－9年の胸部CTで両側肺野に気管支拡張病変・粒状影を認め，喀痰培養でMACが検出されたため，肺MAC症と診断された．症状が軽度であったため経過観察されていたが，徐々に陰影が増悪し，一部空洞も出現したため，X－5年10月よりリファンピシン（RFP），クラリスロマイシン（CAM），エタンブトール（EB）を9カ月間内服した．内服により，喀痰培養は陰転化したが，緩徐に陰影および呼吸困難は増悪し，X－2年より在宅酸素療法を導入した．

　X－1年6月に胸痛・発熱を認め，細菌性肺炎の所見に加え，両側に多発する既存空洞内に腫瘤影が複数認められた．アスペルギルス沈降抗体も陽性であったため慢性肺アスペルギルス症と診断し，細菌性肺炎の治療に加え，ボリコナゾール（VRCZ）での加療も開始した．治療開始後，空洞内の菌球は縮小傾向だったが，喀痰，微熱，呼吸困難が持続しており，喀痰培養で再度MACが陽転化したため肺MAC症の再燃と考え，同年10月でVRCZ投与を中止し，RFP，CAM，EBの投与を再開した．しかし，依然として発熱や喀痰は持続したため，X年2月に入院となった．

【血液検査所見】CRP 13.92 mg/dl，ガラクトマンナン抗原陰性，β-Dグルカン 12.7 pg/ml，アスペルギルス沈降抗体陽性．

【喀痰培養】MAC（*M. intracellulare*）塗抹1＋培養陽性，アスペルギルスの検出はなし．

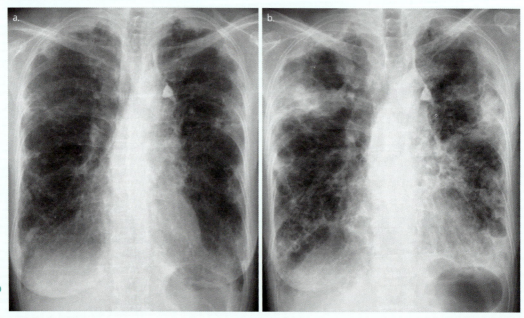

図2a, b
症例2

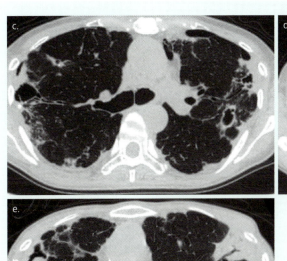
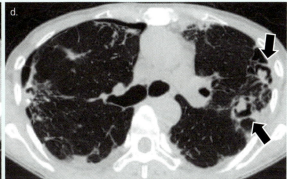
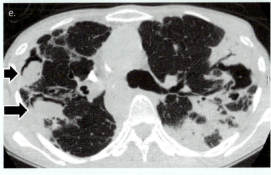

図2c〜e 症例2（前頁の続き）
a：X－2年1月，b：X年2月入院時，c：X－1年1月，d：X－1年8月（VRCZで治療中），e：X年2月入院時．
d, eの黒矢印はfungus ballであり，アスペルギルス症の合併を示唆する．

肺アスペルギルス症の合併を疑うとき

🎤**鈴木** 今回は肺MAC症の経過中にアスペルギルス症を合併した症例について検討したいと思います．2症例とも肺MAC症の経過中に空洞・気管支拡張病変周囲の不整形陰影（図1d）や空洞内にfungus ball（図2d, e）が出現し，症状とともに画像所見も増悪しています．かつ，アスペルギルス沈降抗体が陽性であることから，いずれの症例も慢性肺アスペルギルス症を合併していると思います．肺MAC症の患者で，どのような方が肺アスペルギルス症を合併しやすいですか．

小川 基本的には空洞や気管支拡張といった破壊性病変が危険因子になります．気管支拡張は高度でなくても，気道クリアランスが低下した病変ではアスペルギルス症を合併する可能性があります．また，ステロイドや基礎疾患による免疫抑制状態も危険因子となります．

🎤**鈴木** アスペルギルス症の合併を疑うような症状や画像所見はどのようなものがありますか．

佐々木 症状では，間欠的な発熱，血痰に注意しています．画像所見では空洞壁や内腔の不整形化，胸膜肥厚，これらの周囲に生じる浸潤影で疑います．

小川 症例2でみられているようなfungus ballは，アスペルギルスに感染してからある程度時間が経たないとみられない印象です．既存空洞の拡大や壁肥厚がより早期にみられるので，これらの所見が出た時点でアスペルギルス症の合併を疑うべきです．また，空洞や気管支拡張病変の周囲に浸潤影を呈するアスペルギルス症は，比較的急速に進行することもあります．

🎤**鈴木** アスペルギルス症の合併を疑ったときはどのような検査を行いますか．

小川 慢性肺アスペルギルス症ではアスペルギルス沈降抗体が感度の良い検査ですが，保険収載されていないため自費での検査になります．β-Dグルカンやアスペルギルス抗原（ガラクトマンナン抗原）は亜急性に進行するような症例でないと陽性にならず，感度は高くありません．喀痰培養は重要な検査ですが，目的菌により培地や培養の仕方などが変わってくるので，臨床医のほうから検査室にアスペルギルスを疑っていることを伝えることが重要です．

長谷川 肺MAC症単独ではあまりCRPは上昇しませんが，アスペルギルス症を合併するとCRPが上

がりやすい印象があります．

🎤**鈴木** 空洞や気管支拡張病変がある患者さんに，定期的にスクリーニングとしてアスペルギルス症の合併を検索することはありますか．

森本 CT検査と抗酸菌に加えて一般細菌の喀痰検査を必ず行い，細菌検査室には抗酸菌のほかにアスペルギルス狙いで培養してもらうようにしています．健診で偶然見つかるような，中葉舌区に軽度の陰影がみられる肺MAC症ではアスペルギルス沈降抗体を定期的に提出することはしません．対象症例は多少ばらつきがありますが，当院で肺MAC症患者を対象に測定したアスペルギルス沈降抗体では15%前後の陽性率でした．線維空洞型や気管支拡張の強い症例ではアスペルギルス沈降抗体測定の意義があると思われます．

小川 アスペルギルス抗原やβ-Dグルカンはあまり陽性になりません．慢性肺アスペルギルス症患者ではアスペルギルス特異的IgEが上昇しやすいという報告もあり，代用できる可能性はあります．

🎤**鈴木** 肺MAC症とアレルギー性気管支肺アスペルギルス症（ABPA）を合併することもあり得ますか．

森本 肺MAC症とABPAはどちらも先行して合併する可能性があります．肺MAC症の経過観察中にABPAの診断がつくこともあれば，逆にABPAが先行し気管支拡張病変にMACが感染することもあり得ます．ABPAの治療で使用するステロイドもリスクになりうるかと思います．

佐々木 ABPAという観点では，肺MAC症の患者で喘息が基礎疾患にあるかどうかは必ず確認しています．

肺アスペルギルス症を合併したときの治療

🎤**鈴木** 肺MAC症と肺アスペルギルス症を合併した場合，治療はどのように考えればよいでしょうか．

森本 病変の進行した症例に多いことから積極的に治療を行います．基本的には肺MAC症より肺アスペルギルス症のほうが，病勢が強いために，治療の優先度が高いことが多いです．

佐々木 肺MAC症と肺アスペルギルス症を同時に治療しようとすると，薬物相互作用の問題(注)があります．多くの場合は肺MAC症よりも肺アスペルギルス症の治療を優先し，肺MAC症の治療を中止してVRCZを使用します．

小川 肺MAC症の病勢も強い場合には，入院のうえで肺MAC症治療（RFP，CAM，EB）とミカファンギンやリポソーマルアムホテリシンBを併用することはあります．

（注）肺MAC症と肺アスペルギルス症の治療における薬物相互作用

肺MAC症の標準治療はRFP，CAM，EBの3剤併用で行うが，このうちRFPは肝代謝酵素チトクロームP450（CYP）3A4を誘導するため，他の薬剤への影響が大きい．アスペルギルス症の治療に使用する薬剤のなかでは，VRCZは併用禁忌，イトラコナゾール（ITCZ）も併用注意となっている．

肺MAC症と肺アスペルギルス症の治療を行う際に重要な事項である．

🎤**鈴木** RFPとの併用という観点では，VRCZは併用禁忌ですがITCZは併用禁忌にはなっていません．この2薬剤はどのように使い分けていますか．

佐々木 確かにITCZとRFPは併用禁忌ではありませんが，ITCZの作用が減弱します．肺アスペルギルス症と肺MAC症を同時に治療しようとするときには注意すべきです．肺MAC症の病勢がよほど強くない限りは，まずはVRCZでしっかりと肺アスペルギルス症を治療することが重要だと思います．

🎤**鈴木** 治療期間はいかがでしょうか．

佐々木 治療は，ガイドラインで定めているように最低でも6カ月以上行うようにしています．**症例2**は3〜4カ月で中止していたため，もう少し長期間VRCZを投与すべきだったかもしれません．

小川 治療は佐々木先生のように一定期間以上行いつつ，症状・炎症反応，画像所見を見ながら判断するようにしています．画像所見としては，fungus ballが縮小するだけでは治療としては不十分な可能

性があります．治療期間に関して明確なエビデンスはないのですが，症状が安定するまで治療したほうがいいかもしれません．また，VRCZ は RFP 以外にも相互作用で問題になる薬剤が多いので，注意すべきでしょう．

🎤鈴木　手術療法の適応はどのように考えますか．

長谷川　病変が限局しており手術可能な症例であれば，手術が望ましいと思います．**症例 1** のようにアスペルギルス症の病変が限局していれば手術を考慮すべきでしょう．

本症例のまとめ

肺 MAC 症の経過観察中に慢性肺アスペルギルス症を合併した 2 例を紹介した．いずれの症例も空洞周囲の不整形陰影・fungus ball が出現しており，慢性肺アスペルギルス症に典型的な画像所見を呈し，かつアスペルギルス沈降抗体が陽性であったことから，肺 MAC 症と慢性肺アスペルギルス症の合併と診断した．アスペルギルス症による症状を伴っており両症例ともに治療適応と考えられた．治療に関しては，MAC よりもアスペルギルスのほうが病勢が強いことが多く，アスペルギルス症に対する治療を優先することが多い．

症例 1 のように病変が限局している場合には手術療法が選択肢になるが，**症例 2** のように複数の病変がみられるような症例では抗真菌薬を少なくとも半年以上は継続するべきと考えられる．

• エビデンス

- **慢性肺アスペルギルス症（chronic pulmonary aspergillosis；CPA）の診断基準**[1]

    CPA はいくつかの病型に分けられるが，最も一般的なものは慢性空洞性肺アスペルギルス症（chronic cavitary pulmonary aspergillosis；CCPA）である．定義は以下のようになされている．
    - （全身性の）免疫抑制状態ではない
    - 1 つ以上の空洞を有し，1 つ以上のアスペルギローマあるいは内壁の不整形物質を含む
    - 血清学的あるいは微生物学的にアスペルギルス感染が示される
    - 呼吸器症状あるいは全身症状を有する
    - 少なくとも 3 カ月の経過観察の間に画像所見の増悪がみられる

- **空洞を有する肺 MAC 症患者は CPA 発症のリスクが高い**[2]

    長崎大学の検討では，82 例の非結核性抗酸菌症（NTM）患者のうち，9 例（11.0％）で CPA を合併し，空洞を有する肺 NTM 症（OR 3.5）とステロイドの使用（OR 2.7）が CPA 発症の独立したリスク因子であった．

- **CPA の合併は MAC 症患者の予後不良因子の一つである**[3]

    上記長崎大学からの論文のなかで，CPA を合併した肺 NTM 症患者では，CPA を合併していない患者に比べ有意に死亡率が高かったと報告されている（55.6％ vs. 15.1％, p＝0.003）．イギリスからの報告でも，気管支拡張症を有する肺 MAC 症患者において，CPA の合併は死亡を予測する因子（HR 8.9）とされている．

- **CPA 患者にとっても肺 MAC 症の合併は予後不良因子の一つである**[4]

    イギリスにて 387 名の CPA 患者を分析し予後因子を検討した報告では，NTM 症合併（HR 2.1）と COPD 合併（HR 1.6）が死亡率上昇に寄与していた．

- **CPA の治療**[1,5,6]
    - CPA に対する治療は，病状の増悪予防や，QOL 悪化や喀血といった症状を改善させる目的で行われる．
    - 日本のガイドラインでは VRCZ やミカファンギンを 2 週間ほど点滴で導入し，VRCZ による維

持療法を推奨している．その後，ITCZ 内服治療の有用性が報告されたことから，欧州呼吸器病学会/欧州臨床微生物学会や米国感染症学会のガイドラインでは経口のVRCZやITCZの内服による治療を推奨している．
- 治療期間について十分なエビデンスはないが，最低でも4〜6カ月内服し，この間に増悪するようであれば他の薬剤（ミカファンギンやL-アムホテリシンB）への変更を考慮する．多くの患者は9カ月以内に効果が出てくるとされているが，治療期間については決まっておらず，リスク・ベネフィットを勘案して決定する．

エキスパートオピニオン

- 肺MAC症患者で，特に空洞や気管支拡張病変を有する患者では定期的に細菌培養・真菌培養を提出し，抗酸菌以外にアスペルギルスの合併を疑っていることを検査室に伝える．
- 同時に検出された場合には，MAC症よりもアスペルギルス症の治療を優先して行う（MAC症の治療を中止し，VRCZでしっかりと治療する）．
- 気管支拡張や空洞といった破壊性病変が限局していれば手術療法も検討する．

文献

1) Denning DW, Cadranel J, Beigelman-Aubry C, et al ; European Society for Clinical Microbiology and Infectious Diseases and European Respiratory Society : Chronic pulmonary aspergillosis : rationale and clinical guidelines for diagnosis and management. Eur Respir J 47 : 45-68, 2016
2) Takeda K, Imamura Y, Takazono T, et al : The risk factors for developing of chronic pulmonary aspergillosis in nontuberculous mycobacteria patients and clinical characteristics and outcomes in chronic pulmonary aspergillosis patients coinfected with nontuberculous mycobacteria. Med Mycol 54 : 120-127, 2016
3) Zoumot Z, Boutou AK, Gill SS, et al : Mycobacterium avium complex infection in non-cystic fibrosis bronchiectasis. Respirology 19 : 714-722, 2014
4) Lowes D, Al-Shair K, Newton PJ, et al : Predictors of mortality in chronic pulmonary aspergillosis. Eur Respir J 49 : pii : 1601062, 2017
5) Patterson TF, Thompson GR 3rd, Denning DW, et al : Practice Guidelines for the Diagnosis and Management of Aspergillosis : 2016 Update by the Infectious Diseases Society of America. Clin Infect Dis 63 : e1-e60, 2016
6) Agarwal R, Vishwanath G, Aggarwal AN, et al : Itraconazole in chronic cavitary pulmonary aspergillosis : a randomised controlled trial and systematic review of literature. Mycoses 56 : 559-570, 2013

MEDICAL BOOK INFORMATION　　　　　　　　　　　　　　　　　　　　　医学書院

<Essence for Resident>
使いこなす抗菌薬

天沢ヒロ

●A5　頁262　2017年
定価：本体3,800円＋税
[ISBN978-4-260-02878-3]

臨床に出たら必要になる感染症の基本を対話形式で学ぼう！　絶対に覚えなければならない微生物の特徴や基本薬について、初心者の「まなぶ君」と一緒に天沢先生からカンファレンスを受けてみませんか？　姉妹本の「わかる抗菌薬」と合わせて読めば、理解もぐっと深くなります。

次号予告

呼吸器ジャーナル 2018 Vol.66 No.2

特集

症例から考える難治性びまん性肺疾患
―病態と最新治療戦略―

企画：本間 栄（東邦大学医学部内科学講座呼吸器内科学分野（大森））

I. 総論

肺線維症の概念と今後の展望
本間 栄

画像からみる特発性間質性肺炎の分類
田口 善夫

II. 特発性間質性肺炎

1）特発性肺線維症

①慢性安定期
特発性肺線維症をどう考えるか
稲瀬 直彦

ピルフェニドン単独療法
坂東 政司

ニンテダニブ単独療法
西岡 安彦

薬物併用療法（ピルフェニドン＋NAC 吸入も含めて）
坂本 晋

医薬品開発
吾妻 安良太

酸素療法
坪井 永保

リハビリテーション
海老原 覚

②急性増悪期
急性増悪期の病態
近藤 康博

ステロイド，免疫抑制薬
海老名 雅仁

リコンビナントトロンボモジュリン
一色 琢磨

③肺癌合併
外科療法の適応と術後増悪の予防
伊達 洋至

化学療法の適応と限界
岸 一馬

2）その他の特発性間質性肺炎

NSIP，分類不能型特発性間質性肺炎
小倉 高志

III. その他の難治性びまん性肺疾患

上葉優位型肺線維症（PPFE）の病態と治療戦略
渡辺 憲太朗

難治性サルコイドーシスの病態と治療戦略
四十坊 典晴

リンパ脈管筋腫症の病態と治療戦略
瀬山 邦明

肺胞蛋白症の病態と治療戦略
井上 義一

肺胞微石症の病態と治療戦略
萩原 弘一

ヘルマンスキーパドラック症候群
合併間質性肺炎の病態と治療戦略
海老名 雅仁

閉塞性細気管支炎の病態と治療戦略
長谷川 好規

連載

Dr. 長坂の身体所見でアプローチする呼吸器診療

症例で学ぶ非結核性抗酸菌症

編集委員（五十音順）

髙橋和久　順天堂大学大学院医学研究科呼吸器内科学教授
巽　浩一郎　千葉大学大学院医学研究院呼吸器内科学講座教授
橋本　修　日本大学医学部内科学系呼吸器内科学分野教授

今後の特集テーマ（予定）

Vol. 66 No. 2　症例から考える難治性びまん性肺疾患
Vol. 66 No. 3　「咳嗽」と「喀痰」を診る

年間購読のお申込みについて

・年間購読お申し込みの際は，最寄りの医書店または弊社販売部へご注文ください．
　また，弊社ホームページでもご注文いただけます．http://www.igaku-shoin.co.jp
　［お問い合わせ先］　医学書院販売部　電話：03-3817-5659

呼吸器ジャーナル Vol. 66 No. 1

2018年2月1日発行（年4冊発行）

本誌は，2017年に『呼吸と循環』誌をリニューアルしたものです．巻号はそのまま引き継ぎ，本誌と『循環器ジャーナル』の2誌に分けて継続発行いたします．

定価：本体4,000円＋税
2018年年間購読料（送料弊社負担）
冊子版 15,480円＋税，電子版／個人 15,480円＋税，冊子＋電子版／個人 20,480円＋税

発行　株式会社　医学書院
　　　代表者　金原　優
　　　〒113-8719　東京都文京区本郷1-28-23

担当　吉冨・今田
　　　電話：編集室直通 03-3817-5703　　FAX：03-3815-7802
　　　E-mail：kotojun@igaku-shoin.co.jp　　Web：http://www.igaku-shoin.co.jp

振替口座　00170-9-96693

印刷所　三美印刷株式会社　電話 03-3803-3131

広告申込所　㈱文京メディカル　電話 03-3817-8036

ISBN　978-4-260-02888-2

Published by IGAKU-SHOIN Ltd. 1-28-23 Hongo, Bunkyo-ku, Tokyo ©2018, Printed in Japan.

・本誌に掲載された著作物の複製権・翻訳権・上映権・譲渡権・貸与権・公衆送信権（送信可能化権を含む）は㈱医学書院が保有します．
・本誌を無断で複製する行為（複写，スキャン，デジタルデータ化など）は，「私的使用のための複製」など著作権法上の限られた例外を除き禁じられています．大学，病院，診療所，企業などにおいて，業務上使用する目的（診療，研究活動を含む）で上記の行為を行うことは，その使用範囲が内部的であっても，私的使用には該当せず，違法です．また私的使用に該当する場合であっても，代行業者等の第三者に依頼して上記の行為を行うことは違法となります．
・JCOPY〈出版者著作権管理機構 委託出版物〉
　本誌の無断複製は著作権法上での例外を除き禁じられています．複製される場合は，そのつど事前に，出版者著作権管理機構（電話 03-3513-6969，FAX03-3513-6979，info@jcopy.or.jp）の許諾を得てください．
＊「呼吸器ジャーナル」は，株式会社医学書院の登録商標です．

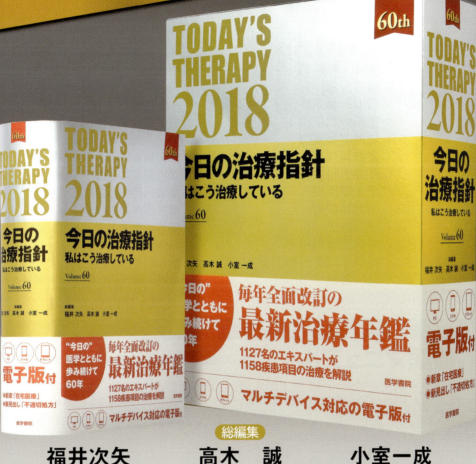

『今日の治療指針2018年版』

総編集
福井次矢／高木　誠／小室一成

責任編集（五十音順）
赤司浩一／赤水尚史／石竹達也／一瀬雅夫／金子一成／上條吉人／川越正平／神田　隆／木村　正／久志本成樹／楠田　聡／上阪　等／坂本泰二／巽浩一郎／田中　栄／筒井裕之／戸倉新樹／永田　真／夏目長門／丹生健一／深川雅史／藤田次郎／堀江重郎／丸山治彦／水野雅文／持田　智／行岡哲男／吉岡成人

主要目次

第60巻記念企画
総編集者が選ぶ これからの医療がわかる10大テーマ

1. 救急医療
2. 中毒性疾患
3. 感染症
4. 原虫症，寄生虫症
5. 呼吸器疾患
6. 循環器疾患
7. 消化管疾患
8. 肝・胆・膵疾患
9. 腎疾患
10. 血液疾患
11. 代謝疾患
12. 内分泌疾患
13. アレルギー疾患
14. 膠原病および類縁疾患
15. 神経・筋疾患
16. 精神疾患
17. 環境・職業性因子による疾患
18. 整形外科疾患
19. 泌尿器科疾患
20. 皮膚科疾患
21. 産婦人科疾患
22. 新生児疾患
23. 小児科疾患
24. 眼科疾患
25. 耳鼻咽喉科疾患
26. 歯科・口腔外科疾患
27. 在宅医療

付録
- 抗菌薬による感染症の外来治療
- 予防接種（ワクチン）の種類・接種時期一覧
- 高齢者の薬物療法
- 妊婦・授乳婦への薬物療法と海外リスク分類
- 肝・腎障害時の薬物療法の注意点
- 緩和医療における薬物療法
- 皮膚外用薬の使い方
- 漢方製剤の使い方
- 薬物治療モニタリング（TDM）
- 臨床検査データ一覧
- 診療ガイドライン
- 薬物の副作用と相互作用（電子版でご覧頂けます）

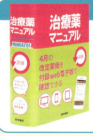

添付文書を網羅。さらに専門家の解説を加えた治療薬年鑑

治療薬マニュアル2018

監修 髙久史麿／矢﨑義雄　**編集** 北原光夫／上野文昭／越前宏俊

ハンディサイズ本では唯一「使用上の注意」をすべて収録

- 収録薬剤数は約2,300成分・18,000品目。2017年に記載された新薬を含むほぼすべての医薬品情報を収載。
- 添付文書に記載された情報を分かりやすく整理し、各領域の専門医による臨床解説を追加。
- 医薬品レファレンスブックとして、医師・薬剤師・看護師ほかすべての医療職必携の1冊。
- 電子版は、2018年4月（予定）の薬価改定に対応。

● B6　頁2752　2018年
定価：本体5,000円＋税
[ISBN978-4-260-03257-5]

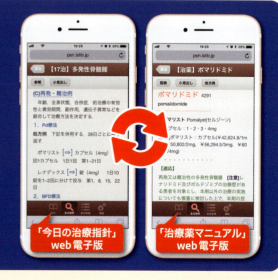

☑ **両書籍とも購入特典・web電子版付**

☑ **セット購入により、web電子版で2冊がリンク**

- 本書に掲載されている薬剤の詳細情報を『治療薬マニュアル2018』へのリンクで瞬時に参照。
- 『治療薬マニュアル2018』に収録されている各薬剤について、それらを掲載している本書の疾患項目を瞬時に参照。

※web電子版は、本書を購入された方が無料で利用できるサービスです。
※閲覧期限は2019年1月末までとなります。
※2018年1月からご覧いただけるデータは、両書籍とも2017年版のものです。
2018年版のデータをご覧いただけるようになるのは、2018年3月末の予定です。

 医学書院

〒113-8719　東京都文京区本郷1-28-23　[WEBサイト] http://www.igaku-shoin.co.jp
[販売部] TEL：03-3817-5650　FAX：03-3815-7804　E-mail：sd@igaku-shoin.co.jp

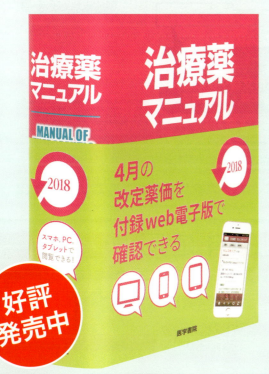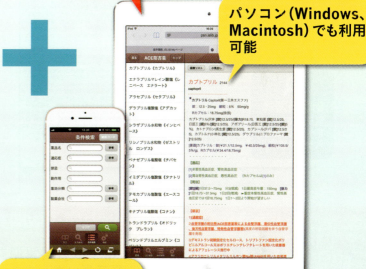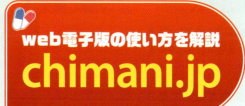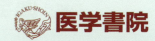

『治療薬マニュアル2018』サンプルページ

各薬剤の使用目的や使用法、化学構造式、適応外使用など、臨床解説が充実

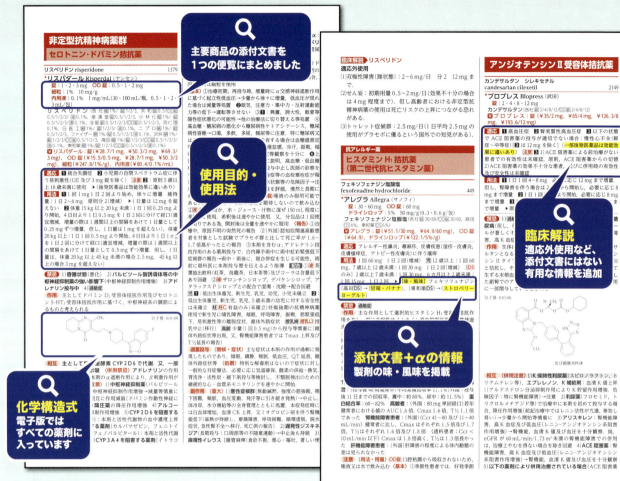

※サンプルページは作成中のものです

学生様限定 『治療薬マニュアル』web電子版閲覧期間 **1年延長**キャンペーン

『治療薬マニュアル』web電子版の閲覧期間を学生の方に限り、1年間延長いたします。学生証の画像を送信するだけで応募完了！
くわしくは、『治療薬マニュアル』web電子版に表示される「お知らせ」をご覧ください。

通常は：2019年1月末
キャンペーン適用後：2020年1月末

創刊60年。信頼と実績の治療法年鑑

今日の治療指針 TODAY'S THERAPY 2018
私はこう治療している

総編集 福井次矢／高木 誠／小室一成

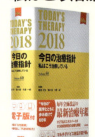

- デスク判(B5) 頁2192 2018年
  定価：本体19,000円＋税
  [ISBN978-4-260-03233-9]
- ポケット判(B6) 頁2192 2018年
  定価：本体15,000円＋税
  [ISBN978-4-260-03234-6]

本書とのセット購入により、web電子版で2冊がリンク

- 本書に収録されている各薬剤について、それらを掲載している『今日の治療指針2018年版』の疾患項目を瞬時に参照。
- 『今日の治療指針2018年版』に掲載されている薬剤の詳細情報を本書へのリンクで瞬時に参照。

※閲覧期限は2019年1月末までとなります。
※2018年1月からご覧いただけるデータは、両書籍とも2017年版のものです。2018年版のデータをご覧いただけるようになるのは、2018年4月の予定です。

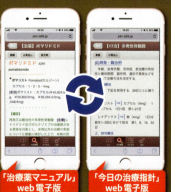

「治療薬マニュアル」web電子版　「今日の治療指針」web電子版

医学書院　〒113-8719 東京都文京区本郷1-28-23　[WEBサイト] http://www.igaku-shoin.co.jp
[販売部] TEL: 03-3817-5650　FAX: 03-3815-7804　E-mail: sd@igaku-shoin.co.jp

添付文書情報＋オリジナル情報が充実した、ポケット判医薬品集

Pocket Drugs 2018

処方のエビデンス！ 2018
実践的な 選び方・使い方
フルカラーで調べやすい
主な内服薬の写真を掲載

監修 **福井次矢** 聖路加国際病院・院長

編集 **小松康宏** 群馬大学大学院教授・医療の質・安全学
渡邉裕司 浜松医科大学教授・臨床薬理学／
国立国際医療研究センター・臨床研究センター長

治療薬を薬効ごとに分類し、第一線で活躍する臨床医による「臨床解説」、すぐに役立つ「選び方・使い方」、薬剤選択・使用の「エビデンス」を、コンパクトにまとめた。欲しい情報がすぐに探せるフルカラー印刷で、主要な薬剤は製剤写真も掲載。臨床現場で本当に必要な情報だけをまとめた１冊。

● A6　頁1088　2018年　定価：本体4,200円＋税
［ISBN978-4-260-03196-7］

CONTENTS

精神
神経
循環器
呼吸器
消化器
腎・泌尿器
産婦人科
内分泌・代謝
血液
癌
抗炎症・アレルギー
感染症
眼科
耳鼻科
皮膚科
救急
漢方
その他の医薬品
事項索引
薬効索引
薬剤索引

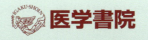
医学書院

一生ものの読影力を身につけたいあなたへ

読影時必携！お役立ちシート付き

誰も教えてくれなかった
胸部画像の見かた・考えかた

小林弘明
福井県済生会病院呼吸器外科 部長

見えかたのメカニズムから理解する目からウロコが落ちること間違いなしの胸部画像診断の入門書がついに登場！胸部X線写真は、その仕組み、陰影の写り方、見方がわかれば、たった1枚の画像からより多くの情報を取り出すことができる。本書では、「疾患ありきではなく、どうしてその陰影・線が見えるのか？」「反対にどうして見えないのか？」から紐解き解説。医学生、研修医をはじめ、すべての臨床医必読の1冊。読影時必携！ お役立ちシート付き。

■目次
1. 胸部X線写真について知ろう
2. 胸部CTについて知ろう
3. 外科医が教える胸部の解剖
4. 実際の胸部X線写真を見てみよう
5. 胸膜がつくる線状影を読む
6. すりガラス陰影—それは半透明の葉っぱ
7. 肺癌を知ろう、そして見つけよう
8. こんなところを見逃しやすい
9. 無気肺を見つける
10. 気胸・ブラを極める
11. 胸水にもいろいろある
12. 縦隔・心陰影に隠れて何が見える？
13. こんなものも見える
14. 普段の胸部X線写真活用法
15. 達人への第一歩—1枚の写真をじっくり読影しよう

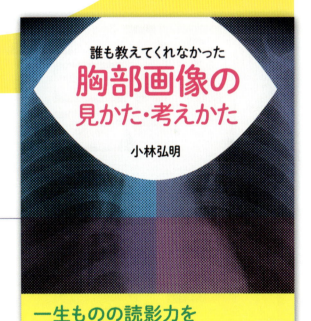

B5 頁266 2017年
定価：本体5,000円＋税
[ISBN978-4-260-03008-3]

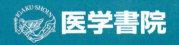
医学書院

誰も教えてくれなかった胸部画像の見かた・考えかた

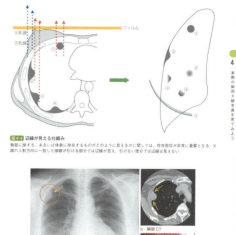

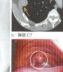

なぜ陰影が見えるのか？
そのメカニズムをイラストや写真を用いて説き起こす。

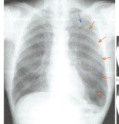
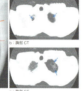

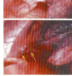
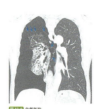

陰影がみえる背景にはいったい何がおきているのか。
CT、術中写真、病理組織像から紐解いて解説。

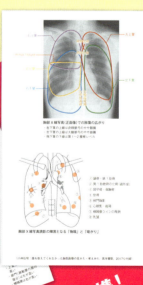

読影時必携！お役立ちシート付き

付録 読影時必携！ お役立ちシート
読影の際に特に役立つ図を抜粋した、ポケットサイズのシート。
症例写真と見比べて、異常所見がないかを確認できます。

医学書院 〒113-8719 東京都文京区本郷1-28-23　[WEBサイト] http://www.igaku-shoin.co.jp
[販売部] TEL：03-3817-5650　FAX：03-3815-7804　E-mail：sd@igaku-shoin.co.jp

Clinical Pharmacology & Therapeutics

臨床薬理学 第4版

[編　　集] 一般社団法人 日本臨床薬理学会
[責任編集] 小林　真一　昭和大学・特任教授／昭和大学臨床薬理研究所・所長／昭和大学病院臨床試験支援センター・センター長
　　　　　長谷川純一　鳥取大学医学部薬物治療学・教授
　　　　　藤村　昭夫　自治医科大学・客員教授／蓮田病院・学術顧問
　　　　　渡邉　裕司　浜松医科大学臨床薬理学講座・教授／国立国際医療研究センター・臨床研究センター長

日本臨床薬理学会が総力を挙げて編む、待望のテキスト改訂第4版

薬物療法の重要性がますます高まり、新しい知見が日々もたらされる領域だからこそ、コアとなる知識をこの1冊に凝縮。必要事項を網羅しつつ情報は精選し、よりわかりやすくなった。医師、医学生、研修医はもちろん、看護師、薬剤師、臨床検査技師、製薬企業関係者まで、臨床薬理学に関わる医療関係者の定番書。臨床薬理専門医／認定薬剤師認定試験受験者には必携書！

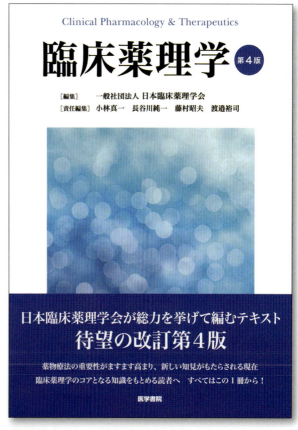

目次	
第1章	臨床薬理学の概念と定義
第2章	臨床研究と医薬品開発
第3章	薬物作用と動態の基本
第4章	臨床薬物治療学
第5章	薬物治療学各論
第6章	医薬品開発・薬物治療の法的側面

●B5　頁460　2017年　定価：本体 8,000 円＋税
[ISBN 978-4-260-02873-8]

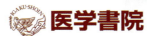

Clinical Pharmacology & Therapeutics
臨床薬理学 第4版

Sample Pages

一流の執筆陣による、丁寧な解説

薬物ごとに押さえておくべきポイントを簡潔に提示

医学書院

〒113-8719　東京都文京区本郷1-28-23　［WEBサイト］http://www.igaku-shoin.co.jp
［販売部］TEL：03-3817-5650　FAX：03-3815-7804　E-mail：sd@igaku-shoin.co.jp

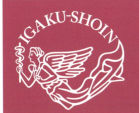

医学書院 2017年 発行書一覧

医療関係者必携

今日の治療指針 2017年版［デスク判］
私はこう治療している
総編集　福井次矢・高木　誠・小室一成
B5　頁2096　定価：本体19,000円＋税
[ISBN978-4-260-02808-0]

今日の治療指針 2017年版［ポケット判］
私はこう治療している
総編集　福井次矢・高木　誠・小室一成
B6　頁2096　定価：本体15,000円＋税
[ISBN978-4-260-02809-7]

治療薬マニュアル 2017
編集　北原光夫・上野文昭・越前宏俊
B6　頁2752　定価：本体5,000円＋税
[ISBN978-4-260-02818-9]

基礎医学系

3D解剖アトラス（第2版）
［3Dメガネ付］
横地千仭
B5　頁160　定価：本体2,900円＋税
[ISBN978-4-260-01614-8]

標準解剖学
坂井建雄
B5　頁662　定価：本体9,000円＋税
[ISBN978-4-260-02473-0]

標準組織学 各論（第5版）
原著　藤田尚男・藤田恒夫
改訂　岩永敏彦・石村和敬
B5　頁568　定価：本体11,000円＋税
[ISBN978-4-260-02404-4]

プロメテウス解剖学アトラス　解剖学総論／運動器系（第3版）
監訳　坂井建雄・松村讓兒
A4変型　頁628　定価：本体12,000円＋税
[ISBN978-4-260-02534-8]

臨床医学系

Dr.大津の　誰でもわかる　医療用麻薬
選べる・使える・説明できる
大津秀一
A5　頁172　定価：本体3,400円＋税
[ISBN978-4-260-03038-0]

ENGアトラス
めまい・平衡機能障害診断のために
小松崎篤
A4　頁448　定価：本体8,200円＋税
[ISBN978-4-260-02131-9]

OCTアンギオグラフィコアアトラス
ケースで学ぶ読影のポイント
編集　吉村長久／編集協力　加登本伸
B5　頁168　定価：本体9,000円＋税
[ISBN978-4-260-03005-2]

PCIにいかす
OCT/OFDIハンドブック
監修　森野禎浩／編集　伊藤智範・房崎哲也
B5　頁160　定価：本体5,000円＋税
[ISBN978-4-260-03017-5]

Pocket Drugs 2017
監修　福井次矢／編集　小松康宏・渡邉裕司
A6　頁1088　定価：本体4,200円＋税
[ISBN978-4-260-02775-5]

SCID-5-PD
DSM-5® パーソナリティ障害のための構造化面接
監訳　髙橋三郎／訳　大曽根彰
B5　頁184　定価：本体5,000円＋税
[ISBN978-4-260-03211-7]

あなたの患者さん，認知症かもしれません
急性期・一般病院におけるアセスメントからBPSD・せん妄の予防，意思決定・退院支援まで
小川朝生
A5　頁192　定価：本体3,500円＋税
[ISBN978-4-260-02852-3]

〈ジェネラリストBOOKS〉
いのちの終わりにどうかかわるか
編集　木澤義之・山本　亮・浜野　淳
A5　頁304　定価：本体4,000円＋税
[ISBN978-4-260-03255-1]

うつ病治療ガイドライン（第2版）
監修　日本うつ病学会
編集　気分障害の治療ガイドライン作成委員会
B5　頁160　定価：本体4,000円＋税
[ISBN978-4-260-03206-3]

科研費　採択される3要素（第2版）
アイデア・業績・見栄え
郡健二郎
B5　頁196　定価：本体3,800円＋税
[ISBN978-4-260-03220-9]

仮想気管支鏡作成マニュアル
迅速な診断とVAL-MAPのために
編集　出雲雄大・佐藤雅昭
B5　頁144　定価：本体8,000円＋税
[ISBN978-4-260-03052-6]

〈眼科臨床エキスパート〉
画像診断から考える病的近視診療
編集　大野京子・前田直之・吉村長久
シリーズ編集　吉村長久・後藤　浩・谷原秀信
B5　頁288　定価：本体15,000円＋税
[ISBN978-4-260-03024-3]

学校関係者のための DSM-5®
原著　Tobin RM・House AE／監訳　高橋祥友
訳　高橋　晶・袖山紀子
A5　頁336　定価：本体3,400円＋税
[ISBN978-4-260-03212-4]

眼瞼・結膜腫瘍アトラス
後藤　浩
A4　頁176　定価：本体12,000円＋税
[ISBN978-4-260-03222-3]

肝疾患レジデントマニュアル（第3版）
編集　柴田　実・加藤直也
B6変型　頁308　定価：本体4,500円＋税
[ISBN978-4-260-03042-7]

外科系医師のための　手術に役立つ臨床研究
本多通孝
A5　頁248　定価：本体3,500円＋税
[ISBN978-4-260-03259-9]

外科専門医受験のための演習問題と解説 第2集
監修　加納宣康／編集　本多通孝
B5　頁264　定価：本体5,000円＋税
[ISBN978-4-260-03045-8]

外科レジデントマニュアル（第4版）
編集　松藤　凡・山内英子・岸田明博・鈴木研裕
B6変型　頁352　定価：本体3,800円＋税
[ISBN978-4-260-02817-2]

血液形態アトラス
編集　矢冨　裕・増田亜希子・常名政弘
B5　頁328　定価：本体5,800円＋税
[ISBN978-4-260-03201-8]

〈ジェネラリストBOOKS〉
健診データで困ったら
よくある検査異常への対応策
編集　伊藤澄信
A5　頁192　定価：本体3,600円＋税
[ISBN978-4-260-03054-0]

高次脳機能がよくわかる
脳のしくみとそのみかた
植村研一
A5　頁136　定価：本体2,800円＋税
[ISBN978-4-260-03195-0]

こころの病を診るということ
私の伝えたい精神科診療の基本
青木省三
A5　頁296　定価：本体3,000円＋税
[ISBN978-4-260-03020-5]

子どものための精神医学
滝川一廣
A5　頁464　定価：本体2,500円＋税
[ISBN978-4-260-03037-3]

魁!! 診断塾
東京GIMカンファレンス激闘編
佐田竜一・綿貫　聡・志水太郎・石金正裕・忽那賢志
A5　頁272　定価：本体3,500円＋税
[ISBN978-4-260-03194-3]

ジェネラリストのための内科外来マニュアル（第2版）
編集　金城光代・金城紀与史・岸田直樹
A5変型　頁736　定価：本体5,400円＋税
[ISBN978-4-260-02806-6]

子宮頸部細胞診運用の実際（第2版）
ベセスダシステム2014準拠
編集　坂本穆彦／執筆　坂本穆彦・今野　良・小松京子・大塚重則・古田則行
B5　頁232　定価：本体8,000円＋税
[ISBN978-4-260-03237-7]

終末期の苦痛がなくならない時，何が選択できるのか？
苦痛緩和のための鎮静〔セデーション〕
森田達也
B5　頁192　定価：本体2,800円＋税
[ISBN978-4-260-02831-8]

循環器 Physical Examination [動画・心音186点付]
診断力に差がつく身体診察！
山崎直仁
B5　頁188　定価：本体5,000円＋税
[ISBN978-4-260-03235-3]

〈Navigate〉
消化器疾患
石橋賢一
B5　頁456　定価：本体4,200円＋税
[ISBN978-4-260-03260-5]

小児骨折における自家矯正の実際
骨折部位と程度からわかる治療選択
執筆　亀ヶ谷真琴／執筆協力　森田光明・都丸洋平
B5　頁212　定価：本体7,000円＋税
[ISBN978-4-260-03128-8]

症例で学ぶ外科診療
専門医のための意思決定と手術手技
訳　安達洋祐
B5　頁352　定価：本体8,000円＋税
[ISBN978-4-260-03058-8]

神経眼科学を学ぶ人のために（第2版）
三村　治
B5　頁344　定価：本体9,200円＋税
[ISBN978-4-260-03218-6]

神経救急・集中治療ハンドブック（第2版）
Critical Care Neurology
監修　篠原幸人
編集　永山正雄・濱田潤一・三宅康史
A5　頁672　定価：本体6,000円＋税
[ISBN978-4-260-01754-1]

神経症状の診かた・考えかた（第2版）
General Neurology のすすめ
福武敏夫
B5　頁424　定価：本体5,200円＋税
[ISBN978-4-260-03059-5]

腎臓病診療レジデントマニュアル
編集　小松康宏
B6変型　頁306　定価：本体3,600円＋税
[ISBN978-4-260-03050-2]

〈ジェネラリストBOOKS〉
身体診察　免許皆伝
目的別フィジカルの取り方　伝授します
編集　平島　修・志水太郎・和足孝之
A5　頁248　定価：本体4,200円＋税
[ISBN978-4-260-03029-8]

精神科レジデントマニュアル
編集　三村　將
編集協力　前田貴記・内田裕之・藤澤大介・中川敦夫
B6変型　頁352　定価：本体3,800円＋税
[ISBN978-4-260-03019-9]

精神障害のある救急患者対応マニュアル（第2版）
上條吉人
B6変型　頁304　定価：本体3,800円＋税
[ISBN978-4-260-03205-6]

脊椎手術解剖アトラス
編集　菊地臣一
A4　頁196　定価：本体16,000円＋税
[ISBN978-4-260-03044-1]

脊椎内視鏡下手術［Web動画付］
編集　吉田宗人／編集協力　中川幸洋
A4　頁248　定価：本体18,000円＋税
[ISBN978-4-260-03053-3]

多発性硬化症・視神経脊髄炎診療ガイドライン2017
監修　日本神経学会
編集　「多発性硬化症・視神経脊髄炎診療ガイドライン」作成委員会
B5　頁352　定価：本体5,400円＋税
[ISBN978-4-260-03060-1]

誰も教えてくれなかった胸部画像の見かた・考えかた
小林弘明
B5　頁266　定価：本体5,000円＋税
[ISBN978-4-260-03008-3]

〈Essence for Resident〉
使いこなす抗菌薬
天沢ヒロ
A5　頁262　定価：本体3,800円＋税
[ISBN978-4-260-02878-3]

〈Essence for Resident〉
できる救急外来
カルテを使えばうまくいく
天沢ヒロ
A5　頁340　定価：本体4,500円＋税
[ISBN978-4-260-03028-1]

デジタルマンモグラフィ品質管理マニュアル（第2版）
編集　NPO法人　日本乳がん検診精度管理中央機構
A4　頁152　定価：本体3,000円＋税
[ISBN978-4-260-03209-4]

てんかんとその境界領域
鑑別診断のためのガイドブック
監訳　吉野相英／訳　立澤賢孝・角田智哉・吉野文浩
B5　頁344　定価：本体10,000円＋税
[ISBN978-4-260-03023-6]

トワイクロス先生の緩和ケア処方薬（第2版）
薬効・薬理と薬の使い方
編集　Robert Twycross・Andrew Wilcock・Paul Howard／監訳　武田文和・鈴木　勉
A5　頁928　定価：本体5,500円＋税
[ISBN978-4-260-03031-1]

内分泌代謝疾患レジデントマニュアル（第4版）
吉岡成人・和田典男・永井　聡
B6変型　頁384　定価：本体3,200円＋税
[ISBN978-4-260-03039-7]

なぜパターン認識だけで腎病理は読めないのか？
長田道夫・門川俊明
B5　頁200　定価：本体4,500円＋税
[ISBN978-4-260-03169-1]

日常診療に潜むクスリのリスク
臨床医のための薬物有害反応の知識
上田剛士
A5　頁164　定価：本体2,800円＋税
[ISBN978-4-260-03016-8]

認知症疾患診療ガイドライン2017
監修　日本神経学会
編集　「認知症疾患診療ガイドライン」作成委員会
B5　頁384　定価：本体5,400円＋税
[ISBN978-4-260-02858-5]

〈ジェネラリストBOOKS〉
認知症はこう診る
初回面接・診断からBPSDの対応まで
編集　上田　諭
A5　頁264　定価：本体3,800円＋税
[ISBN978-4-260-03221-6]

ネルソン小児感染症治療ガイド（第2版）
監訳　齋藤昭彦／翻訳　新潟大学小児科学教室
B6変型　頁312　定価：本体3,600円＋税
[ISBN978-4-260-02824-0]

脳腫瘍臨床病理カラーアトラス（第4版）
編集　日本脳腫瘍病理学会／編集委員　若林俊彦・渋井壮一郎・廣瀬隆則・小森隆司
A4　頁232　定価：本体19,000円＋税
[ISBN978-4-260-03047-2]

発達障害支援の実際
診療の基本から多様な困難事例への対応まで
編集　内山登紀夫
B5　頁264　定価：本体5,400円＋税
[ISBN978-4-260-03239-1]

発達障害のリハビリテーション
多職種アプローチの実際
編集　宮尾益知・橋本圭司
B5　頁280　定価：本体4,500円＋税
[ISBN978-4-260-02846-2]

泌尿器病理診断トレーニング
編集　清水道生
B5　頁328　定価：本体12,000円＋税
[ISBN978-4-260-02849-3]

ビビらず当直できる
内科救急のオキテ
坂本　壮
A5　頁180　定価：本体3,600円＋税
[ISBN978-4-260-03197-4]

皮膚科診断トレーニング
専門医が覚えておきたい100疾患
監修　石河　晃／編集　「臨床皮膚科」編集委員会
B5　頁216　定価：本体9,000円＋税
[ISBN978-4-260-03198-1]

標準小児外科学（第7版）
監修　髙松英夫・福澤正洋
編集　上野　滋・仁尾正記・奥山宏臣
B5　頁448　定価：本体7,000円＋税
[ISBN978-4-260-02780-9]

標準整形外科学（第13版）
監修　中村利孝・松野丈夫
編集　井樋栄二・吉川秀樹・津村　弘
B5　頁1056　定価：本体9,400円＋税
[ISBN978-4-260-02537-9]

標準的神経治療
しびれ感
監修　日本神経治療学会
編集　福武敏夫・安藤哲朗・冨本秀和
A5　頁144　定価：本体3,400円＋税
[ISBN978-4-260-03018-2]

標準脳神経外科学（第14版）
監修　児玉南海雄・峯浦一喜
編集　新井　一・冨永悌二・宮本　享・齊藤延人
B5　頁498　定価：本体7,000円＋税
[ISBN978-4-260-02827-1]

〈ジェネラリストBOOKS〉
病歴と身体所見の診断学
検査なしでここまでわかる
徳田安春
A5　頁210　定価：本体3,600円＋税
[ISBN978-4-260-03245-2]

腹部血管画像解剖アトラス
衣袋健司
B5　頁160　定価：本体10,000円＋税
[ISBN978-4-260-03057-1]

フットケアと足病変治療ガイドブック（第3版）
編集　一般社団法人　日本フットケア学会
B5　頁304　定価：本体3,400円＋税
[ISBN978-4-260-03036-6]

〈ジェネラリストBOOKS〉
保護者が納得！
小児科外来　匠の伝え方
編集　崎山　弘・長谷川行洋
A5　頁228　定価：本体3,800円＋税
[ISBN978-4-260-03009-0]

マイヤース腹部放射線診断学
発生学的・解剖学的アプローチ
監訳　太田光泰・幡多政治
B5　頁400　定価：本体14,000円＋税
[ISBN978-4-260-02521-8]

臨床検査データブック 2017-2018
監修　高久史麿
編集　黒川　清・春日雅人・北村　聖
B6　頁1104　定価：本体4,800円＋税
[ISBN978-4-260-02826-4]

臨床検査データブック［コンパクト版］（第9版）
監修　高久史麿
編集　黒川　清・春日雅人・北村　聖
三五変型　頁406　定価：本体1,800円＋税
[ISBN978-4-260-03435-7]

臨床薬理学（第4版）
編集　一般社団法人　日本臨床薬理学会
B5　頁460　定価：本体8,000円＋税
[ISBN978-4-260-02873-8]

レジデントのための腎臓病診療マニュアル（第3版）
編集　深川雅史・安田　隆
A5　頁644　定価：本体5,200円＋税
[ISBN978-4-260-03244-5]

〈Essence for Resident〉
わかる抗菌薬
天沢ヒロ
A5　頁212　定価：本体3,400円＋税
[ISBN978-4-260-02876-9]

社会医学系

健康格差社会への処方箋
近藤克則
A5　頁264　定価：本体2,500円＋税
[ISBN978-4-260-02881-3]

医学一般

医療福祉総合ガイドブック　2017年度版
編集　NPO法人　日本医療ソーシャルワーク研究会
A4　頁312　定価：本体3,300円＋税
[ISBN978-4-260-03034-2]

病院早わかり読本（第5版増補版）
編著　飯田修平
B5　頁312　定価：本体2,300円＋税
[ISBN978-4-260-03051-9]

ポケット医学英和辞典（第3版）
編集　泉　孝英／編集協力　八幡三喜男・長井苑子・伊藤　穣・Simon Johnson
新書判　頁1282　定価：本体5,000円＋税
[ISBN978-4-260-02492-1]

臨床看護

あらゆる状況に対応できる
シンプル身体介助術［DVD・Web動画付］
岡田慎一郎
B5　頁128　定価：本体2,600円＋税
[ISBN978-4-260-02847-9]

インターライ方式ガイドブック
ケアプラン作成・質の管理・看護での活用
編集　池上直己・石橋智昭・高野龍昭／著　早尾弘子・土屋瑠見子・小野恵子・阿部詠子・五十嵐歩
A4　頁288　定価：本体3,600円＋税
[ISBN978-4-260-03444-9]

エキスパートナースの実践をポライトネス理論で読み解く
看護技術としてのコミュニケーション
編集　舩田千秋・菊内由貴
B5　頁176　定価：本体2,800円＋税
[ISBN978-4-260-03025-0]

家族計画指導の実際（第2版増補版）
少子社会における家族形成への支援
木村好秀・齋藤益子
B5　頁200　定価：本体3,000円＋税
[ISBN978-4-260-03048-9]

がん看護コアカリキュラム日本版
手術療法・薬物療法・放射線療法・緩和ケア
一般社団法人　日本がん看護学会教育・研究活動委員会コアカリキュラムワーキンググループ　編
B5　頁412　定価：本体4,500円＋税
[ISBN978-4-260-02850-9]

看護者が行う意思決定支援の技法30
患者の真のニーズ・価値観を引き出すかかわり
川崎優子
A5　頁136　定価：本体2,000円＋税
[ISBN978-4-260-03022-9]

看護データブック（第5版）
編集　神田清子・二渡玉江
B6　頁404　定価：本体1,800円＋税
[ISBN978-4-260-02874-5]

口から食べる幸せをサポートする包括的スキル（第2版）
KTバランスチャートの活用と支援
編集　小山珠美
B5　頁208　定価：本体2,800円＋税
[ISBN978-4-260-03224-7]

誤嚥性肺炎の予防とケア
7つの多面的アプローチをはじめよう
前田圭介
B5　頁144　定価：本体2,400円＋税
[ISBN978-4-260-03232-2]

この熱「様子見」で大丈夫？
在宅で出会う「なんとなく変」への対応法
編集　家　研也
B5　頁224　定価：本体2,400円＋税
[ISBN978-4-260-03168-4]

サルコペニアを防ぐ！
看護師によるリハビリテーション栄養
編集　若林秀隆・荒木暁子・森みさ子
A5　頁244　定価：本体2,600円＋税
[ISBN978-4-260-03225-4]

死を前にした人に　あなたは何ができますか？
小澤竹俊
A5　頁168　定価：本体2,000円＋税
[ISBN978-4-260-03208-7]

多職種連携で支える災害医療
身につけるべき知識・スキル・対応力
編著　小井土雄一・石井美恵子
B5　頁208　定価：本体2,700円＋税
[ISBN978-4-260-02804-2]

治療を支える
がん患者の口腔ケア
編集　一般社団法人　日本口腔ケア学会　学術委員会
編集代表　夏目長門・池上由美子
B5　頁192　定価：本体3,400円＋税
[ISBN978-4-260-02439-6]

つらいと言えない人がマインドフルネスとスキーマ療法をやってみた。
伊藤絵美
四六判　頁272　定価：本体1,800円＋税
[ISBN978-4-260-03459-3]

ナースポケットマニュアル
編集　北里大学病院看護部・北里大学東病院看護部
A6変型　頁136　定価：本体1,500円＋税
[ISBN978-4-260-03193-6]

日本腎不全看護学会誌
第19巻　第1号
編集　一般社団法人　日本腎不全看護学会
A4　頁52　定価：本体2,400円＋税
[ISBN978-4-260-03166-0]

日本腎不全看護学会誌
第19巻　第2号
編集　一般社団法人　日本腎不全看護学会
A4　頁44　定価：本体2,400円＋税
[ISBN978-4-260-03534-7]

飲んで大丈夫？　やめて大丈夫？
妊娠・授乳と薬の知識（第2版）
編集　村島温子・山内　愛・中島　研
A5　頁192　定価：本体2,200円＋税
[ISBN978-4-260-03021-2]

基礎看護

イラストでまなぶ解剖学（第3版）
松村讓兒
B5　頁288　定価：本体2,600円＋税
[ISBN978-4-260-03252-0]

学生のための カレントメディカルイングリッシュ（第4版）
飯田恭子・マーシャル スミス
A5　頁192　定価：本体2,400円＋税
[ISBN978-4-260-02865-3]

看護医学電子辞書11
電子辞書　価格：本体55,500円＋税
[JAN4580492610193]

看護学生スタートブック
藤井徹也
A5　頁112　定価：本体1,200円＋税
[ISBN978-4-260-03011-3]

看護管理者のための組織変革の航海術
個人と組織の成長をうながすポジティブなリーダーシップ
市瀬博基
A5　頁256　定価：本体2,600円＋税
[ISBN978-4-260-03216-2]

看護教育のためのパフォーマンス評価
ルーブリック作成からカリキュラム設計へ
糸賀暢子・元田貴子・西岡加名恵
B5　頁200　定価：本体2,700円＋税
[ISBN978-4-260-03199-8]

看護師長ハンドブック
編集　古橋洋子
A5　頁140　定価：本体2,200円＋税
[ISBN978-4-260-03006-9]

看護者のための
倫理的合意形成の考え方・進め方
吉武久美子
B5　頁132　定価：本体2,400円＋税
[ISBN978-4-260-03129-5]

看護診断
第22巻　第1号
編集　日本看護診断学会
B5　頁74　定価：本体2,800円＋税
[ISBN978-4-260-03049-6]

看護におけるクリティカルシンキング教育
良質の看護実践を生み出す力
楠見　孝・津波古澄子
B5　頁162　定価：本体2,500円＋税
[ISBN978-4-260-03210-0]

看護のための人間発達学（第5版）
舟島なをみ・望月美知代
B5　頁312　定価：本体3,000円＋税
[ISBN978-4-260-02875-2]

黒田裕子の
看護研究 Step by Step（第5版）
黒田裕子
B5　頁396　定価：本体2,600円＋税
[ISBN978-4-260-03015-1]

根拠と事故防止からみた
基礎・臨床看護技術（第2版）
編集　任　和子・井川順子・秋山智弥
編集協力　京都大学医学部附属病院看護部
A5　頁868　定価：本体5,500円＋税
[ISBN978-4-260-03219-3]

シミュレーション教育の効果を高める
ファシリテーター Skills & Tips
内藤知佐子・伊藤和史
A5　頁264　定価：本体2,600円＋税
[ISBN978-4-260-03014-4]

授業が変わる！　学びが深まる！
看護教員のための授業研究
吉崎静夫・蔵谷範子・末永弥生
B5　頁136　定価：本体2,600円＋税
[ISBN978-4-260-02868-4]

〈看護教育実践シリーズ・3〉
授業方法の基礎
シリーズ編集　中井俊樹／編集　中井俊樹・小林忠資
A5　頁200　定価：本体2,400円＋税
[ISBN978-4-260-03202-5]

心理学【カレッジ版】
山村　豊・髙橋一公
B5　頁272　定価：本体2,300円＋税
[ISBN978-4-260-02870-7]

図解　看護・医学事典（第8版）
監修　井部俊子・箕輪良行
編集　『図解 看護・医学事典』編集委員会
A5　頁1008　定価：本体5,000円＋税
[ISBN978-4-260-03158-5]

〈シリーズ ケアをひらく〉
中動態の世界
意志と責任の考古学
國分功一郎
A5　頁344　定価：本体2,000円＋税
[ISBN978-4-260-03157-8]

はじめて学ぶ看護過程
編集　古橋洋子
B5　頁120　定価：本体2,000円＋税
[ISBN978-4-260-02867-7]

発達段階からみた
小児看護過程（第3版）
＋病態関連図
編集　浅野みどり・杉浦太一・山田知子
編集協力　高橋義行・濱　麻人
A5　頁816　定価：本体3,800円＋税
[ISBN978-4-260-02837-0]

臨地実習ガイダンス
看護学生が現場で輝く支援のために
編集　池西静江・石束佳子
B5　頁160　定価：本体2,700円＋税
[ISBN978-4-260-03442-5]

教科書

系統看護学講座 2017年版
全69巻
全巻揃い定価：本体159,600円＋税

新看護学 2017年版
全15巻
全巻揃い定価：本体34,600円＋税

標準保健師講座
全5巻
全巻揃い定価：本体15,300円＋税

助産学講座
全10巻
全巻揃い定価：本体39,000円＋税

国家試験

2018年版　系統別看護師国家試験問題集
必修問題・過去問題・国試でるでたBOOK
『系統看護学講座』編集室 編
B5　頁1862　定価：本体5,400円＋税
[ISBN978-4-260-03040-3]

2018年版　准看護師試験問題集
医学書院看護出版部 編
B5　頁572　定価：本体3,400円＋税
[ISBN978-4-260-03041-0]

2018年版　保健師国家試験問題集
「保健師国家試験問題集　電子版」「国試直前チェックBOOK」付
『標準保健師講座』編集室 編
B5　頁740　定価：本体3,500円＋税
[ISBN978-4-260-03033-5]

保健師助産師看護師国家試験出題基準 平成30年版
編集　医学書院看護出版部
A4　頁224　定価：本体2,000円＋税
[ISBN978-4-260-03229-2]

医療技術

臨床検査技師国家試験問題集 解答と解説 2018年版
編集　「検査と技術」編集委員会
B5　頁208　定価：本体3,000円＋税
[ISBN978-4-260-03253-7]

臨床検査技師のための　血算の診かた
岡田 定
B5　頁184　定価：本体3,500円＋税
[ISBN978-4-260-02879-0]

リハビリテーション

運動学で心が折れる前に読む本
松房利憲
A5　頁144　定価：本体1,800円＋税
[ISBN978-4-260-02863-9]

運動機能障害の「なぜ？」がわかる評価戦略
編著　工藤慎太郎
B5　頁356　定価：本体5,200円＋税
[ISBN978-4-260-03046-5]

〈標準理学療法学　専門分野〉
運動療法学 各論（第4版）
シリーズ監修　奈良　勲／編集　吉尾雅春・横田一彦
B5　頁496　定価：本体5,800円＋税
[ISBN978-4-260-02791-5]

〈標準理学療法学　専門分野〉
運動療法学 総論（第4版）
シリーズ監修　奈良　勲／編集　吉尾雅春・横田一彦
B5　頁312　定価：本体4,700円＋税
[ISBN978-4-260-02786-1]

片麻痺回復のための運動療法［DVD付］
（第3版）
促通反復療法「川平法」の理論と実際
川平和美・下堂薗恵・野間知一
B5　頁224　定価：本体6,200円＋税
[ISBN978-4-260-02216-3]

〈標準作業療法学　専門分野〉
基礎作業学（第3版）
編集　濱口豊太／編集協力　桐本　光
B5　頁232　定価：本体4,000円＋税
[ISBN978-4-260-03055-7]

言語聴覚研究　第14巻　第1号
編集・発行　一般社団法人 日本言語聴覚士協会
B5　頁88　定価：本体2,000円＋税
[ISBN978-4-260-03056-4]

言語聴覚研究　第14巻　第2号
編集・発行　日本言語聴覚士協会
B5　頁88　定価：本体2,000円＋税
[ISBN978-4-260-03226-1]

言語聴覚研究　第14巻　第3号
編集・発行　日本言語聴覚士協会
B5　頁184　定価：本体2,000円＋税
[ISBN978-4-260-03437-1]

言語聴覚研究　第14巻　第4号
編集・発行　日本言語聴覚士協会
B5　頁80　定価：本体2,000円＋税
[ISBN978-4-260-03541-5]

行動変容を導く！
上肢機能回復アプローチ
脳卒中上肢麻痺に対する基本戦略
監修　道免和久／編集　竹林　崇
B5　頁304　定価：本体4,000円＋税
[ISBN978-4-260-02414-3]

〈理学療法NAVI〉
この30題で呼吸理学療法に強くなる
高橋仁美
A5　頁252　定価：本体3,000円＋税
[ISBN978-4-260-03261-2]

〈標準作業療法学　専門分野〉
作業療法学概論（第3版）
シリーズ監修　矢谷令子／編集　二木淑子・能登真一
B5　頁304　定価：本体4,000円＋税
[ISBN978-4-260-02535-5]

〈標準作業療法学　専門分野〉
作業療法評価学（第3版）
シリーズ監修　矢谷令子／編集　能登真一・山口　昇・
玉垣　努・新宮尚人・加藤寿宏・松房利憲
B5　頁708　定価：本体5,800円＋税
[ISBN978-4-260-03003-8]

整形靴と足部疾患
オーソペディ・シューテクニック
原著　René Baumgartner et al
監訳　日本整形靴技術協会IVO Japan／訳　島村雅徳
A4　頁368　定価：本体13,000円＋税
[ISBN978-4-260-03010-6]

〈標準理学療法学・作業療法学　専門基礎分野〉
整形外科学（第4版）
監修　奈良　勲・鎌倉矩子
執筆　立野勝彦・染矢富士子
B5　頁224　定価：本体3,600円＋税
[ISBN978-4-260-03203-2]

そのとき理学療法士はこう考える
事例で学ぶ臨床プロセスの導きかた
編集　藤野雄次
編集協力　松田雅弘・畠　昌史・田屋雅信
B5　頁244　定価：本体3,800円＋税
[ISBN978-4-260-03004-5]

〈標準作業療法学　専門分野〉
地域作業療法学（第3版）
編集　大熊　明・加藤朋子
B5　頁320　定価：本体3,800円＋税
[ISBN978-4-260-03165-3]

〈標準理学療法学　専門分野〉
地域理学療法学（第4版）
シリーズ監修　奈良　勲
編集　牧田光代・金谷さとみ
B5　頁296　定価：本体4,700円＋税
[ISBN978-4-260-02851-6]

〈標準理学療法学　専門分野〉
日常生活活動学・生活環境学（第5版）
編集　鶴見隆正・隆島研吾
B5　頁384　定価：本体5,400円＋税
[ISBN978-4-260-03256-8]

〈標準理学療法学・作業療法学　専門基礎分野〉
人間発達学（第2版）
シリーズ監修　奈良　勲・鎌倉矩子
執筆　岩﨑清隆
B5　頁374　定価：本体5,200円＋税
[ISBN978-4-260-03264-3]

〈標準理学療法学・作業療法学・言語聴覚障害学
別巻〉
脳画像
前田眞治
B5　頁176　定価：本体3,500円＋税
[ISBN978-4-260-03250-6]

〈標準理学療法学・作業療法学　専門基礎分野〉
病理学（第4版）
シリーズ監修　奈良　勲・鎌倉矩子／監修　梶原博毅
編集　横井豊治・村雲芳樹
B5　頁312　定価：本体4,600円＋税
[ISBN978-4-260-02871-4]

〈理学療法NAVI〉
臨床の"疑問"を"研究"に変える
臨床研究 first stage
編著　網本　和・高倉保幸
A5　頁296　定価：本体3,000円＋税
[ISBN978-4-260-03227-8]

"私らしさ"を支えるための
高齢期作業療法　10の戦略
村田和香
A5　頁176　定価：本体3,400円＋税
[ISBN978-4-260-03251-3]

歯科医学

AO法骨折治療　頭蓋顎顔面骨の内固定
外傷と顎矯正手術
監訳　下郷和雄
訳者代表　近藤壽郎・前川二郎・楠本健司
A4　頁408　定価：本体28,000円＋税
[ISBN978-4-260-02869-1]

マルチメディア

**今日の診療プレミアム　Vol.27
DVD-ROM for Windows**
監修　永田　啓
DVD-ROM　価格：本体78,000円＋税
[JAN4580492610209]

**今日の診療ベーシック　Vol.27
DVD-ROM for Windows**
監修　永田　啓
DVD-ROM　価格：本体59,000円＋税
[JAN4580492610223]

●書籍のご注文について
医書専門店に注文されますと、お早めに入手できます。お近くに書店がない場合は、弊社販売部にご注文ください。また、医学書院WEBサイト（www.igaku-shoin.co.jp）からもご注文いただけます。
医学書院（販売部）　Tel：03-3817-5650　Fax：03-3815-7804　E-mail：sd@igaku-shoin.co.jp